暢銷10年
增訂版

謝明哲博士的保健食品全事典

臺北醫學大學營養學院保健營養學系 名譽教授 **謝明哲**——著

suncolor
三采文化

關於保健食品，吃對關鍵比吃多更重要！

從以前到現在，幾乎每場公開的演講，我都會遇到類似的問題：「教授你怎麼吃保健食品？」甚至還有人帶著懷疑的口吻說：「教授，你有每天都吃保健食品？」我常會回答說：「我看起來表裡不如一嗎？我這個年紀，不僅天天吃，還會吃各種不同類別的保健食品。」

誠如在《營養博士教你保健食品這樣吃》中的序言談到的，從我提出營養、保養、修養三養理念開始，我的生活就和三養緊密結合，而我是家族高血壓的一員，更為注重飲食及規律生活，以免一個不小心，血壓飆高，健康拉警報。

◎ 以前天天喝1,000c.c.養生果汁，持續保持好習慣

三養理念不只是一個口號，而是要確實執行，每天喝1,000c.c.的養生果汁就是如此，以前喝，現在一樣喝，能夠每天喝到由新鮮的蔬菜、水

果及添加各種保健食品打成的飲料，我的細胞很開心，能夠攝取到超完整的營養素是人生一大樂事。

現在從任教大學退休下來，我更有時間選購苦瓜、芹菜、大黃瓜、蘋果、鳳梨、柑橘等這類天然蔬果，看著色彩繽紛的大地物產，內在充滿感激之意，就是每天與這些食物共振，才能讓我精神奕奕，與各方人士分享健康養生議題。

我一樣會在養生果汁當中添加各種保健食品，棗精、綠藻粉、卵磷脂、大豆蛋白、酪梨油、綜合維生素、鈣跟了我許多年，所含的膳食纖維、葉綠素、葉黃素、藻紅素、異黃酮等營養素和植化素，讓我的腸道很健康，很少便祕；視力維持如昔，並未因年紀增長有多退化；腦子清晰，對事掌控得宜；腳力健壯，關節依舊滑潤，我很感謝這類促進型及改善型保健食品對我健康長足的幫助。

◎ 我就是要老而彌堅、老當益壯

我早已躋身銀髮行列，但始終閒不下來，退休以後的日子依然忙碌，經常穿梭在學校上課、中南部演講、機關開會之間，還偶爾到馬來西亞及大陸作專題演講，肩膀上的壓力、情緒的緊張依舊未減，所以常會補充維生素B群、維生素C、維生素E、β-胡蘿蔔素、葉黃素，主要是抗壓、抗氧化，再來就是增進體力、抗疲勞，舒緩心情，避免失眠，即使到了國外，身上也一定會帶上維生素B群及維生素C等保健食品。

作者序 關於保健食品，吃對關鍵比吃多更重要！

老化是為人的必經之路，雖不可避，但可以透過食用抗氧化成分的營養素清除自由基對我們的傷害，因此會不斷更換各種抗氧化物，有時會吃花青素、兒茶素、葡萄籽多酚類，有時又會改換葉黃素、玉米黃質、山桑果、棗精、大蒜精來吃，目的就是提高免疫力，避免自由基破壞身體各部位的細胞，即使我老了，期仍能老而彌堅、老驥伏櫪、老有所為、老有所用。

臺北醫學大學公共衛生暨營養學院
保健營養學系講座教授
謝明哲
101.08.06

修訂序

保健食品，不僅要吃對，還要聰明吃！

距離《謝明哲博士的保健食品全事典》第一版發行的2012年，至今已邁入第十個年頭。

◎ 與時俱進的大眾知識

回顧這段時間保健食品的發展，可以用「欣欣向榮」形容，不少邀我公開演講的單位都是生技生醫公司和保健食品廠商，所研發的相關產品也朝向精準營養個人化的趨勢邁進，不少成分已近乎學術專業領域。此外，前來聆聽演講的民眾所提的問題更不像早期「為什麼要吃保健食品？」這般簡易，而是會問我「什麼是高濃度、高吸收率？」、「什麼是逐批檢驗、足量添加？吃這種保健食品會比較好？」這類與製程、品質有關的問題，顯見國人對於保健食品的認識已有顯著成長，因而引發我修訂本書的念頭。

修訂序 保健食品，不僅要吃對，還要聰明吃！

此次修訂的作法是在既定架構下，修潤過時資料，增加新的數據，包含衛生福利部國民健康署新增修的國人膳食營養素參考攝取量（Dietary Reference Intakes, DRIs）第八版修定的鈣、碘、維生素D及碳水化合物攝取量，同時新增第一版尚未列入，近年來全球新開發的保健食品成分及保健食品，有些是古老植物，透過專利技術萃取的有效成分，如沙棘果、印加果、辣木、瑪卡，有些是抗氧化、抗發炎、提高抵抗力、延緩老化成分，如山酮素、苦瓜萃取物、NMN、NADH等。

著手修訂時間，正值COVID-19病毒延燒之際，為了能增強身體的抵抗力及保護力，不少民眾會特別補充富含維生素、多醣體、植化素、益生菌的「防疫食物」，而我手機的通訊軟體也不時會收到「朋友說這家保健食品有抵抗力、免疫力？可以吃吃看。」的訊息，希望我能夠提供意見。

◎ 符合需要才能有效

我一向主張營養、保養、修養的三養生活，遇到病毒來襲時，除了遵守防疫措施避免遭到感染外，也鼓勵大家補充有增進抵抗力、免疫力功效的食物或保健食品，帶來多一層的保護力。但仍然要提出一個觀念，補充保健食品有「活化、補給、減少及重整」作用，本書開宗明義即有明確闡述，每一個人補充保健食品的作用不同，不要只為提高免疫力，而忽略個人現階段的體況。希望大家在補充之餘，更要多吸收各類保健食品的知識，而非人云亦云，隨意補充與個人體質或需求無關的產品，應該要挑選最適合個人現狀的產品，才能讓身體獲得健康，增進活力。

第一版發行的〈作者序〉中，我說明了自己的生活和三養緊密結合；修訂版的序言，再度強調三養生活的重要性，唯有堅持力行，才會忠實呈現身體的健康與否，我雖已上了年紀，但屬於樂齡族，能吃、能動、能笑，期待每一個人都能活得健康、活出自在人生。

臺北醫學大學營養學院
保健營養學系名譽教授
謝明哲
110.10.28

Part 3 保健食品是生活最佳夥伴

需求問題篇

不適症狀篇

基礎型保健食品

促進型保健食品成分

促進型保健食品

改善型保健食品成分

改善型保健食品

Part 5 營養博士告訴你保健食品的真相

Part 1

保健食品讓人生更多彩

補充保健食品的理由

服用保健食品有兩大重點，一是否為身體所需，二是否對身體健康有益處，如此才有意義。

保健食品市場不可同日而語

從事保健營養生活化的推廣及演講已近四十年，幾乎每一場保健營養講座，我都會提出補充保健食品的理由。在保健食品市場處於耕耘的年代，一般人對於維生素、礦物質的營養成分很陌生，無從理解為什麼要吃維生素C、補充鈣錠，認為只要每天好好吃飯，身體就會健康，何須再刻意補充？所以講題內容會以六大營養素、營養均衡為主，我還提出「三養：營養、保養、修養」的養生概念，截至目前，仍是我推廣保健營養生活的主要架構。

四十年後的今天，保健食品的市場變化巨大，僅從數字即可看出一切，2008年台灣保健食品銷售額為六六四億元，2009年達七五九億元，2010年整體市場規模約為八四〇億元，2011年，逼近九百億元，往後幾年的成長率皆有10%以上。根據食品工業發展研究所ITIS計畫調查，2014年市場規模達到一,一四九億元，2017年的市場規模為一,二九二億元，2018年成長至一,三六七億元。另外根據Research And Markets研究報告，預估全球膳食補充劑市場達一,九四六點三億美元。

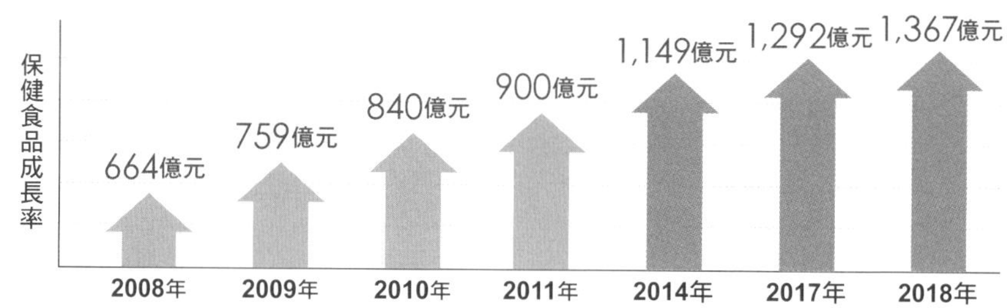

以上數字不只是在闡述保健市場的規模，更清楚說明大家對補充保健食品的觀念及需求在改變，以往是猶豫要不要補充，現在不只每天吃，還要重視來源、製程，從塑化劑風暴即可瞭解大家對保健食品的在乎程度，不單是營養方面的需求，更重視品質及有效成分。

飽食時代要考量需求問題

觀念、態度及需求的改變，補充保健食品的理由自會不同，不過補充保健食品的基本理由不會改變，因為供給食物的土地過度利用，食物養分不足，而環境毒素又無所不在，為了處理有毒物質，導致體內營養素缺乏，再加上不同生命期階段，需要營養的需求量不同，所以必須要靠補充保健食品以支應身體的需要。

除此之外，我會從生活型態及個人身體獨特需要為區分，而且偏向特定族群需要補充保健食品的理由，畢竟每個人的生活背景、工作環境、壓力指數、飲食偏好均不相同，對於營養的需求也會不一樣，所以這樣的方法，讓大家更加瞭解補充保健食品的意義。與以往相比較，目前是飽食時代，補充不足營養素的情況不常見，反而是要考量如何先減少過多的養分，再補充不足的成分，以活化身體的機能，保健食品具有重整功能，可以根據個人現狀體質進行調整，不讓衰老的身體提早到來。

補充健康食品的理由很多元

近幾年，有不少人相當關心合成及天然保健食品何者比較好的議題，之前網路上甚至流傳由我呼籲不要再吃化學合成保健食品的文章，我從未如此講過類似的話，的確備受困擾。但也剛好證實現代人補充保健食品的理由愈來愈多元，重視食物來源及成分是補充理由之一，若為天然就補充，是合成就拒絕。而我也可藉著本書出版提出論點，目前生物科技很發達，除可萃取獨特性成分，還可合成出與食物成分相似的化學結構，所以合成保健食品的成效、功用與天然相仿，對人體健康具有一定成效。

兩者之間各具特色，沒有「好」與「不好」的二分法存在，重點是要回歸到所吃的保健食品是不是身體所需及對身體健康具有益處。

數十年來，長期熱衷在保健營養生活化的推廣，深切瞭解補充保健食品的理由絕對和生活息息相關，只要你覺得補充的理由充足，可以讓人生更為精彩，那麼「補充」就對了。

保健食品的4大作用

依人體的四大健康狀態，保健食品可發揮4大作用，達到活化、補給、減少、重整之效。

保健食品是萃取動、植物中的有效成分，再透過一連串的製造過程而取得，與食物、藥品的作用不同，食物是包含著許多成分的天然物質，最符合人體需要；藥品對身體來說是異物，不是身體的成分，是一種治療身體病痛的工具；保健食品是調整體內機能，協助身體回復原有的機能，並提升應有的抵抗力。

但人體的健康狀態可分為健康期、亞健康期、生病期、病癒康復期，可以根據身體現狀補充保健食品，發揮以下4大作用——

每日飲食指南說明

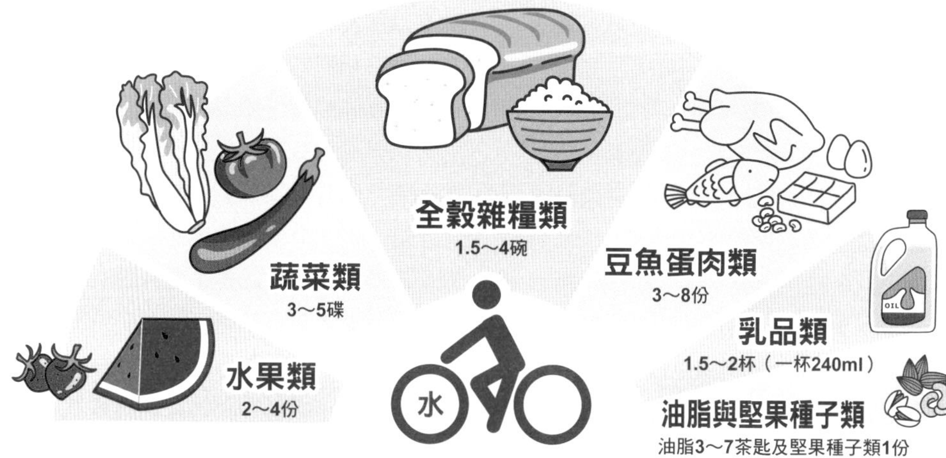

資料來源：行政院衛生福利部國民健康署

▲每日均衡攝取六大類食物，才可以維持身體的健康。

作用1 活化

人體的所有組織與器官都是由不同細胞建構而成，細胞是最小的單位，身體要順利地運轉，需倚賴強壯的細胞，所以要供給細胞各種養分，身體可自行合成需要的某些營養成分，但無法自行合成或合成不足量時，必須由外界攝取的必需營養素約有四十餘種之多。經分門別類後，歸納為目前普遍認知的六大營養素，包括蛋白質、醣類、脂質、維生素、礦物質及水，而不同營養素提供給身體的作用也不盡相同。

蛋白質負責身體組織的建造、修補及生理機能調節；醣類維持身體細胞的活動機能；脂質參與熱量及生理活動；維生素、礦物質是為了要調節生理機能，近幾年來所發現的植物化學素，功能近似維生素，有調節及提升生理機能的作用。

每天我們都必須攝取六大類食物，包括全穀雜糧類、豆魚蛋肉類、乳品類、油脂與堅果種子類、蔬菜類及水果類，才能夠獲取足夠的營養素供給細胞進行生理作用，維持正常生命現象；吃米飯、麵食等全穀雜糧類食物，可以吃進以醣類為主的營養素；油脂與堅果種子類是獲得脂質養分的來源；蔬菜和水果主要提供維生素、礦物質；豆魚蛋肉類、乳品類的食物是獲取蛋白質的最佳來源。

保健食品不是食物，也不能取代食物，但和食物作用近似，當攝取的食物營養素無法滿足身體需要時，可以當作是營養補充品，作為細胞的構成分，一樣具有活化細胞、促進新陳代謝作用，回復身體的健康。

「人是鐵，飯是鋼」是我很喜歡的一句話，很傳神，把食物視為身體的能量燃料這件事說明得很清楚，透過每天攝取足夠的食物，身體就會從鏽鐵變成鋼筋，問題是當飲食不均衡，有偏食、挑食或隨便吃等攝取食物種類過少而導致營養不均衡時，保健食品至少可以擔任營養補充的角色，彌補身體的不足。也有非常多篇的研究顯示，補充有益身體健康的保健食品，對細胞活化、促進新陳代謝的作

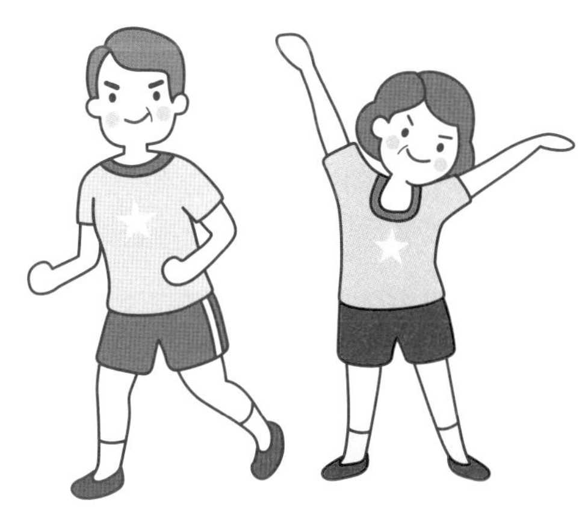

用是非常大，當細胞得到了養分，自然能適當運作調適，發揮身體的正常功能。

作用2 補給

從以往到現在，我一再強調「人是為生而食，因食而生」，人人需要仰賴均衡的營養，才能擁有健康的身體，如果飲食不均衡，很容易營養不均衡，導致百病叢生，大致包含三個層面：

一為營養不足層面，有人是因為不想吃或吃不下東西造成營養不均衡，像病患、刻意減肥者，或是天生體質偏食、挑食的人都會出現營養不足，也會造成多種營養素攝取量的不足。

二為某些營養過剩層面，這是目前現代人最常見的營養問題，該層面所引發的問題以肥胖最為嚴重，這是因熱量攝取過多，膳食纖維攝取太少的結果，而肥胖又是百病之母，人體從頭到腳的許多疾病都和肥胖脫離不了關係，通常是蛋白質、脂質的營養太多，維生素、礦物質、膳食纖維的養分不足。

三為飲食攝取不均衡層面，該多吃的吃很少，要少吃的卻吃很多，比方說油、糖、鹽、肉類的量要減少，卻在不知不覺中吃太多，蔬菜、水果的

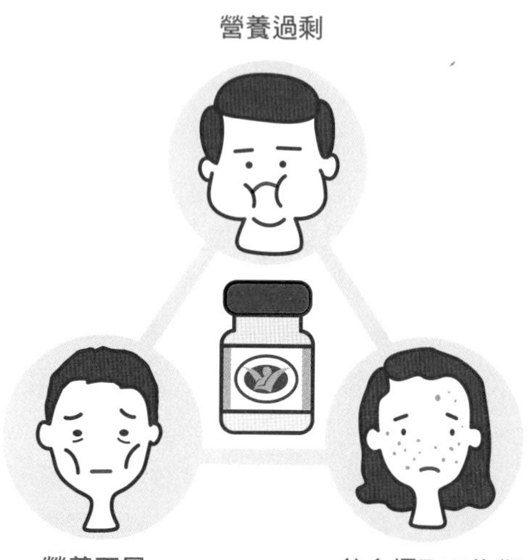

▲營養不均衡

量應該要增加，但很多人卻是一個月難得吃幾回，結果出現血糖不穩定、血壓不穩定、高血脂膽固醇、便祕、疲倦、失眠、情緒易變等許多短路生命現象。

飲食不均衡所引起的營養不均衡，可以透過飲食均衡或搭配保健食品來改善。若是因生病關係形成的營養不足，因腸胃道機能較差，可以吃些湯類食物或透過乳清蛋白、核酸類保健食品儘速補充蛋白質的不足。若是因工作忙碌關係，蔬菜、水果吃得不夠多，導致維生素、礦物質、膳食纖維缺乏，則需多吃蔬果，同時要補充綜

合維生素、膳食纖維、果膠這類的保健食品改善；若是油脂吃太多，引起心血管症狀，除了要控制高油脂、高膽固醇食物的攝取之外，可補充魚油、紅麴、多酚類等保健食品改善硬化的血管，降低心血管疾病的發生。若是因運動關係消耗太多體力，就要補充豆魚肉蛋白質，同時可補充各種胺基酸保健食品，以增強體能。

作用3 減少

在台灣，我們有稱文明病，在日本，則有稱生活習慣病，其實兩者相同，像高血壓、糖尿病、痛風、心血管疾病、肥胖等等，都是經年累月的不良生活習慣所引起，其中包括飲食、日常習慣及少運動等生活型態。飲食型態最常見的是吃了太多高脂質、高熱量、酒精性飲料的問題，比如吃了太多醣類、脂質、蛋白質食物，還有人常習慣喝兩杯，甚至喜歡與好友把酒言歡，又加上熬夜、工作壓力之類，讓健朗的身體出現不適，健康檢查時不見得會有異狀，但疾病已在體內形成。

調整不良生活型態的做法就是減少吃太多、累積太多，一方面是要減少高油脂、高熱量的攝取，一方面可以補充保健食品，以減少進食量，比如補充幾丁聚醣、洋車前子、寒天，能夠減少膳食中膽固醇的消化吸收，降低動脈粥狀硬化症及心血管疾病發生，同時可以減低食慾，少吃一點。辣椒素可以加速血液循環，有效排除體內老舊廢物的堆積，減少身體多餘的負擔，提振精神。

改善疲勞的方式一樣，要懂得保養自己、規律運動、增強體力，還要減少工作量，降低容易讓自己頭重、疲憊不堪的飲食，比如說吃進太多的油膩食物，會拉長腸胃的消化時間，身體會有疲勞感。另外，可額外攝取含有B群、蒜素、皂素的食物，或補充冬蟲夏草、輔酶Q_{10}、紅景天等保健食品。

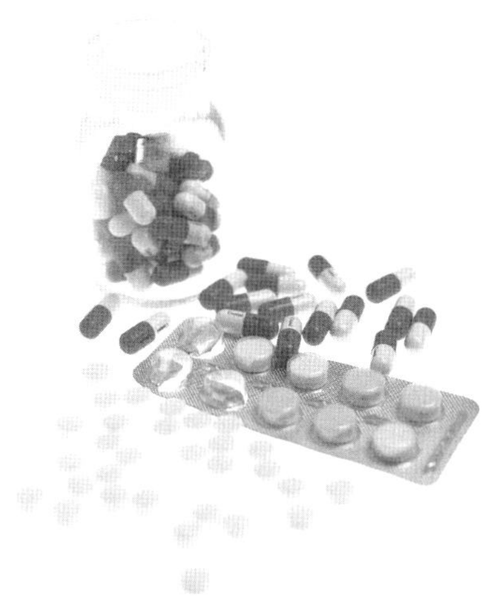

作用4 重整

現代人所扮演的角色很多元，不再只是傳統的家庭角色，每個人的頭銜非常多。基於人際關係的多元，對於身材外形、容貌儀表相對要求，有人希望美麗、帥勁再多一點，有人要求身材永遠窈窕，有人則是追求青春永駐，歲月痕跡不會刻畫在臉上，原本這只是一種想法、渴望而已，隨著醫學及生物科技的發達，打開細胞潘朵拉神祕寶盒之後，許多重整身體結構的工作，的確可做到延緩細胞老化與改善的方法。

均衡飲食及規律運動，可以燃燒脂肪，甩掉多餘的贅肉，維持合理體重；充足睡眠及吃對食物，可以讓肌膚有光采，眼睛炯炯有神；心情保持愉快，懂得調適情緒，妳比誰都美麗，帥勁令人著迷。除此之外，可以搭配保健食品的補充，有效促進身體的重整，由於保健食品的許多成分是細胞需要的養分，可以協助細胞進行新陳代謝作用，回復身體正常機能。

以保有窈窕身材為例，肥胖是因為攝取的熱量超過消耗的量，只要吃進身體的食物能夠充分被利用掉，脂肪細胞就不會愈撐愈大，讓身體發胖。要燃燒脂肪，就需攝取維生素B群豐富的食物，若不能有效攝取時，不妨補充維生素B群保健食品。為了維持正常體重，有人會刻意減少食量及限制油脂、澱粉類食物的攝取，導致維生素A、維生素E、輔酶Q_{10}的不足，因此減量之時需記得補充這方面的保健食品，以維持身體所需。

不過補充保健食品需要具備智慧，不能人云亦云，以膠原蛋白為例，該物質是人體含量最多的蛋白質，但有許多廣告訴求可以直接被吸收利用達到肌膚美麗，維持關節活動，這是謬誤觀點，其實膠原蛋白是大分子蛋白質，吃進身體裡的食物需經過消化分解為胺基酸、短胜肽，才能被消化系統吸收，再加以利用，無法喝了、搽了就能立即產生效用，還是需要經由消化分解才能真正被身體利用。

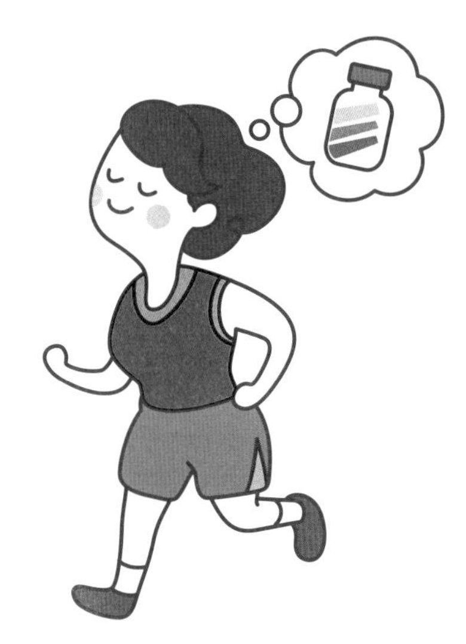

Part 2

掌握一生的關鍵營養素

嬰兒期

嬰兒期是人一生中成長發育最迅速的時候，如果能利用此時為身體及大腦打下良好的基礎，將令你一生受益無窮。

對於「一暝長一寸」的嬰兒而言，醣類可以提供他（她）身體活動所需的熱量，而蛋白質則跟身體及大腦細胞組織的發育息息相關；脂質除了供給熱量、保暖及保護器官之外，ω-3不飽和脂肪酸中的DHA，更是促進腦力發展的關鍵營養素。

促進型營養素

卵磷脂

寶寶成長至四～六個月時，要開始添加副食品，此時腦部細胞的網絡連結發展迅速，如果能補充有利腦部發育的營養素，可以讓他（她）腦力大躍進。

卵磷脂可以促進大腦容積的增長及腦神經系統的發育，因此額外補充含有卵磷脂的食物，有利寶寶智能發展，例如蛋黃的卵磷脂含量很豐富，可以做為副食品食用。

促進型營養素

ω-3不飽和脂肪酸

ω-3不飽和脂肪酸中的DHA與腦神經傳導有很大的關聯，具有促進腦神經系統發育的功效。不過嬰兒的肝、腎等器官皆未發育完全，不建議服用保健食品，從天然食物補充是比較理想的方式。

鱈魚、鮭魚、鮪魚、秋刀魚等深海魚，都含有豐富的ω-3不飽和脂肪酸，是DHA的最佳來源，都很適合當成寶寶的副食品。

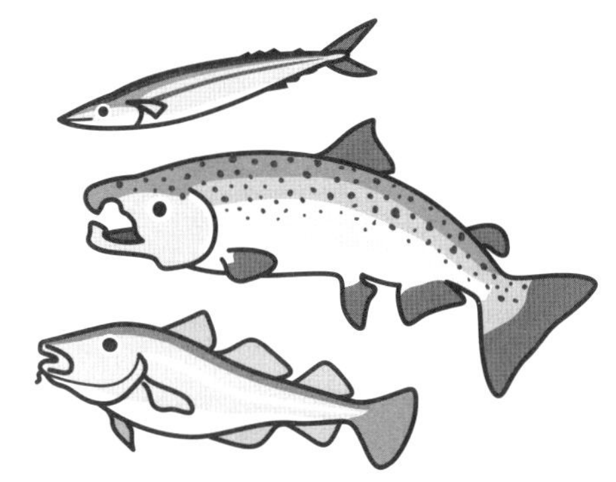

營養博士推薦的**關鍵營養素**

- **6個月以前／基礎型營養素**：蛋白質、脂肪、醣類、維生素、礦物質。
- **6個月以後／促進型營養素**：卵磷脂、ω-3不飽和脂肪酸、益生菌。

促進型營養素

益生菌

益生菌可以增加腸道中好菌的數量，避免寶寶便祕，同時能增強免疫力。母乳中的乳糖有利腸道益生菌繁殖，因此吸吮母乳的寶寶更易維持其腸道良好的生態環境；喝配方奶粉的寶寶，在跟醫師或營養師討論、溝通後，可視情況選擇有添加益生菌的配方奶粉。目前市售益生菌種類繁多，品質良莠不齊，甚至被檢驗出含有塑化劑，選購前務必仔細查明是否安全合格？有沒有檢驗合格證書？才不會造成反效果。

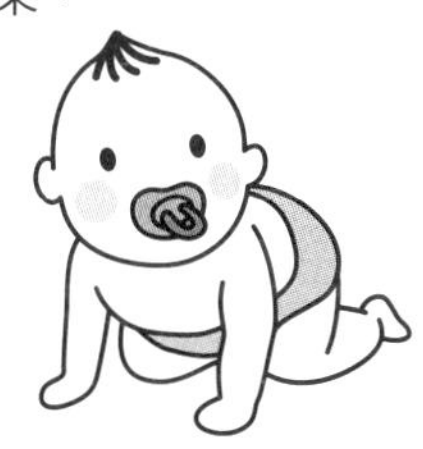

如何選擇配方奶粉？

依照營養學角度，母乳是新生嬰兒最理想的食物，如果不能親自哺餵母乳，就須改餵配方奶粉，市售配方奶粉都是仿效母乳的成分，但每人的體質不同，最好先請教小兒科醫師如何選購，有特殊體質或特別情況的寶寶，更需在醫師的診治及指示之下，改喝特殊配方奶，比如止瀉配方奶粉、低過敏奶粉。此外，世界衛生組織明文建議，零歲嬰兒配方奶可以一直喝到一歲，接著要開始吃食物與喝鮮奶。

止瀉配方奶粉並不具止瀉效果，只因寶寶腹瀉、小腸發炎時，腸道會失去分泌消化酵素功能，無法消化奶水中的乳糖，若繼續喝一般的配方奶，情況會更形嚴重，改喝止瀉奶粉可以避免寶寶的腸道受到更多刺激，待寶寶的身體機能逐漸恢復後，再換回原來的配方奶粉。

有些寶寶先天體質差、容易過敏，一般奶粉中的蛋白質是引起過敏的原因之一，其中主要為酪蛋白、α-乳白蛋白和β-乳球蛋白，若經醫師診斷為對牛乳蛋白過敏，媽媽又無法親自哺乳，則可以改餵低過敏奶粉（高度水解蛋白奶粉）來降低過敏機率。

兒童期

兒童期通常是指三～十二歲階段，此時的肌肉、骨骼及腦力都在持續成長發育中，需要補充大量的營養素。蛋白質、脂質、醣類都是人體成長不可或缺的基本營養素，尤其是蛋白質，不管是腦部或身體的發育都少不了它。醣類能提供身體及大腦能量，對於活動力旺盛的兒童期格外重要。

脂質是腦力發展的關鍵營養素，選擇優質的不飽和脂肪酸，能幫孩子的智力加分；維生素、礦物質則有助於促進身體代謝，一定要足量攝取，才能讓兒童頭好壯壯。

六歲以後正值學齡期，額外補充ω-3不飽和脂肪酸、卵磷脂等健腦營養素，對學習能力會很有幫助，而維生素A和ß-胡蘿蔔素則能預防孩子的視力惡化。

基礎型營養素

胺基酸

胺基酸是構成蛋白質的基本單位，總共有22種之多，其中14種可以由人體合成，其餘8種人體無法自製，只能由食物中獲取。不同胺基酸的排列組合，可以構成不同類型的蛋白質，對人體也有不同的功能，例如色胺酸是人體製造血清素的原料，對情緒、睡眠都有一定的影響，而精胺酸能幫助組織修護，有利於傷口的復原及降低發炎、感染的機率。

想要補足人體所需的各種胺基酸，就必須多元攝取魚肉奶蛋等食物，或者可攝取胺基酸含量豐富的初乳、奶粉、大豆蛋白粉、雞精等營養輔助食品，以協助小朋友的發育正常。

基礎型營養素

維生素A、B、C、D

學齡期的兒童，很可能因為課業壓力漸增，以及長時間使用電腦或上網、打電玩而近視。維生素A除了能保護視力，避免近視提早報到，還能維護皮膚黏膜組織的健康，減少感冒、感染的機率。維生素B群是促進營養及能量代謝的營養素，能讓兒童更有活力，學習更有效率，同時也能幫助消化、增進食慾。

維生素C有助體內抗氧化，增強兒童對疾病的抵抗力，還能幫助鐵質吸

營養博士推薦的**關鍵營養素**

- **基礎型營養素**：蛋白質（胺基酸）、維生素A、B、C、D、鈣、磷、碘、鐵。
- **促進型營養素**：ω-3不飽和脂肪酸、β-胡蘿蔔素。

收。維生素D能提升鈣質的吸收率，讓骨骼更強健，牙齒更健康。

基礎型營養素

鈣、鐵、磷、碘

鈣質是構成骨骼牙齒的重要成分，能讓孩童長高、長壯，若是不足，孩子的身高及體格都無法高人一等，甚至可能發育不良。鈣質也能讓兒童的骨骼更強健，降低骨折發生機率。此外，兒童期正值換牙的重要階段，更應該注重鈣質的補充，才能擁有漂亮、堅固的恆齒。

除了鈣質之外，磷也是構成骨骼跟牙齒的主要元素，此外，磷還能合成磷脂質，是腦部細胞的主要成分。

碘對兒童的智能發展，也扮演重要的角色，體內如果缺乏碘，可能影響腦部發育、造成腦力低下。

鐵質也是人體非常重要的營養素，兒童缺鐵的話會導致貧血、臉色蒼白，甚至因為血紅素不足、缺氧，造成倦怠、精神不佳，學習力及注意力都會跟著下降。

促進型營養素

ω-3不飽和脂肪酸

ω-3不飽和脂肪酸中的DHA，能讓細胞膜變得更柔軟，腦部訊息傳遞更快速、反應更敏捷。此外也有利腦神經系統發育，具有提升孩童學習能力，增強記憶力等功用，是此階段不能缺少的關鍵營養素。

促進型營養素

ß-胡蘿蔔素

ß-胡蘿蔔素是類胡蘿蔔素家族的一員，是維生素A的前驅物質，能在人體裡轉化為維生素A，具有抗氧化、預防視力惡化、維護皮膚黏膜組織健康等功效，不但能預防兒童感冒，也能讓孩子們擁有明亮、健康的雙眼。

青春期

一般來說，青春期發育的時間男女有別，通常女孩是十一歲到十六歲，男孩則是十二歲到十七歲。不管男女，青春期都是人生成長發育的第二高峰，也是長高、長壯的黃金時期，一定要好好把握，多攝取關鍵營養素，才能順利「轉大人」。此階段因為發育迅速、活動力旺盛，所以需要更豐富、多元的飲食，來提供孩子生長所需的營養素。

足夠的醣類才能供應青春期活動所需的燃料；蛋白質可以構成、修補身體的器官及組織，維持肌肉及骨骼的成長；維生素及礦物質則是增強身體機能、幫助發育的重要營養素。

青春期的女孩開始有月經報到，不但會流失鐵質，也可能因為生理期而出現頭痛、腹痛、腹瀉、疲勞、不安、煩躁等症狀，除了要學習放鬆心情之外，適時補充γ-次亞麻油酸，也有助於緩解生理期的不適。平日多攝取鐵質與維生素C，可以降低貧血發生率，有助良好膚況的維持。

想要維持理想身材，從青春期開始，要少吃零食、油炸品與含糖製品，並養成細嚼慢嚥的好習慣。

基礎型營養素

蛋白質、維生素A、B、C、D

青少年正是生長發育迅速的年紀，需食用蛋白質豐富的魚肉奶蛋類食物，以維持正常發育。他們的食量非常大，特別愛吃炸雞、漢堡、牛排、披薩等高熱量食物，反而容易忽略蔬果的攝取，會出現維生素A、B群、C缺乏的現象。

維生素A不但能維護皮膚及黏膜的健康，也能預防近視，保持正常視力，維生素B群有助於熱量及脂質、蛋白質等營養素的代謝，對青春期的孩子尤其重要，維生素C能促進鐵質、鈣質的吸收，幫助緩解壓力，而維生素D則能提升鈣質吸收率，幫助骨骼鈣化，有利一生骨本的貯存。

基礎型營養素

鈣、磷、鎂、鐵

鈣、磷是構成骨骼的主要成分，是幫助少男、少女順利「轉骨」的關鍵營養素；鈣與鎂能消除煩躁、穩定神經，對容易多愁善感、情緒起伏較大

營養博士推薦的**關鍵營養素**

- 基礎型營養素：蛋白質、維生素A、B、C、D、鈣、磷、鎂、鐵。
- 促進型營養素：魚油、纖維質、γ-次亞麻油酸。

的青春期孩子而言，能發揮平穩心情的功效；青春期的女孩易因生理期而流失鐵質，適量的補充，才能預防缺鐵性貧血。

促進型營養素

魚油

魚油裡含有DHA ω-3不飽和脂肪酸，能維護腦部發育及眼睛健康，對課業壓力繁重、經常熬夜的青少年而言，能發揮保健大腦及雙眼的功效，此外，魚油也具有抗憂鬱的作用，能夠紓解青春期孩子焦慮、煩躁不安的情緒。

促進型營養素

γ-次亞麻油酸（月見草油、黑醋栗子油）

女性從青春期開始有月經來潮，一直到更年期為止，每個月都必須經歷濾泡期、黃體前期、黃體期、月經期的生理變化。隨著生理期報到，頭痛、腹痛、情緒煩躁不安等經前症候群都可能跟著出現，讓女孩的心情及生活作息受到影響。

月見草油、黑醋栗子油含有γ-次亞麻油酸（GLA），是製造前列腺素的生理活性物質原料，有助調適女性生理期症狀，減緩月經來潮前的疼痛、不舒服，讓青春期的少女適應每月的生理變化。

促進型營養素

纖維質

青少年很難抵擋高油脂、高熱量、高糖分食物的誘惑，容易造成飲食中纖維質的不足，引起排便不順、便祕的可能性。

除了可以多攝取高纖的全穀類、蔬果之外，也可以額外補充寒天、藻類、洋車前子等含膳食纖維的保健食品，來彌補飲食不均衡的情況。

懷孕期

吃對營養素對準媽媽而言非常重要，不管是孕婦的體重，或是胎兒的安全、健康，都跟食物有直接關聯。

孕婦須注重營養均衡，飲食多元不偏食，才有助胎兒成長。懷孕初期，因為孕吐、害喜情形較嚴重，可能會影響到食慾，因此需多攝取一些含醣類食物，多增加熱量，才能保持體力，等到胎兒發育穩定時，就要控制醣量的攝取。

懷孕中期以後胎兒迅速發育，蛋白質變得更加重要，若是攝取不足，不但會影響寶寶成長，也可能造成準媽咪全身水腫。完整、充足的營養素才能確保母子健康。而孕期易有的便祕問題，可以早晨起床就喝杯溫水，以促進排便。

基礎型營養素

蛋白質、維生素B群（葉酸）、維生素C、D

蛋白質是維持胎兒正常發育的重要營養素，而維生素B群有利身體正常的代謝，還能緩解懷孕中期容易抽筋的問題，而維生素B群裡的葉酸，被認為是孕婦所需的頭號營養素，因為它能預防胎兒神經管缺陷，避免早產、流產及生長遲緩等問題。

維生素C能提升身體鐵質及鈣質吸收率，維生素D則能促進鈣質的吸收率，對準媽咪是相當重要的營養素。

基礎型營養素

鈣、鐵、碘、鋅、鎂

鈣質與鐵質也是懷孕期不可缺少的重要營養素，前者能幫助胎兒骨骼發育健全，後者則能避免準媽咪發生缺鐵性貧血，降低妊娠及分娩的風險，鐵質攝取不足也會影響寶寶血液的血紅素值及鐵的貯存量，如果出生後體內鐵質不敷使用，很有可能會罹患缺鐵性貧血。

碘能增進肌肉神經代謝，促進胎兒智能發展，鋅跟腦神經細胞、視覺、性器官的發育都有直接關聯，鎂為胎兒骨骼、毛髮發育時所需，同時能預防準媽咪抽筋，想要擁有一個聰明、健康的寶寶，就必須留意補足鈣、鐵、碘、鋅、鎂等礦物質。

營養博士推薦的**關鍵營養素**

- **基礎型營養素**：蛋白質、維生素B群（葉酸）、C、D、鈣、碘、鎂、鐵、鋅。
- **促進型營養素**：魚油、ß-胡蘿蔔素、花青素、纖維質、益生菌。

促進型營養素

魚油

準媽咪攝取的營養素可以讓胎兒直接受益，建議孕婦可多攝取ω-3不飽和脂肪酸，讓胎兒間接獲得DHA的健腦功效，奠定智力基礎，讓他（她）們出生後即擁有靈活的大腦。魚油所含的ω-3不飽和脂肪酸十分豐富，能讓媽媽跟寶寶同時受益。

促進型營養素

β-胡蘿蔔素

ß-胡蘿蔔素可以在體內轉換成維生素A，跟胎兒的骨骼、毛髮、皮膚、黏膜、視力的發展，有直接的影響，ß-胡蘿蔔素也能維護準媽咪雙眼的健康，避免產後視力退化。

促進型營養素

花青素

視力的保健，對於懷孕的準媽咪而言非常重要，而山桑果含有花青素，具有強力的抗氧化作用，能保護眼睛微血管，同時增加眼睛感光物質「視紫質」的生成，讓準媽咪及胎兒都擁有健康的雙眼。

促進型營養素

纖維質

便祕、排便不順，是孕婦常見的困擾，尤其懷孕後期子宮壓迫到腸道，腸胃蠕動變慢，排便會變得更加困難。纖維質分為水溶性纖維及非水溶性纖維兩種，前者可以軟化糞便、利於排出，後者則可以刺激腸道蠕動，增加排便量，皆有助於改善準媽咪便祕的問題。

促進型營養素

益生菌

益生菌可以改善準媽咪腸道的健康，促進排便、預防便祕。更重要的是，如果能在懷孕時開始服用益生菌，從母體去影響胎兒的免疫機制，可降低新生嬰兒過敏的可能性，減少異位性皮膚炎、氣喘或對牛奶過敏的機率。

中壯年期

這個階段新陳代謝開始往下降，體重也不再像之前那麼容易控制，常常多吃一點，體重數字就往上攀升，女性最在意的皺紋、斑點、皮膚鬆弛等問題，此時也一一浮現，而男性除了會發現體力不支、雄風不再之外，更要小心三高上身。

蛋白質具有保護身體的作用，最好是動、植物性蛋白質都要多元攝取，才能維持正常的生理機能，醣類主食可盡量選擇全穀雜糧，不但可以攝取足夠的膳食纖維質，也能補充更多的維生素及礦物質。

天然植物的化學物質（素），例如大豆異黃酮、葉黃素、茄紅素等，都具有抗氧化、抗衰老、增強免疫力等功效，適量補充有助於延緩老化、增強體力。

基礎型營養素

蛋白質、維生素A、B群、C、D、E

此階段身體機能及器官都開始走下坡，更需要優質蛋白質的保護，而維生素A、C、E都具有抗氧化的功效，能防止衰老、幫助抗壓、美化肌膚，這些抗氧化劑也能減緩人體細胞及器官老化，減少慢性病纏身的機會。維生素B群不但是天然的紓壓劑，可以穩定情緒、改善失眠，還能提升新陳代謝、增進活力，是中壯年人士不能或缺的營養素。維生素D能提升鈣離子的吸收率，有助於貯存骨本。

基礎型營養素

鈣、鐵、鎂、鉻、硒、鋅

攝取足量的鈣質才能提早保留骨本，預防骨質疏鬆；鐵質則是能帶來好氣色，讓妳（你）精神奕奕，尤其是每個月月經來潮都會流失鐵質的女性，更要注意補充。

鎂除了可穩定神經、放鬆心情之外，還具有降低血壓的功效；鉻可以調節血糖，有助於糖尿病的控制；硒、鋅都能幫助身體抗氧化，前者在脂質的代謝過程中扮演重要角色，後者則是參與多種酵素的作用，對於男性而言，鋅、硒還能維持精子的品質，維持精蟲的活力。

營養博士推薦的**關鍵營養素**

- **基礎型營養素**：蛋白質、維生素A、B群、C、D、E、鈣、鐵、鎂、鉻、硒、鋅。
- **促進型營養素**：葉黃素、洋車前子、葡萄籽萃取物、紅麴。

促進型營養素

葉黃素

隨著年紀的增長，視力也跟著退化，是許多中壯年人士的隱憂，若不好好保養雙眼，白內障、青光眼等擾人的眼疾，都很有可能找上門；葉黃素是類胡蘿蔔素中的一種，具有抗氧化的功效，也能過濾紫外線中的藍光、預防黃斑部病變，發揮保護眼睛的作用。

促進型營養素

洋車前子

中壯年大多是正為事業打拚的上班族，外食的比例偏高，飲食型態幾乎是多油脂少蔬果，因此需要額外補充膳食纖維；洋車前子含有豐富的膳食纖維，能刺激腸胃蠕動、促進排便，有利毒素、廢物排出體外。另外，寒天、果膠等也都具有整腸排毒的功用，有助於消除便祕、降低膽固醇、穩定血糖。

促進型營養素

葡萄籽萃取物

葡萄籽萃取物含有前花青素、花青素、白藜蘆醇等植化素，擁有強大的抗氧化功力，具有延緩老化、提升免疫力、保護心血管、避免視力退化等多重功效，因此非常適合中壯年以後用來保健身體的營養素。

促進型營養素

紅麴

紅麴含有「HMG-CoA還原酶抑制劑」，能抑制膽固醇合成、減少血清膽固醇、降低血脂質，適量服用能預防動脈硬化、心肌梗塞、中風等心血管疾病。

更年期

更年期並非女性的專利，男性一樣會被更年期的症狀所擾，吃對食物及營養素，可以減輕更年期帶來的不適。人進入更年期，除了基礎代謝率明顯下降、中年發福之外，還有體力變差、視力退化、頭髮變白、器官功能衰退等現象，連心情及睡眠情況都大受影響。

建議除了多吃全穀雜糧、蔬菜水果之外，蛋白質具有修補身體細胞、肌肉、骨骼等作用，一定要適量、多元攝取，維生素則是能幫助抗老、提升代謝，而供應身體充足的礦物質才能維持正常生理機能，有利於紓解緊繃的神經。

基礎型營養素

蛋白質、維生素A、B群、C、D、E

高生理價值的完全蛋白質，有助於提升更年期熟男、熟女的免疫力，增加對疾病的抵抗力；維生素A、C、E的抗氧化力，也有利於延緩衰老的腳步，維持身體細胞及器官的健康。

維生素A被譽為「眼睛的維生素」，能維護視覺的正常功能；維生素B群可以提升代謝、紓解壓力，讓更年期一族充滿活力；維生素C具有促進膠原蛋白合成、幫助鐵質吸收等作用，能讓女性擁有光滑、明亮的肌膚；維生素D可以加強鈣質的吸收；維生素E可以幫助女性減輕熱潮紅、不適等症狀。

基礎型營養素

鈣、鎂、鋅

因為骨質密度開始流失，所以一定要補鈣，才能避免骨質疏鬆，而鈣、鎂也具有紓緩神經、幫助心情放鬆的功效；鋅跟男性前列腺合成荷爾蒙有關，除了可以幫助男性維持正常的性功能，也能避免攝護腺肥大的困擾。

促進型營養素

異黃酮

異黃酮是一種植物性雌激素，可以調節更年期婦女缺乏的女性荷爾蒙，舒緩熱潮紅、頭痛、皮膚粗糙、焦躁不安、健忘等更年期症狀，同時也能

營養博士推薦的**關鍵營養素**

- **基礎型營養素**：蛋白質、維生素A、B群、C、D、E、鈣、鎂、鋅。
- **促進型營養素**：異黃酮、γ-次亞麻油酸、茄紅素、輔酶Q_{10}。

避免骨骼中的鈣質流失，讓更年期女性擁有更愉悅的身心。

異黃酮不只對更年期的女性有益，對男性而言，異黃酮也可以抑制攝護腺組織增生，進而減少攝護腺疾病的發生率。

促進型營養素

γ-次亞麻油酸

月見草油或黑醋栗子油皆含有豐富的γ-次亞麻油酸，屬於特殊的ω-6不飽和脂肪酸，具有平衡荷爾蒙分泌、緩解更年期不適等功效。

促進型營養素

茄紅素

四十歲以上的男性，常會有攝護腺肥大、解尿困難、夜尿等問題；茄紅素具有抗氧化、抗癌作用，而且容易累積、分布在攝護腺裡，對於抑制攝護腺肥大、降低攝護腺癌，具有適當的功效。

促進型營養素

輔酶Q_{10}

輔酶Q_{10}可以抑制自由基產生、參與細胞能量製造，所以能避免皮膚老化、減少膠原蛋白流失，同時具有保護心血管健康等功能，雖然人體會自行合成輔酶Q_{10}，但卻會隨著年齡增長而遞減，所以四十歲以後，更需要適當補充。

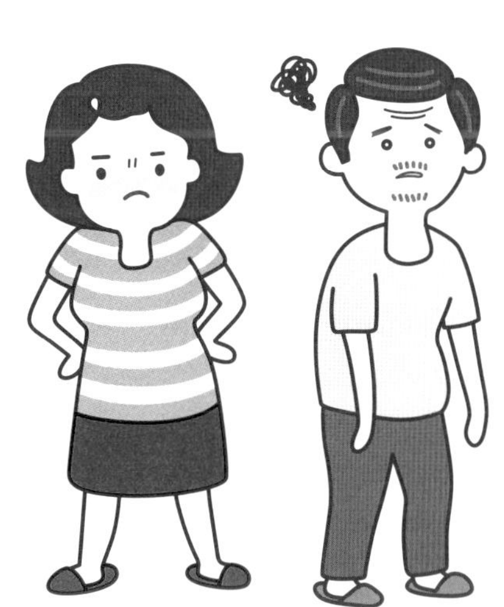

老年期

老年期的身體嚴重衰退，代謝功能變得異常，性激素、胰島素分泌量也大幅減少，這時更應該注重各種營養素的補充，才能有效調養身體。

銀髮族因為代謝能力變差、活動量變少，對熱量的需求也降低，在醣類方面最好選擇全穀雜糧類，才有利於消化、吸收，同時增加膳食纖維的攝取量，減少便祕；此階段因為生理機能嚴重老化，所以更需要優質蛋白質來修補細胞及組織，動物性及植物性蛋白質的最佳攝取比例為1:4，而維生素及礦物質可以調節生理機能、維持身體功能正常運作，對銀髮族而言，都是缺一不可的重要營養素。

基礎型營養素

蛋白質（胜肽）、綜合維生素與礦物質

銀髮族的腸胃機能衰退，常會因偏食及飲食攝取不足而缺少蛋白質、各種維生素與礦物質；補充小分子蛋白質的胜肽食品，由於易消化、吸收，可維持身體的正常功能及防止衰老。維生素可促進細胞代謝能力、增進活力；鐵、鈣、鋅是老年期最易缺乏的礦物質，鐵的攝取量不足會導致貧血、精神不佳，鈣則是能預防骨質疏鬆，鋅能恢復活力、提升免疫力。

促進型營養素

卵磷脂

卵磷脂是構成細胞膜的重要物質，而卵磷脂中的膽鹼，可以合成大腦的神經傳導物質「乙醯膽鹼」，跟學習、記憶等功能相關，補充足夠的卵磷脂可以避免記憶力減退，預防老年失智症。

促進型營養素

銀杏葉萃取物

銀杏葉含有芸香苷等類黃酮，具有擴張血管、促進血液循環的作用，所以也能增加腦部細胞的含氧量，不但能讓思緒清晰，也能減少腦細胞的死亡率，預防記憶力衰退。

銀杏葉萃取物同時也具有活化血小板、避免腦血栓及中風等功能，能保護銀髮族心血管的健康。

營養博士推薦的**關鍵營養素**

- **基礎型營養素**：蛋白質（胜肽）、綜合維生素與礦物質。
- **促進型營養素**：卵磷脂、銀杏葉萃取物、益生菌、葡萄糖胺、葉黃素。

促進型營養素

益生菌

腸胃蠕動緩慢、排泄功能不佳、免疫力下降，都是銀髮族常見的症狀，而益生菌能增加腸道裡的好菌，改善腸胃蠕動不佳、排便不順的情形，不但可以幫助老年人整腸、提升消化能力，也能增強免疫力，減少過敏、生病的情形。

促進型營養素

葡萄糖胺

隨著年紀增加，保護骨骼的軟骨組織會逐漸磨損，進而引發關節發炎、疼痛等情形。葡萄糖胺經人體吸收後能合成黏多醣，可以潤滑關節，減少活動時所產生的磨擦、發炎，同時能延緩骨關節退化的速度。

促進型營養素

葉黃素

葉黃素位於人類視網膜上，主要作用是吸收紫外光及藍光（電腦、電視螢幕及日光燈的輻射光），能幫助眼球細胞對抗自由基的傷害，避免黃斑部病變及白內障的可能性。但因為人體無法自行合成葉黃素，需從飲食中來補充，銀髮族攝取足量的葉黃素，可以改善眼睛疲勞，減少罹患眼疾的機率。

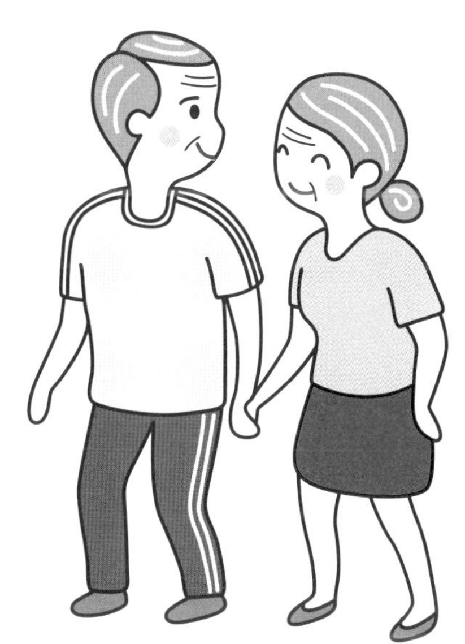

Part 3

保健食品是生活最佳夥伴

需求問題1

髮質乾燥

(Dry Hair)

症狀 外觀看來就有明顯的髮色黯淡、缺乏水分、枯黃分岔、毛糙易斷等髮質受損現象。

形成原因

- 不正確的梳理方式。
- 熱損傷或化學損傷。
- 紫外線傷害。
- 營養不良。

日常的吹燙染整都會引起髮質的變性、乾燥及脆弱，容易在梳理過程中斷裂。此外曝曬過度、游泳池水添加的氯元素等也會使頭髮內的角蛋白斷裂，造成頭髮損傷。

吹風機使用過度，乾燥的熱風迅速降低髮內的含水量，也會導致髮質乾燥。一旦髮根的營養不足，頭髮生長的速度就會跟著遲緩，髮質會形成乾燥，沒有光澤。因此，頭髮可以作為身體健康與否的評估指標之一。

對身體的影響

枯黃乾燥的頭髮，容易給人不佳的印象觀感。若頭髮遭到過度傷害，像頭髮綁得太緊、用力梳髮，容易造成髮質變細，久了甚至變成大量脫髮，進而成為禿頭元兇。

營養不足造成的新陳代謝不佳，除了影響髮質，更會影響健康。

營養博士建議的**保健食品及成分**

❶ **維生素B群**：可維護人體的肌膚、頭皮和頭髮健康，並且促使頭髮的生長及保持其光澤，尤其是維生素B群中的生物素、葉酸及泛酸非常重要。若缺乏維生素B群，容易出現白髮、掉髮及髮質不佳等現象。

❷ **必需脂肪酸**：人體缺乏必需脂肪酸（如亞麻油酸）時，毛髮會變乾且細，有如燒焦般的枯黃。

❸ **蛋白質**：頭髮的主要成分是含硫胺基酸的蛋白質，若缺乏蛋白質，頭髮就會變黃、乾燥、斷裂或分岔。

頭皮癢、頭皮屑

(Dandruff)

症狀 頭皮過度脫屑，還伴有發癢等不適症狀。

形成原因

- 皮屑芽孢菌的影響。
- 頭皮細胞功能失調。
- 不良洗髮用品影響。
- 內分泌不正常因素。

頭皮上的皮屑芽孢菌，正常時能與人們和平共存，但某些人會突然失去對此種微生物的抵抗力，使皮脂分泌旺盛，產生頭皮屑。

當自律神經亢奮，或常飲酒及吃刺激性食物，會使頭皮上的皮脂分泌過多而產生頭皮屑。睡眠不足、疲勞也會造成頭皮細胞功能失調。

當不良的清潔用品造成頭皮過度清潔時，就會出現頭皮屑、頭皮癢。

對身體的影響

很多掉頭髮的人，在掉髮前常有頭皮屑、頭皮癢的現象。當油脂分泌過多，老化角屑及油脂嚴重堆積，容易造成細菌感染，或引發嚴重的掉髮。

油脂旺盛除了會造成外觀上的困擾之外，頭髮扁塌，濃烈的油垢味與頭皮屑也會給人不乾淨的觀感，嚴重時更可能會影響人際互動。

營養博士建議的**保健食品及成分**

1. **維生素B群**：有助於增加頭皮抵抗力，避免皮屑芽孢菌作怪，並能改善頭皮過度乾燥引起的頭皮屑。
2. **鋅**：鋅可透過酵素的作用，促進蛋白質的合成，缺乏時頭皮會出現健康問題，所以頭皮屑多的人，宜多補充或外用含硫化鋅的洗髮精。
3. **維生素C**：有助於頭皮的修護與癒合能力，並有抗發炎及緩減頭皮癢效用。

需求問題3

掉髮

(Telogen Effluvium)

症狀 每人每天都會掉頭髮，只要數量不多都算是正常代謝的範圍，不需要太過恐慌，但若是每天掉髮過多，或是整撮掉脫，就要提高警覺。

形成原因

- 人體的自然老化過程。
- 遺傳如雄性荷爾蒙作用。
- 壓力或藥物（化學療法）。
- 營養不良或疾病。

頭髮稀疏是中老年人的自然老化現象，但大多數的青壯年男性因為遺傳體質，如雄性荷爾蒙過多引起的雄性禿，這也是最常見的禿髮原因。另外，當處在巨大壓力下，身體的免疫細胞會攻擊頭皮毛囊，導致頭髮掉落；或因為壓力而產生「拔毛癖」，造成局部禿髮現象。而飲食裡蛋白質不足，鐵、鎂缺乏和維生素缺乏症等營養不良，或因糖尿病、甲狀腺疾病、癌症化療，頭皮毛囊感染黴菌等因素，也會造成異常掉髮。

對身體的影響

短時間大量的異常掉髮，有可能是身體疾病的警訊，最需要注意的是心理層面，大部分有此困擾的人多會擔心影響外貌，反而加速掉髮。

營養博士建議的**保健食品及成分**

❶ **蛋白質**：頭髮的主要成分是角蛋白質，尤其以含硫的胺基酸的比例最高，因此補充蛋白質是防止掉髮最基本的步驟。

❷ **鋅**：人體在分解、合成代謝，維持正常免疫功能，以及正常細胞分裂等作用時（如指甲、頭髮生長）都需要鋅，因此適度補充，可使頭髮生長正常化。

❸ **維生素B群**：能幫助身體處理壓力，減緩因壓力造成的掉髮。維生素B群中的生物素，可以加速頭髮的生長，B_{12}可以預防掉髮，因此補充B群可以改善多種原因造成的掉髮現象。

❹ **輔酶Q_{10}、維生素E**：可改善頭皮血液循環，促進毛囊生長。

美白
(Whitening)

症狀 皮膚曬黑通常會伴隨黑斑、面皰問題。有時在接觸過量紫外線的曝曬後，會出現紅腫、水泡，皮膚有變硬、變厚情形，接著可能有乾燥、粗糙、缺水、發炎及曬傷症狀。

形成原因

- 天生基因決定黑色素細胞的多寡。
- 紫外線刺激黑色素細胞。

皮膚的顏色與黑色素細胞製造黑色素麥拉寧（Melanin）量的多寡有關，每個人都擁有一樣多的黑色素細胞，肌膚受到陽光日曬，在紫外線的刺激下，黑色素細胞就會分泌黑色素阻擋紫外線，使膚色變黑，這是一種保護皮膚的反應機制。東方女人視白皙肌膚是美麗的因子，因此很重視美白，想要讓皮膚變白，就要避免黑色素細胞受到酪胺酸酶作用的影響，懂得防曬及做好防曬措施，多少可以防止皮膚變黑。

對身體的影響

除了引起皺紋、斑點，讓肌膚提早老化外，還有增加罹患皮膚癌疾病的風險。

營養博士建議的**保健食品及成分**

❶ **抗氧化物質**：包含維生素C、維生素E及多種植物化學素。維生素C可以抑制皮膚酪胺酸酶的活性，減少黑色素形成，消除斑點。維生素E會在細胞膜中待命，防止細胞膜磷脂質所含的不飽和脂肪酸被氧化形成斑點，因此具有美白效果。

❷ **葡萄籽萃取物**：具有抗氧化能力，能避免皮膚受紫外線侵害時所產生的自由基，降低皮膚中的膠原蛋白、彈力蛋白受損。

❸ **蘆薈**：主要有抗衰老、美白保濕和補水功效，並經由皮膚具有分解和轉換色素沉積的作用，達到保濕美白功能。

粉刺

（Acne）

症狀 粉刺是一種皮膚發炎症，發生在鼻頭附近會形成黑頭粉刺，這種粉刺的毛囊口屬於洞開型，很容易清除。但白頭粉刺是被封閉在毛囊口內，不容易清除，有可能發生皮膚發炎等病變。

形成原因

?

- 皮脂分泌過多。
- 清潔不夠徹底。
- 熬夜或睡眠不足。

皮脂腺會分泌油脂，分泌過多時，就會阻塞毛細孔，若清潔、卸妝不夠徹底時，皮脂及污髒物會堆積毛孔，與空氣接觸氧化後形成粉刺。

熬夜或睡眠不足時，交感神經長期處於亢奮狀態，造成皮脂腺分泌旺盛，又無法經由睡眠進行代謝時，就更容易形成粉刺。

對身體的影響

主要是不當用手擠壓形成的發炎與膿皰，嚴重時會造成蜂窩性組織炎或全身性感染。

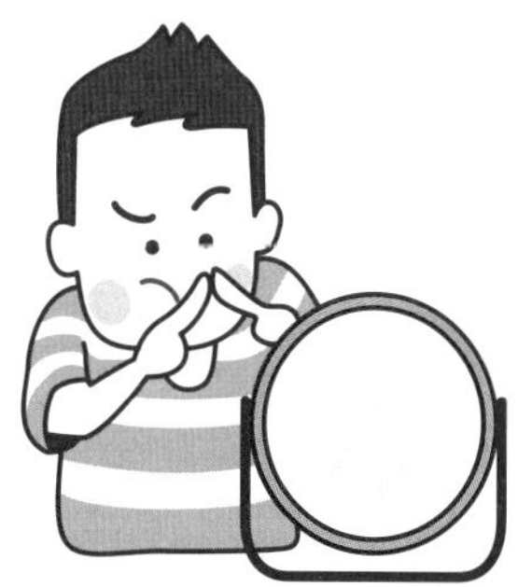

營養博士建議的**保健食品及成分**

❶ 維生素C：形成血管壁、新組織及結締組織的膠原蛋白輔助物質，當清除粉刺造成傷口時，有促進癒合作用，且有助粉刺疤痕的修復。

❷ 葡萄籽萃取物：天然抗組織胺劑，具抗發炎效果，能防止肌膚過敏及日曬發炎現象，並有抑制酪胺酸酶合成與抑制酪胺酸酶作用，能減少因日曬造成的粉刺及色素沉澱現象。

❸ 金盞花萃取物：具有抗菌特性及收縮毛細血管的作用，有助粉刺的收斂。

❹ 蘆薈汁：所含的多醣體對皮膚具有極佳的抗炎、減少疤痕，幫助修復作用。

皺紋

(Wrinkle)

症狀 額頭的抬頭紋、嘴角的法令紋、眉心的川字紋、眼角的魚尾紋及整臉的細紋，一旦出現在臉上就代表老了，會帶來老態龍鍾或黃臉婆的外表姿態。

形成原因

- 自然老化。
- 皮膚過度乾燥引起。
- 紫外線曝曬過量。
- 不良生活習慣如大量抽菸。

引起皺紋的原因有皮膚自然老化、乾燥萎縮形成、長期日曬造成及不當擠壓。而因老化出現的皺紋則與皮膚彈力纖維斷裂或消失有關。

皮膚乾燥多半與不良生活習慣有關，熬夜、抽菸更會使皮膚表面不平整，出現細紋。紫外線則是引起皺紋最大的原因，過度曝曬，會讓皺紋更加明顯。

對身體的影響

雖然說皺紋並不會對健康造成直接傷害，但引起皺紋的大量抽菸、紫外線曝曬過量、不良睡姿等的形成因子，往往是間接形成其他疾病的隱形殺手，需要謹慎以對。

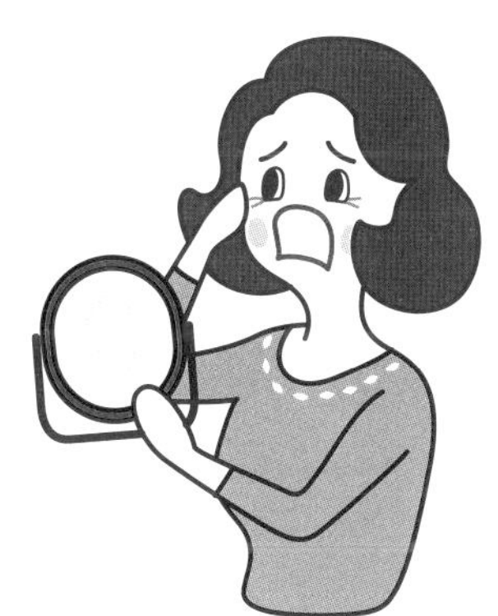

營養博士建議的**保健食品及成分**

1. **葡萄籽萃取物**：有效的抗氧化物質，能預防皮膚皺紋提早生成，更能補充營養及消除體內有害的自由基，具延緩老化作用。
2. **維生素A**：維持皮膚彈性所必需，有助於復原及再造新表皮組織。
3. **必需脂肪酸**：維持皮膚組織的正常構造所必需。

胃口不佳
（Loss of Appetite）

症狀 不想吃東西或食而無味，食物放進嘴巴後不想嚼也不想吞。有些人勉強吃後會出現噁心、嘔吐的現象。

形成原因

- 心理因素影響胃口。
- 飲食習慣不定時或不佳。
- 腸胃功能不佳所影響。
- 營養不良或生病造成。

人在心情不好時往往吃不下飯，通常情緒恢復正常時，胃口也會隨之恢復。有些人飲食習慣不好，如平時喝了太多冷飲，胃部飽脹，也沖淡了胃液，還會影響消化使胃口不好。大部分的腸胃問題，如腸胃炎、消化不良等，會造成胃口不佳。動過腹部手術的人，若有腸子沾黏現象，也會有反胃或胃口改變的情形。此外，各種癌症末期的病患，人會消瘦，胃口變差，這是因為癌細胞會分泌某些物質讓人失去食慾。另外，營養不良的人一見到大量的食物便失去胃口。

對身體的影響

長期胃口不佳，會影響營養素的攝取，營養不良的話，最先受到影響的就是免疫力下降，減低身體抗氧化的能力，增加發炎、感染或併發各種疾病的機會。

營養博士建議的**保健食品及成分**

1. **維生素B群**：增加食慾和營養素代謝所必需。
2. **鋅**：有助於增強對於食物的味覺，而維持正常食慾。
3. **益生菌**：益生菌能維持腸胃道良好的生態環境，維持腸道正常功能，一旦腸道蠕動正常，有助於胃口大開。
4. **優質蛋白質**：提供身體維持正常機能所需的營養素，保持各器官維持正常運作，有促進食慾之效。若因胃口不佳而無法從食物中攝取足夠的蛋白質，可補充優質蛋白質或胜肽，方便入口及消化吸收。

需求問題8

腸道功能衰弱

(Bowel Disease)

症狀 腹痛、腹瀉、便祕、脹氣、消化不良是主要表現，另外排出有惡臭的糞便、臭屁或口臭、易疲勞，也是腸道不健康的表現。

形成原因

- 偏食、暴飲暴食。
- 細菌污染或抗生素使用不當。
- 年齡增長使腸道老化。
- 情緒、壓力影響。

偏食會造成飲食中纖維質與水分攝取不足，腸道蠕動功能因而變差。若腸道壞菌多於好菌，代謝後的物質更容易造成腸道功能障礙，容易腹瀉、腹脹。

隨著年齡增長，腸道開始老化，有害菌常有獨占優勢的可能，導致菌群失衡。精神壓力過大，也容易有腸內菌失調或腸胃蠕動過度的問題。

對身體的影響

腸道不健康時，腸內會產生許多過氧化物質與有毒物質，易出現不正常排氣、便祕、拉肚子、消化不良等短路生命現象，若不排除，日漸積累易導致疾症的發生。

營養博士建議的保健食品及成分

1. **益生菌**：一般市面上常見的嗜酸乳桿菌（A菌）、比菲德氏菌（B菌）、乾酪乳桿菌（C菌），都是有益人體的益生菌，對人體具有特定的保健功效，進入腸道發揮保健作用，並能抑制壞菌，使腸道菌叢生態穩定。
2. **膳食纖維**：腸道的清道夫，能促進腸道蠕動，使糞便變軟，利於排便暢通，能減少腸道毒素的停留時間。膳食纖維也會吸附毒素，是排毒的好幫手，亦有助益生菌在腸道增殖，維持腸道健康。
3. **棗精**：除了含維生素、礦物質及抗氧化營養素外，還含有豐富的水溶性膳食纖維，可促進腸道蠕動。

青春期長高需求

(Idiopathic Delayed Puberty)

症狀 低於平均每年增高的標準值時需留意，但不必過分憂心。

形成原因

- 遺傳或先天荷爾蒙異常。
- 骨齡遲緩，發育較晚。
- 營養不足。
- 不良的飲食習慣導致性早熟。

一般而言，青春期男生平均每年增高7～9公分，最多達10～12公分。女生則平均每年增高5～7公分，最多達8～10公分。

青春期長不高的問題，比較常見的原因有腦下垂體荷爾蒙異常、甲狀腺素分泌不足、先天性促進腺荷爾蒙缺乏症等。但有些孩子只是體質性的生長發育遲緩，在青春期前較矮小，發育較晚才開始，但最終還是會有正常的成人身高。

如經過檢查，沒有其他遺傳或內分泌疾病影響，是不需治療的，但需注意維持正常均衡的營養是長高關鍵。營養不良對小孩的生長和發育有很大影響。

對身體的影響

若非先天荷爾蒙異常或遺傳，多數的長不高都與營養攝取不均衡有關，要注意是否是偏食或不良生活習慣引起，以免影響身體的發育。

營養博士建議的**保健食品及成分**

❶ **鈣、維生素D：**鈣質是製造骨骼的主要原料，可以促進生長並增加骨頭密度，因此長高最需要的營養素就是鈣質，而維生素D則為鈣質的吸收和利用所必需。

❷ **鐵：**對生長發育也很重要，尤其青春期容易缺鐵，更應有效補充。

❸ **蛋白質：**是構成及修補人體肌肉、骨骼及各部位組織的基本物質，缺乏蛋白質將導致發育遲緩，骨骼和肌肉也會萎縮。

需求問題10

體重控制

(Weight Control)

症狀 行政院衛福部公布以身體質量指數作為國人體重評估的指標，成人超過24代表體重過重，超過27則是肥胖。

形成原因

?

- 飲食結構失調。
- 運動量不足。
- 疾病如內分泌異常。
- 肥胖因子的遺傳。

當吃太多或攝取過多的熱量，就需要足夠的運動來消耗熱量，運動不足時身體自然會發胖。另外，內分泌異常導致代謝障礙，或調節食慾的中樞神經發生障礙，使食慾異常增加，或因精神壓力而大吃大喝，都會導致肥胖。而父母親屬肥胖者，也會將肥胖因子遺傳給下一代，變成胖小孩。

對身體的影響

肥胖影響所及，是全身性的疾病，最常見的合併症是脂肪肝、高血壓、心臟病、腎臟病、糖尿病、膝關節疼痛、癌症及心理問題等。也因為較易出汗，常會影響到個人衛生，而有皮膚炎、濕疹等問題。

營養博士建議的**保健食品及成分**

1. **低熱量營養均衡食品**：俗稱減重代餐，可有效減少熱量攝取，又能提供各種必需營養素，滿足減肥期間正常的生命現象運作和調適，達到減重不減健康的效果。
2. **藤黃果萃取物**：具刺激飽食中樞的作用，可降低食慾，並透過抑制體內某些酵素活性來控制脂肪酸的合成，減少體脂肪的合成量，因此被用為減肥的素材成分。
3. **膳食纖維**：水溶性膳食纖維就是膠狀物質，作用在包覆脂質、與膽酸結合，減少脂質消化吸收量，也可促進排便。
4. **肉鹼卡尼丁**：有助脂肪酸代謝，降低體脂肪蓄積量。

需求問題11

發燒

(Fever)

症狀 發燒及體溫升高，表示體內有病原菌感染。臨床上，許多疾病剛開始常以發燒表現；輕則是傷風感冒，嚴重為致命的敗血性休克。

形成原因

- 身體遭受細菌、病毒或寄生蟲感染。
- 自體免疫疾病影響。
- 代謝失調引起身體熱量上升。

不管是哪一種微生物感染，都是因為微生物進到人體內，引起免疫T細胞活化，釋放細胞激素，刺激下視丘而引起發燒。

有少數自體免疫疾病，如紅斑性狼瘡，容易因潰瘍、發炎、白血球減低等症狀引起發燒。另外，甲狀腺機能亢進會使代謝速度變快，體溫上升較快，就會引起發燒。

對身體的影響

發燒是一項重要警訊，常合併寒顫及受感染器官表現的症狀，如頭痛、咳嗽、腹痛、腹瀉、頻尿、小便有灼熱感等。嚴重時會引發昏迷、抽搐等現象。需慎防發燒太高或過久，避免腦部受損及脫水現象。

營養博士建議的**保健食品及成分**

❶ **大蒜精**：天然抗生素及有效免疫促進劑，可刺激人體免疫系統，有助消炎殺菌，抵抗病毒。對發燒、流感、過敏、關節炎、喉嚨痛等，均有緩解效果。

❷ **維生素C**：能清除包括病毒在內的各種毒素，也可減少咳嗽、打噴嚏及其他症狀。針葉櫻桃和玫瑰果含有大量維生素C，發燒時可多補充。

❸ **維生素B群**：發燒時體內營養與能源消耗量較大，因此補充綜合維生素B群，能有效提供身體作為能源補充，維持一定體力。

❹ **維生素A**：維持上皮組織的健康，促進免疫系統功能，對抗感染。

免疫力下降

（Decreased Immunity）

症狀 輕則感冒、發燒、嘴破、唇皰疹、異位性皮膚炎等反覆出現，嚴重會出現帶狀皰疹，或身體任一部位反覆出現發炎症狀。

形成原因

- 老化的自然現象。
- 壓力破壞細胞免疫反應。
- 睡眠不足導致下降。
- 疾病讓免疫系統功能降低。

人體免疫系統為人體的防禦武器，它能針對入侵體內的病原，經由辨識再加以摧毀，當免疫系統衰弱時，病原便趁虛而入。人體在睡眠時會產生一種稱為胞壁酸的睡眠因子，會促使肝臟解毒功能增強，從而將入侵的細菌和病毒消滅，但睡眠不足時就無法有效解毒。

身體會在壓力狀態下促使大腦下視丘分泌皮質脂酮，但皮質脂酮的負面影響就是破壞細胞性免疫反應，讓白血球的數目減少，導致細胞免疫能力降低。各種癌症化療時，免疫能力會大幅降低。而愛滋病的病毒也會造成人體的免疫能力全面潰堤。

對身體的影響

一旦出現營養不良，最先影響的就是免疫力下降，減低抗氧化的能力。

營養博士建議的**保健食品及成分**

❶ **維生素B群**：與體內的抗體、白血球和輔酵素的產生有關，缺乏時會影響到淋巴球的數量及抗體的產生，也會造成胸腺的萎縮。

❷ **初乳奶粉**：乳牛生產後24小時內所分泌的乳汁，含有大量的優質蛋白質和免疫球蛋白，能增強人體免疫力。

❸ **抗氧化物質**：如維生素C、E，為自由基的剋星，同時也可促進抗體產生，具有抗氧化、增強免疫細胞的作用。

❹ **益生菌**：維持腸道正常生態環境及免疫功能。

情緒焦慮

（Emotional Anxiety）

症狀 顫抖、肌肉緊繃、坐立不安、戰戰兢兢或易受驚嚇。

形成原因

- 過高的生活壓力與人際衝突。
- 自主神經較差。
- 疾病引起。

焦慮症形成的原因與個性、體質及抗壓程度相關。有些人的自主神經系統較容易被激發及挑動，因此，經常會處於焦慮情緒之中，不容易放鬆，而有些疾病，像甲狀腺機能亢進，也會合併類似焦慮的現象。

對身體的影響

身體會出現煩躁、心悸、胸悶、冒冷汗和消化方面的病症，嚴重時，會加重高血壓、頭痛及頸痛，以為快要窒息或行為失控，如果造成這些症狀的焦慮未被改善或處理，則可能引發更嚴重的疾病。

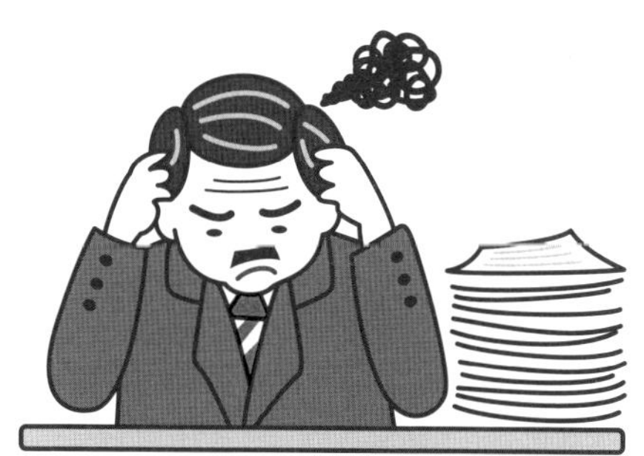

營養博士建議的**保健食品及成分**

❶ 維生素B群：維生素B群是「天然鎮定劑」，幫助神經精神的穩定。

❷ 鈣、鎂：這兩種礦物質都有安定神經作用，可以使肌肉放鬆並且維持心跳的規律。

❸ 酪胺酸：緩和情緒失調，消除緊張與抑鬱現象，並能改善睡眠。

❹ 卵磷脂：保護神經纖維細胞及改善大腦功能。

需求問題14

經前症候群

(Premenstrual Syndrome, PMS)

症狀 頭痛、乳房脹痛、腹痛、肌肉關節痠痛、疲勞、失眠、暈眩、情緒改變、注意力不集中等。

形成原因

- 生理期前的荷爾蒙影響。
- 飲食失調加重經前症候群症狀。

經前症候群發生在月經週期的黃體期，就是月經來前7～10天（有些人只有2～3天），這時期黃體素大量增加，會造成女性對於身心內外壓力的感受特別敏感，因此容易產生輕重不等的經前症候群症狀。現階段雖然還不能確知所有的經前症候群症狀是由哪些食物或飲料所造成，但有些特定食物確實會加重已有的症狀，如焦慮不安時，喝了咖啡或酒後，可能會更加躁動。

對身體的影響

輕則個人不適，如憂鬱、痙攣、皮膚發癢、頭痛、背痛、失眠、疲倦等，重則影響人際關係與日常生活。

營養博士建議的**保健食品及成分**

❶ **月見草油**：是一種能緩解經前症候群的保健食品，可降低月經來潮前的前列腺素濃度，調節動情激素（女性荷爾蒙），減輕情緒不穩、經痛、乳房腫痛等不適症狀。

❷ **亞麻籽油**：含人體重要脂肪酸亞麻油酸及α-次亞麻油酸，有助抑制引起疼痛的前列腺素分泌，減輕症狀。

❸ **維生素B群**：尤其是B_6，可協助生成血清素，穩定情緒。

❹ **大豆異黃酮**：是一種類似女性荷爾蒙的天然植物性化合物，因為結構與人類雌激素相似，適量補充可以幫助改善年輕女性的經前症候群。

❺ **鈣、鎂**：有助緩解痙攣、背痛及神經緊張等不適症狀。

需求問題15

停經期

（Menopause）

症狀 失眠、頭痛、熱潮紅、盜汗、心悸、呼吸困難、呼吸急促等生理症狀；或出現焦慮、恐慌、易怒、易激動、憂鬱等情緒症狀。

形成原因

- 雌激素減少改變荷爾蒙狀態。
- 不再生育且正好面臨空巢期。

停經期是指婦女從生殖功能旺盛狀態逐漸衰退到生育功能完全喪失的過渡時期，一般從四十五歲左右開始，持續10～15年，沒有疾病上的意義，但是因為女性荷爾蒙下降，女性身體內會出現一連串心理和生理的改變，如內分泌失調，而產生一些不適或情緒症狀。

對身體的影響

生理及情緒上的失調，都會影響工作、日常作息及人際關係的互動，連帶著與雌激素有關的器官會出現衰退問題，如心血管功能衰退、生殖器官功能萎縮、陰道搔癢、陰道發炎、骨質疏鬆等症狀。

營養博士建議的**保健食品及成分**

1. **大豆異黃酮**：結構與女性荷爾蒙中的動情激素（Estrogen）相似，稱為植物性雌激素，可作為雌激素補足時的營養補充品。在生理效應方面，不但沒有女性荷爾蒙的副作用，卻能調節女性荷爾蒙的生理作用。
2. **月見草油**：富含γ-次亞麻油酸（GLA），扮演著前列腺素先驅物的角色，產生類似荷爾蒙的物質，協助荷爾蒙平衡，以舒解經前症候群與更年期障礙。
3. **維生素B群**：尤其是維生素B_6，可減輕沮喪、情緒不安、倦怠的症狀。
4. **北美升麻**：對於早期更年期症狀的改善效果特別有效，能減輕盜汗、熱潮紅、失眠、焦慮的現象。
5. **鈣、鎂**：具減輕神經緊張作用。

骨質疏鬆

(Osteoporosis)

症狀 以腰背酸痛最為常見，通常發生骨折產生才知有骨質疏鬆，所以很容易被忽略。

形成原因

- 鈣質流失。
- 老化或停經導致骨質流失。
- 肥胖影響內分泌代謝。

人體鈣質貯存到骨頭的速度及數量，在三十～三十五歲時達到巔峰，之後流失的量就大於貯存量，骨密度會逐年開始下降。停經後婦女因為缺少女性荷爾蒙，加速骨質大量流失，骨骼質地呈現疏鬆多孔狀。

而肥胖會造成體內皮質類固醇（Cortisol）增加，使內分泌與代謝紊亂，像腎上腺皮質分泌過多的皮質類固醇，稱之為「庫欣氏症候群」，這種紊亂會造成骨質流失，形成骨質疏鬆症。

對身體的影響

除了疼痛及容易骨折，也會造成脊椎側彎或駝背。無論是哪種症狀，都容易使活動受限，被迫減少社交活動，因此骨質疏鬆症狀嚴重時，常會伴隨憂鬱情形出現。

營養博士建議的**保健食品及成分**

❶ **鈣**：服用碳酸鈣或檸檬酸鈣等都能迅速補充流失的鈣質，但檸檬酸鈣較不易被胃酸分解，不適合胃功能較弱的老人家服用。

❷ **維生素D、K**：有助鈣質吸收及利用。

❸ **大豆異黃酮**：植物性雌激素的一種，除了能幫助增加骨質密度，還能減緩更年期所產生的不適症狀。

❹ **葡萄糖胺**：年長者罹患骨質疏鬆症時，也常伴隨退化性關節炎，因此適度補充葡萄糖胺，有適當的維護關節效果。

關節炎

(Arthritis)

症狀 膝蓋痠痛、蹲不下來、上下樓梯倍感吃力，甚者有關節僵硬、無力、紅腫、疼痛、變形等問題。

形成原因

- 正常老化使軟骨細胞功能減退。
- 過度使用使關節軟骨受到嚴重磨損。
- 肥胖。
- 膝蓋曾受傷者。

關節炎與關節處的軟骨被磨損有關，軟骨雖沒有神經，但可以吸收體重的重量及潤滑關節，當軟骨磨損、骨頭暴露後，走路就易引起痠痛。

舉凡老化、肥胖、時常使用膝蓋或膝蓋曾受傷者，都會有關節退化的可能性，嚴重時，膝蓋上、下方關節的縫隙會變狹窄，引發劇烈疼痛。

對身體的影響

初期不覺得疼痛，疼痛逐漸加劇，活動時疼痛不堪，休息時則緩解。到了後期，關節可能會變形，或是形成骨刺，壓迫神經造成神經痛，影響日常生活行動。

營養博士建議的**保健食品及成分**

❶ **葡萄糖胺**：為合成具有黏度的黏多醣體成分，存在於軟骨與結締組織各處，也是形成軟骨細胞最重要的營養素之一。人類與動物都可以在體內自行合成葡萄糖胺，只是隨著年齡的增加，合成的速度趕不上分解的速度，因此需要補充，以提供受傷後關節恢復健康軟骨組織所必需的材料。

❷ **軟骨素**：可以增加骨關節液的生成及預防軟骨細胞的磨損，幫助軟骨生長對抗骨關節炎，是退化性關節炎患者的適當營養補充劑。

❸ **鈣**：雖然不能直接改善關節退化現象，但因為補充足夠的鈣能有效預防骨質疏鬆，也可避免關節退化影響行動，造成更大的傷害。

❹ **ω-3多元不飽和脂肪酸**：具有幫助控制關節炎疼痛及抗發炎的作用。

需求問題18

老化

（Aging）

症狀 身體出現各種生命現象短路和功能低下的問題，像皮膚上的斑點、皺紋或體力衰退、健忘、心臟無力等。

形成原因

?

- 體內自由基過多。
- 粒線體DNA的變異。
- 不良的生活習慣。

人體在新陳代謝過程中會產生毒害細胞的自由基，不僅會和體內的細胞組織產生化學反應，也會和細胞內的DNA發生反應，破壞DNA，加速老化並增加致癌機率。

另外研究證實，在老人身上，身體細胞內粒線體的含量有明顯減少的現象，或與自由基結合，累積一些細胞的衰弱或疾病因子。還有不健康的生活方式，如菸酒、不均衡的飲食、缺少運動、壓力、紫外線的過度照射等都會造成粒線體DNA變異，加速老化的過程。

對身體的影響

目前已知糖尿病、心臟病、關節炎等疾病皆與粒線體DNA變異有關，是中老年人健康的最大殺手。

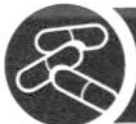

營養博士建議的**保健食品及成分**

1. **卵磷脂**：具改善大腦功能及記憶力、保護神經細胞。
2. **維生素B群**：可維持細胞正常代謝，尤其是維生素B_6、B_{12}和葉酸，可避免高同半胱胺酸血症，降低心血管性疾病等慢性疾病的罹患率。
3. **綜合抗氧化劑**：主要成分為維生素C、維生素E、β-胡蘿蔔素、蝦紅素、茄紅素等，能增加身體抵禦自由基的能力，防止粒線體DNA產生變異。
4. **鈣、鎂及維生素D**：為預防骨質流失及正常心臟功能所必需。
5. **輔酶Q_{10}**：有助於血液循環，改善細胞的氧化代謝作用。

需求問題19

手術後復原

(Surgery Recovery)

症狀 疼痛、虛弱、無力、食慾差，都是手術後常見的現象。

形成原因

- 需要抵抗力來對抗傷口感染。
- 需要足夠的營養加速體力復原。
- 需要良好的精神來回復日常活動。

手術之後，為了防止傷口感染及加速傷口癒合，需要足夠的熱量與蛋白質來修復身體組織和增加抗體，但是手術過後會讓人精神與食慾皆不佳，影響營養的攝取，減緩組織的復原速度。病人若有痛風、血中尿酸過高、高血鉀或高血壓的問題，更會影響復原速度，因此需要迅速補充營養品，恢復體力，避免體力更加虛弱。但補充前，必須先與營養師或醫師討論後再決定項目及數量。

對身體的影響

手術後的身體復原速度慢，疲勞感加重，體重會減輕，體力不如從前，也會影響對日常生活的適應力及人際關係。

營養博士建議的**保健食品及成分**

❶ **維生素B群**：手術過後會造成維生素B群的大量流失，需要每日補充，以增加細胞生命力與免疫力。

❷ **雞精**：傳統燉補雞湯過於油膩，不一定適合術後病人服用；提煉雞精因富含優質蛋白質與短胜肽，易於人體吸收，可補充體力。

❸ **蛋白質**：術後病人需要比平常更多的蛋白質幫助傷口癒合及重建、修補受傷組織。若不清楚究竟該增加多少，可向營養師詢問。

❹ **維生素C**：幫助身體合成膠原蛋白，有助手術傷口的癒合，並可提升抗體合成，增加抵抗力。

不適症狀1

失眠
(Insomnia)

症狀 上床後很難入眠、或是時睡時醒無法沉睡；另外也有早醒型，也就是容易驚醒，或是醒後通常無法再入睡。

形成原因

- 體質或自律神經失調引起的原發性失眠。
- 憂慮、焦慮情緒影響睡眠。
- 環境改變干擾睡覺品質。

在台灣，約有25%的人失眠屬於原發性失眠，即使沒有特別原因也會睡不著，可能與體質、自律神經失調有關。人體在活動時，主要是交感神經在運作，進入睡眠狀態後，就由副交感神經運作，一旦兩個神經系統無法正常交替，就無法安穩睡覺。

對身體的影響

失眠最常見於壓力一族，來自工作、人際關係、婚姻、經濟方面的焦慮，導致情緒亢進身心無法放鬆，以致失眠。有些人則是因為環境因素造成的短暫失眠現象。

短期失眠易造成精神不集中、頭痛、頭暈現象。超過一個月以上的慢性失眠，身體與心理無法長期休息進行修復，會引起免疫力下降、暴躁、易怒等精神方面問題，影響正常工作與生活能力。

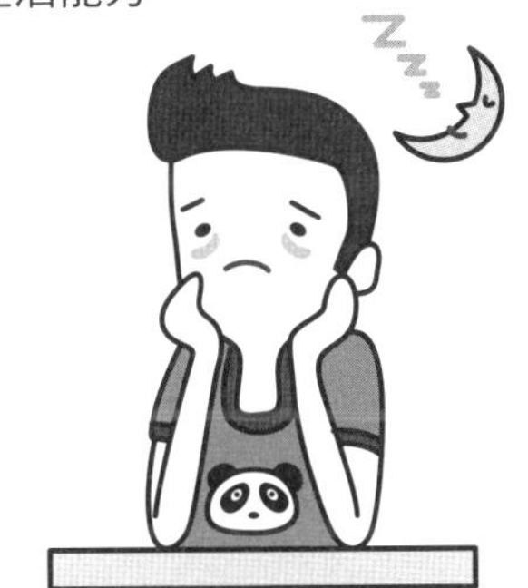

營養博士建議的**保健食品及成分**

1. **鈣**：強化神經傳導感應，穩定情緒、緩和緊張焦慮作用，改善失眠。
2. **鎂**：調節神經細胞與肌肉收縮功能，達到消除疲勞，鎮定精神作用。
3. **維生素B群**：維生素B_2、B_6、B_{12}、葉酸及菸鹼素都可幫助睡眠，尤其是維生素B_{12}，具有維持神經系統健康、消除煩躁不安功能。

不適症狀2

記憶力衰退

(Loss of Memory)

症狀 記性不佳，早期的事情記得很清楚，經常重複問相同的問題。

形成原因

- 因老化造成的腦神經萎縮及腦神經傳導物質減少。
- 壓力荷爾蒙分泌過多時會導致腦細胞產生疲勞。
- 腦細胞缺乏足夠的營養。

人類的腦細胞活性在二十歲左右是顛峰，之後大腦內部的神經傳導物質「乙醯膽鹼」及促進腦細胞活化的物質合成，會隨著年齡增長逐漸減少。

另外當人體遭受壓力時，會導致皮質醇、升糖素、腎上腺髓素、正腎上腺髓素等升高，也就是「壓力荷爾蒙」，這些壓力荷爾蒙會將人體能量集中在肌肉與心肺以強化身體對抗壓力的效能，減少腦細胞的運轉，長久下來導致腦部海馬區萎縮，使精神難以集中。而腦部細胞一旦無法獲取所需營養，也容易導致大腦機能退化。

對身體的影響

不僅會造成人際互動上的障礙，影響記憶力，時間若久，還有可能會形成精神上的障礙。

營養博士建議的**保健食品及成分**

❶ **卵磷脂**：卵磷脂是合成乙醯膽鹼的重要成分，能有效維持腦細胞營養素。

❷ **魚油**：富含ω-3不飽和脂肪酸DHA，是大腦皮質組織重要的成分，具促進、協調神經迴路傳導作用，可活化腦細胞，提高記憶力。

❸ **銀杏葉萃取物**：能提高微細血管的通透性及含氧量，修補神經纖維、維持大腦的正常運作，有助於減緩記憶力衰退。

❹ **天麻**：所含的天麻素及天麻甙元成分可減緩神經退化，目前有中國大陸及台灣研究單位已證實對於神經衰弱引起的頭痛有幫助，可延緩記憶力減退。

專注力變差

症狀 容易分心，靜不下來，躁動不安、脾氣不好，沒有耐性。

(Loss of Attention)

形成原因

- 睡眠不足造成大腦疲倦。
- 壓力造成注意力渙散。
- 不良的工作與生活模式。

睡眠不足已被醫界證實為專注力變差的最主要原因，由於休息時間不夠，大腦呈現腦力疲倦的狀態，腦細胞無法得到休息與營養補充，容易影響到工作或讀書的專注力與記憶力。適當的壓力可以提升專注力，但過多的壓力反而讓人因潛意識想逃避而造成注意力渙散。

另外在壓力下，現代人常常一心多用，又不重視營養、三餐不正常、缺乏運動等等，不正常的工作與生活模式，造成營養失衡、腦力流失，影響專注力。

對身體的影響

因為記性、耐性及組織能力都變差，嚴重時會影響工作與社交能力，甚至被解讀為不夠努力、懶惰，又因常有強烈挫折感，影響情緒，容易產生頭痛、胃痛、心悸等自律神經失調症狀。

營養博士建議的**保健食品及成分**

❶ **維生素B群**：為正常腦部功能和生理生化代謝所必需，能夠調整神經傳導物質；尤其是維生素B_6，對於維持腦部正常功能很重要。

❷ **卵磷脂**：有助於合成存在於中樞神經以及周邊神經系統的神經傳導物質「乙醯膽鹼」，對人類專注力有很大的功效。

❸ **鋅、鐵**：是學習記憶、中樞神經系統的興奮劑。一旦缺乏，容易造成注意力不足甚至過動現象。

頭重或頭痛
（Headache）

症狀 頭重、頭脹的不舒服感，無法集中注意力，還會出現視力模糊不清、耳朵嗡嗡作響，甚至無法進行日常活動。

形成原因

- 肌肉收縮所形成。
- 頭部血管的收縮。
- 受到疾病的影響。

肌肉收縮造成的頭痛，醫學名稱為張力型頭痛，90%的頭痛均屬此類型。每一次頭痛、頭重的部位不同，但原因相同，只因頭頸部不同部位肌肉收縮，而感覺痛的地方不一樣。壓力造成肌肉緊繃，進而引起的頭痛也屬此類。

頭部血管收縮的頭痛屬於偏頭痛，通常不會持續很久，但一側比較厲害，常伴有噁心、嘔吐等症狀。高血壓、腦瘤等疾病也會引起頭痛，往往持續數週甚至數月，而且一次比一次厲害。腦部腫瘤引起的頭痛會隨著時間而迅速的惡化。

對身體的影響

頭痛嚴重時，會合併其他的症狀，如失眠、注意力不集中、協調性運動功能差、耳鳴、心悸、視力模糊等。輕微頭痛，可適當休息，若有嚴重症狀影響生活作息及工作者，應考慮使用藥物或就醫治療。

營養博士建議的**保健食品及成分**

1. **維生素B群：**B群可以活化神經原，而腦部是最大神經叢，經過營養補給就容易改善頭痛症狀。
2. **洋甘菊：**富含鈣、鎂、鐵等多種礦物質和某些植化素，可放鬆肌肉，消除因肌肉緊張引起的頭痛與眼睛疲勞等不適感。

頭暈
(Dizziness)

症狀 覺得自己快要昏倒，天旋地轉的感覺，或是頭重腳輕站不穩，頭腦昏沉不清楚，注意力無法集中。

形成原因

- 內耳的平衡系統無法適應外界的變化。
- 缺鐵性貧血引起。
- 疲勞或睡眠不足。
- 身體疾病關係。

最常見的頭暈是暈車或暈船，因為內耳平衡系統無法適應外界快速的變化引起，輕重程度因個人的體質而異，在數分鐘到數小時內會自己改善。女性常發生的頭暈現象，絕大部分屬於缺鐵性貧血，因為體內缺乏製造紅血球中血紅素的鐵質和蛋白質，或生理期間大量失血而流失過多的鐵質所造成。

生活型態方面的飲酒過量、長期疲倦、壓力過大、睡眠不足、營養不良也會引起頭暈。另外身體疾病，像耳鼻喉症狀、視力障礙、神經系統異常或血壓問題，都有可能引起頭暈。

對身體的影響

頭暈常會伴隨頭痛、疲倦、噁心、耳鳴、視力不清、四肢無力的狀況，嚴重時連穿衣、吃飯都有困難。

營養博士建議的**保健食品及成分**

❶ **鐵**：治療缺鐵性貧血光靠飲食是不夠的，對於嚴重貧血的病人，應補充鐵劑方為理想。

❷ **維生素B群**：為製造血紅素所必需，是協助熱量和蛋白質順利新陳代謝的重要因子，若攝取不足，體內的能量系統將無法供應足夠的能源，大腦也會受到影響。

❸ **優質蛋白質**：所含的必需胺基酸為血紅素合成所必需，可增加豆魚蛋肉及奶類等食物得到足夠的優質蛋白質，或補充優質蛋白質的保健食品。

臉色蒼白

(Pale)

症狀 易引起身體產生相對缺氧症狀，例如倦怠、體力不支、昏倒的情形。

形成原因

?

- 貧血或慢性長期失血。
- 循環不良造成。
- 長期營養不良。

女性容易患缺鐵性貧血，主要是體內貯存的鐵質，會因為每月一次的生理期耗損，尤其是有子宮內膜異位或肌瘤問題的女性，月經出血量常比其他女性多，容易貧血而有臉色蒼白的情形。有些人長期內部出血如胃出血、痔瘡出血、腸胃道腫瘤等，也會有臉色蒼白發生。

身體循環系統較差，新陳代謝功能較慢的人，不但會臉色蒼白，連手腳都會跟著冰冷。而常以斷食、節食控制體重的人，會出現多種營養不良的症狀，臉色蒼白是其一。

對身體的影響

臉色蒼白常是循環系統不良造成，代表血液循環很差，會影響其他器官功能的運作，也有可能是疾病的前期病徵，如惡性貧血、惡性腫瘤、消化道出血、尿毒症等，可針對養血及強化循環系統著手改善。

營養博士建議的**保健食品及成分**

❶ **維生素B群**：B群能維護神經系統穩定，增加能量代謝，提供細胞能量，是穩定且全面性的營養補充品。

❷ **輔酶Q_{10}**：能夠改善組織的氧和作用，並有助能量的釋出。

❸ **L.肉鹼**：對強化心肌有幫助，並可藉由輸送長鏈脂肪酸進行氧化代謝及促進血液循環。

眼睛疲勞乾澀

(Eye Strain)

症狀 眼睛有乾燥、發癢、刺痛等感覺。

形成原因

- 長時間大量用眼。
- 長時間配戴隱形眼鏡。
- 有乾眼症、老花眼或其他眼科疾病引起。

正常眨眼次數每分鐘約15～20次，眨眼次數過少容易造成淚液分泌不足，眼睛就會乾燥疲勞。長時間從事電腦工作或看電視時，常會減少眨眼次數。

隱形眼鏡的鏡片是以吸水材質製成，因此淚液容易被鏡片吸收，而鏡片又不斷將水分蒸發出去，故長時間配戴會感覺眼睛乾燥不適。

乾眼症患者，由於淚水的分泌減少或淚腺功能下降，導致眼睛表面出現微小傷痕，令患者產生乾燥、灼痛等不適狀況發生。

對身體的影響

淚水分泌過少，無法適時清除眼表面的髒污，恐會有角膜感染之虞，若未加改善，容易引發腦部神經的疲勞，出現頭痛、肩膀痠痛等現象。

營養博士建議的保健食品及成分

❶ **維生素A**：除了保護眼睛表面黏膜層正常運作外，還有維護角膜、視網膜健康之功效。

❷ **類胡蘿蔔素**：可在體內轉換為維生素A，其中的葉黃素是視網膜黃斑的重要成分，可以吸收活性氧自由基，避免受到自由基的攻擊。

❸ **山桑果**：富含抗氧化物質花青素，能夠中和自由基及促進眼部血液循環，增加眼部細胞供氧量，維護視力健康。

眼睛畏光
(Photophobia)

症狀 遇到強光，眼睛便很難張開，並伴隨溢淚、酸澀、乾癢刺痛，偶爾有視力模糊情形。

形成原因

- 不當用眼。
- 眼睛出現炎症的反應。
- 其他疾病引起。

長時間使用眼睛，或在光線不足的環境中用眼，或眨眼次數減少時，都會造成淚液分泌不足，容易形成眼睛畏光。眼睛若出現結膜炎、角膜炎、角膜破皮、角膜潰瘍等炎症，因為處於發炎狀態，也會讓眼睛變得畏光。

另外有些疾病如白內障、偏頭痛、三叉神經痛、腦膜炎、甲狀腺機能亢進及頭部外傷者，也會出現畏光。

對身體的影響

不管是白天、黑夜，只要光線一強，就會覺得刺眼，遑論看東西、看書報、打電腦等日常生活，嚴重時還會影響戶外或社交活動，老人家還會因畏光影響而有跌倒問題。

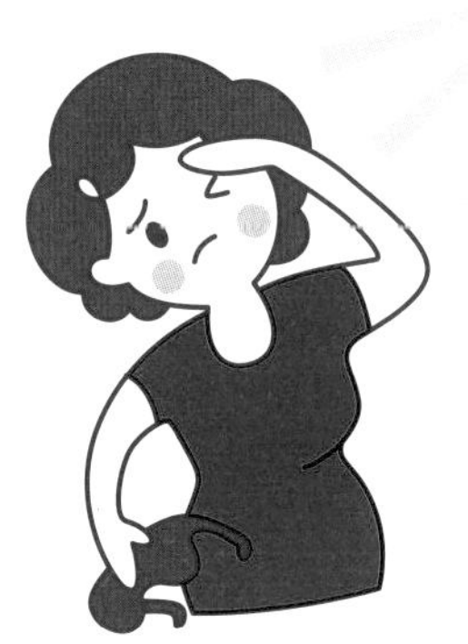

營養博士建議的**保健食品及成分**

❶ **金盞花**：含有大量葉黃素及玉米黃質，是視網膜黃斑部抗紫外線的營養物質，能夠降低自由基氧化傷害及維護視力保健。

❷ **綜合抗氧化劑**：具有抗氧化作用，可以保護眼睛，避免受到強烈太陽光、紫外線、電視及電腦輻射線的氧化傷害。

❸ **維生素A**：可維護視神經、角膜的健康，預防視神經的傷害。

過敏性鼻炎

（Allergic Rhinitis）

症狀 不斷打噴嚏，同時伴隨鼻塞、流鼻水的現象。

形成原因

?

- 對過敏原的過度反應。
- 自律神經失調所形成。

過敏性鼻炎最主要的原因是對過敏原過度反應的結果，這類過敏原有可能是植物的花粉、存在空氣中的塵埃或動物皮屑，最常見的過敏原是塵蟎及污濁的空氣。

有些人則會因為自律神經及內分泌失調、焦慮，引起類似過敏性鼻炎的症狀或加重其程度。

對身體的影響

若反覆發作，會造成鼻黏膜肥厚現象及長期鼻塞症狀，有時會引起眼睛、鼻竇腔的發炎，影響睡眠品質。

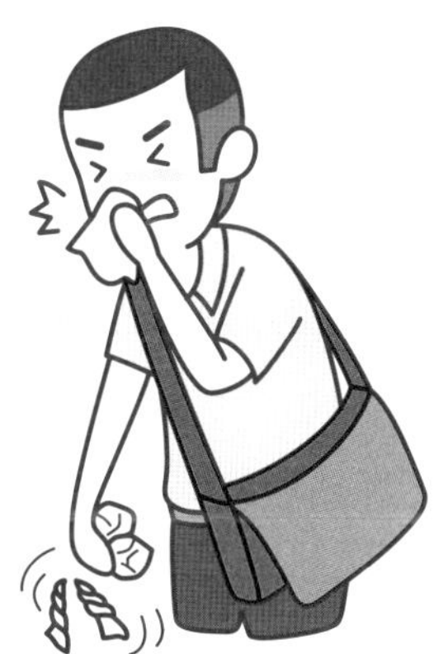

營養博士建議的**保健食品及成分**

❶ **大蒜萃取物**：含有豐富蒜素，具有抑菌、抗發炎及提高免疫力作用，平日可定時服用大蒜保健食品，有助過敏症狀的舒緩，還有預防感冒。

❷ **輔酶Q_{10}**：具有抗氧化作用，保護細胞不受自由基攻擊，能夠增加細胞攜氧量，迅速改善氣管組織對過敏原的過度反應。

流鼻血

(Nosebleeds)

症狀 流血量可多可少，少到可能是鼻涕只夾雜一點血絲，多的話可能會血流如注，不可忽視其嚴重性。

形成原因

- 外力造成的微血管破裂。
- 高血壓或服用抗凝血藥物所形成。
- 火氣大造成。

鼻腔黏膜有非常多的微血管叢，當挖鼻孔、用力打噴嚏、被硬物打到或撞傷時，鼻黏膜可能受損，導致血管破裂，引起流鼻血。有些血小板過低或使用抗凝血劑的患者，由於體內凝血因子製造不足或血小板太少而有出血傾向，只要是輕微的鼻腔內摩擦，便可能引起嚴重的流鼻血。

長期血壓高的患者由於血管較為脆弱，在情緒激動或亢奮時，也會發生流鼻血的現象。中醫常說流鼻血是火氣大、體質燥熱引起，西醫解釋是因交感神經過度興奮，血壓上升、末端血管易擴張，所以容易流鼻血。

對身體的影響

流血過多時會引起休克，若經常反覆出血，則會造成貧血。流鼻血也是某些鼻病的前兆，若時常流鼻血，需提高警覺。

營養博士建議的**保健食品及成分**

❶ **維生素C**：缺乏時容易造成流鼻血或牙齦出血，適度補充即可改善。

❷ **生物類黃酮**：缺乏時會導致流鼻血、皮下出血及其他微血管出血症狀，也常造成皮膚瘀血。

❸ **維生素K**：維護血液功能正常的重要維生素，不但能促進血液正常凝固，減少女性生理期大量出血，還可以防止內出血、痔瘡或經常流鼻血的現象。

❹ **鐵**：服用鐵劑可改善長期流鼻血造成的貧血現象。

口臭

(Halitosis)

症狀 從口中發出難聞的氣味，對自已或他人都會造成困擾。

形成原因

- 口腔衛生習慣不良。
- 吸菸、酗酒。
- 疲勞、火氣大。

口腔衛生習慣不良及口腔疾病是口臭的主因，包括牙周病、牙齦炎、齲齒、舌苔增厚、唾液腺分泌不足等。如果是因口腔疾病導致的口臭，請先就醫治療。而長期吸菸、喝酒的人，一張口就會散發出菸酒的臭味。

此外，疲勞、壓力、火氣大，經常性的精神緊張及生活作息不正常，會讓副交感神經處於興奮狀態，導致唾液腺分泌減少、口乾，促使厭氧菌生長而產生口臭。

對身體的影響

短期口臭會引起他人的不悅，而長期口臭常是口腔細菌引起，會誘導自身免疫系統過度反應，在殺菌同時，會破壞牙肉及牙床骨頭，導致牙齒脫落。若細菌及抗菌物質不慎隨著血液擴散其他部位，有可能造成全身性病變，甚至危及生命。

營養博士建議的**保健食品及成分**

❶ **葉綠素**：含葉綠素的綠色飲料，如小麥草汁、大麥草汁或苜蓿汁可有效對抗口臭，維護肝臟健康，提升解毒功能。

❷ **維生素C**：可幫助口腔及牙齦恢復健康及防止牙齦流血，如同時補充維生素B群能緩和緊繃的神經，提振元氣。

❸ **鋅**：缺乏鋅容易口臭，適度補充微量元素鋅，可以改善口臭。

口角炎

（Angular Cheilitis）

症狀 嘴唇的一側或兩側，出現發紅、發癢，接著上皮會脫落，形成裂隙、潰爛或裂痕。

形成原因

- 飲食不均衡、營養不良造成。
- 口腔受到細菌感染。

飲食中一旦缺乏維生素B群、鐵、葉酸、鋅等營養素時，就容易引起口角炎。

另外，也有因為細菌、病毒、黴菌等病原體所引起的感染性口角炎，最常見的是受到白色念珠菌、金黃色葡萄球菌和鏈球菌的感染，又與牙齒脫落、假牙裝置不當有關，由於唾液易蓄積在口角皺褶處，促使病原菌生長。免疫能力低下的病人，像進行化療、服用免疫抑制劑的糖尿病患者常會發生口角炎。

對身體的影響

需要做張嘴的動作時，像吃飯、說話，都會造成口角拉裂、出血，嚴重者的嘴角裂隙會化膿、感染及疼痛，造成生活困擾。

營養博士建議的**保健食品及成分**

1. **維生素B群**：維生素B_2是能量新陳代謝的關鍵物質，更是維持黏膜與皮膚的健康所必需。
2. **蜂膠**：有良好的抗菌與抗潰瘍作用，主要是阻止白癬菌、葡萄球菌、大腸菌等菌種的孳生。
3. **小麥胚芽**：集合小麥的營養精華，富含維生素B群、維生素E、亞麻油酸、α-次亞麻油酸、二十八烷醇及多種生理活性組分，有促進新陳代謝和皮膚再生功效。

腹瀉
(Diarrhea)

症狀 輕微腹瀉時，除常跑廁所、解便較稀外，沒有其他不適症狀。但嚴重腹瀉會伴隨腹痛、甚至出現噴射狀水便，造成全身虛弱無力。

形成原因

- 細菌或病毒感染。
- 食物過敏。
- 壓力過大。
- 藥物影響。

食物若被微生物污染，食用後就會造成噁心、嘔吐、腹瀉等症狀，通常在吃進食物後很快就發生，輪狀病毒也是造成腹瀉的主因，且伴隨強烈的嘔吐及腹痛，引發嚴重的腸胃炎。另外因壓力帶來的心理不安或是恐懼緊張，都有可能讓自主神經失調，促使腸道蠕動亢進而腹瀉。副交感神經刺激劑或交感神經抑制劑的藥物會促使腸道亢奮，某些抗生素的副作用也會引起腹瀉。

此外對牛奶過敏，或有乳糖不耐症的人，體內都容易產生抗原，刺激副交感神經，進而讓腸道運動激烈造成腹瀉。

對身體的影響

短時間多次腹瀉不但會坐立難安，影響日常生活。生理上水便會刺激肛門周遭，加上多次擦拭，更容易造成肛門周遭皮膚發紅或破皮。

營養博士建議的**保健食品及成分**

❶ **益生菌**：能產生乳酸和醋酸，保持腸道微酸性，使害菌無法生存，並修護腸黏膜，縮短腹瀉的時間，建議服用至少1～2週。

❷ **洋車前子**：所含的纖維質是所有食物中來源較為豐富的，一般用於治療便祕，因其雙向調節作用，有助糞便成形，對腹瀉有改善作用。

❸ **兒茶素**：具有對抗流行性感冒病毒的活性，能抑制輪狀病毒、腸病毒或A型和B型流行性感冒病毒的感染，對於抵抗病毒性腹瀉有相當功效。

便祕
（Constipation）

症狀 排便次數太少，七天內排便次數少於2～3次。便量太少、太硬、排出困難，必須用力解便。排便時有痛感或有便血，便後仍有便意或腹脹、腹痛等。

形成原因

- 腸道本身疾病形成。
- 飲食與生活方式造成。
- 由藥物所引起。

腸道本身的疾病會導致便祕，醫學名稱是器質型便祕，約只占一成，常是大腸長腫瘤或老年人腸道功能減弱關係。

九成以上的便祕都起因於不良的飲食生活，常見的是飲食上攝取的纖維質和水分不足所引起，再加上缺乏運動或經常忽略便意，會使大腸功能下降導致便祕。

此外，藥物也會造成便祕，像止痛藥、抑鬱藥物、鎮靜劑、精神治療藥物、血壓藥、利尿劑、含鐵劑的補充物、含鋁的胃藥等都會引起或加重。

對身體的影響

除了腹部的不適感外，身體因為長時間堆積太多的糞便，而引起有害物質的再吸收，會出現口臭、青春痘等情形。

營養博士建議的**保健食品及成分**

❶ **膳食纖維**：在腸道中具有吸附水分、促進腸道蠕動、吸附致癌物質、改善腸內細菌叢的功能。

❷ **益生菌**：可以幫助分泌乳糖酶以消化、分解乳糖，同時產生大量乳酸，抑制腸道有害菌叢孳生繁殖，有助於保持腸道健康。

❸ **蜜棗**：含有豐富的果膠，有極佳的軟便效果。

❹ **蘆薈**：古今中外用來治療便祕的適當食材之一，常用於治療嚴重便祕。

陰道分泌物過多
（Heavy Vaginal Discharge）

症狀 細菌感染的分泌物是有臭味的灰白色；滴蟲感染則分泌物較濃、黃並且會搔癢、性交疼痛及小便疼痛。

形成原因

- 頻繁性交或常灌洗陰道造成。
- 褲子太緊形成的陰道溫暖引發感染。
- 男女性行為相互傳染。

有研究認為，頻繁的性交或是常灌洗陰道會造成細菌感染、改變陰道的酸鹼值，因而會有陰道分泌物過多的情形。另外衛生習慣不良或常穿太緊的褲子，都有可能改變陰部的溫度及濕度，提高黴菌繁殖機會，促使分泌物過量。

黴菌感染又常和滴蟲感染相關，滴蟲幾乎都是經由性行為傳染而來，研究顯示，如果男伴有感染，女生受感染的比例高達85%。

對身體的影響

頻繁遭到細菌或滴蟲感染，罹患骨盆腔炎的機會較高，若在懷孕中感染，羊水早期破裂的情形相對較高。黴菌感染雖無嚴重後遺症，但根治不易，再次感染機率高。

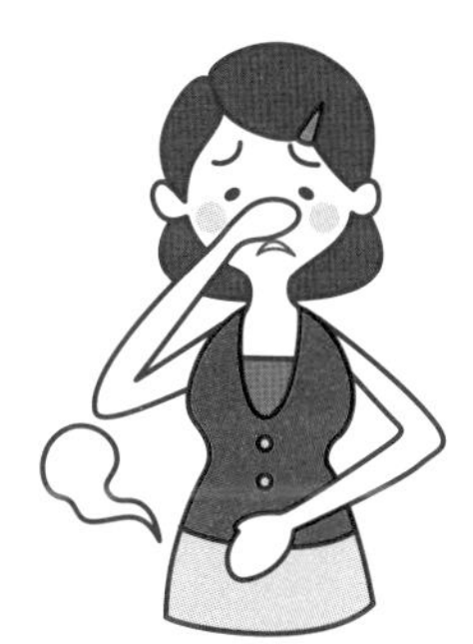

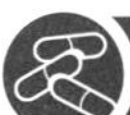

營養博士建議的保健食品及成分

1. **益生菌**：可以維持陰道弱酸性、抑制其他細菌、刺激陰道免疫系統。
2. **大蒜萃取物**：大蒜精含有殺菌與除黴效果，可以破壞適合黴菌生存的環境。
3. **維生素B群**：當人體缺乏維生素B群時，黴菌性陰道炎就容易趁虛而入。有研究發現，感染者常會缺乏維生素B群，因此適度補充，能為身體做好第一線的免疫工作。

不適症狀16

肌肉痠痛

（Muscle Aches）

症狀 肌肉僵硬及緊繃的感覺，甚至會出現麻痛、刺痛、燒灼感等神經壓迫感，形成局部活動的受限。

形成原因

- 運動過後的乳酸堆積。
- 疲勞或運動不足。
- 骨骼或肌肉損傷。

乳酸的產生，是人體的運動調節功能，同時是身體保護措施。在強度運動下，乳酸讓人感覺疲勞和痠痛，防止繼續劇烈運動傷害身體。久坐辦公室的上班族，肌肉痠痛的原因多與姿勢不良或局部肌肉過度使用有關，常見的肌筋膜疼痛症候群，就是肌肉持續收縮，局部血液循環不良，所需的氧氣又供應不足，代謝廢物無法透過血液循環排出體外，於是造成局部疼痛，肌肉繃緊形成痠痛。若是運動或行動時造成的肌肉拉傷或損傷，也會有肌肉痠痛，必須立即就醫。

對身體的影響

短暫的肌肉痠痛，會有活力下降及懶得動的不舒服感，長期的肌肉痠痛，常會讓人有避免使用患側的代償作法，則有因身體受力不均而造成全身性肌肉痠痛的疑慮。

營養博士建議的保健食品及成分

1. **鈣、鎂**：這兩種微量元素一起運作可以控制肌肉的活動。所以應一起服用，對於預防肌肉痠痛或是緩和不適感有幫助。
2. **維生素B群**：可以促進醣類的代謝，能迅速恢復體力、消除疲勞，還可以減少運動後肌肉中的乳酸堆積，避免肌肉痠痛。
3. **葡萄糖胺**：除了能有效改善退化性關節炎，也能強化骨頭及周遭筋脈，對於肌肉痠痛也有輔助治療效果。

肌肉抽筋
(Muscle Cramps)

症狀 除了肌肉劇烈收縮外，通常伴隨激烈的疼痛，甚至有局部發麻現象。

形成原因

- 體內電解質不平衡或缺乏。
- 肌肉肌腱受傷或運動過度。
- 環境溫度的影響。

平常飲食不正常或嘔吐、腹瀉時，會使體內鈉、鎂、鈣、鉀等礦物質流失，影響肌肉收縮的狀態，因而出現抽筋。因運動或天氣造成的流汗過多，也會引起體內缺水及電解質不平衡，進而發生肌肉的抽筋。

從事過分激烈的運動，或運動中用力過猛、被撞擊等外力傷害，均會造成肌肉肌腱內部的裂傷，引起肌肉痙攣性收縮。運動過度引發的乳酸堆積，也是肌肉抽筋的主因之一。

暴露於溫度太高或太低的環境，或是肌肉局部溫度變化太大，像游泳前沒有做好熱身，也會使肌纖維收縮引發抽筋。

對身體的影響

除了肌肉抽筋時會劇烈疼痛，抽筋結束後，周遭肌肉也會痠痛多日。夜晚的肌肉抽筋會影響睡眠品質，白天的抽筋更會影響日常活動。若置之不理，久了會造成局部肌肉萎縮現象。

營養博士建議的**保健食品及成分**

1. **鈣、鎂**：可穩定肌肉細胞膜，但光靠補鈣效果有限，鈣、鎂濃度不均衡時，也會讓腿部肌肉群抽筋，所以需要同時補充。
2. **維生素E**：缺乏時會導致肌肉抽筋，影響走路和站立，適當補充維生素E有助促進血液循環，而改善抽筋現象。

不適症狀18

嗜睡

(Drowsiness)

症狀 不論白天晚上，隨時都想睡，偶爾睡一下便醒來又忽然睡著。

形成原因

- 作息不規律、疲勞形成。
- 晚上失眠形成白天愛睡覺。
- 肥胖影響內分泌所造成。
- 身體疾病關係。

3

工作時間過長、作息不正常都是造成睡眠不足的可能原因，正因為晚上睡不好或失眠，白天自然會有嗜睡的情況。

對於肥胖的人而言，睡眠中分泌的肥胖激素，可調控身體內的脂肪分解及堆積，所以睡眠不正常的人通常比睡眠正常的人來得肥胖。

常見的糖尿病、急性腎衰竭、甲狀腺功能低下、肝功能異常等內科疾病，也會有睡不飽的問題，到了白天就拚命睡，不易叫醒。

對身體的影響

活力會降低，思維及說話速度會緩慢，記憶變差。若未改善，還會有焦慮、易怒的毛病。

營養博士建議的**保健食品及成分**

❶ **人蔘**：能夠幫助身體承受外在壓力，抑制神經過度興奮，又能調節神經過度的抑制作用，有平衡精神之效。

❷ **刺五加**：刺五加含有配醣體，可提高人體攝氧量，同時可以延緩老化、提升心肌細胞代謝。

❸ **冬蟲夏草**：含有多種胺基酸及多種礦物質，有促進細胞新陳代謝，維持身體健康，迅速補充體力，並含有蟲草酸、蟲草素及蟲草多醣三種特殊成分，有增加抵抗力作用。

慢性疲勞

(Chronic Fatigue Syndrome)

症狀 睡不飽、睡不好，時常頭痛頭暈，心悸胸悶，健忘又心煩易怒，總是感覺疲倦無力或是腰痠腿軟。

形成原因

- 長期精神壓力所致。
- 身體過度勞累及不良生活習慣引起。
- 黴菌感染。

積累的職場壓力，擔憂工作與經濟問題，以及工時太長、長期疲累的過勞現象，身體無法得到足夠的復原與休息，都是造成慢性疲勞的原因。

營養不均衡、暴飲暴食，休息或睡眠不足、長期缺乏足夠的運動，會導致體內疲勞蓄積影響身體正常運作，也會形成慢性疲勞。

另有研究顯示，慢性疲勞還常與白色念珠菌感染有關，這類黴菌會深入黏膜下的深層組織，如生殖器官、口腔，因而引起長期疲勞。

對身體的影響

長期下來會造成免疫力下降，不是感冒、喉嚨痛、感冒很難痊癒，就是時常出現過敏或蕁麻疹，莫名的全身痠痛、經常拉肚子或便祕交替出現，再不然就是火氣大、口臭連連。

營養博士建議的**保健食品及成分**

1. **益生菌**：白色念珠菌最常孳生在女性的陰道內，引起陰道炎，並成為慢性疲勞的幫凶。益生菌有助陰道黏膜的酸鹼平衡，維持弱酸性，避免增加感染及復發機會，降低有害菌引起的慢性疲勞。
2. **維生素B群**：參與體內能量代謝、消除疲勞。維生素B_6可以緩和情緒不安及暴躁脾氣。B_{12}製造血紅素及核酸，避免身體因含氧量不足而疲勞。
3. **維生素C**：具有抗氧化的功能，能清除體內自由基，亦有提高免疫力，及加速恢復體力的功能。

壓力症候群
（Stress Disorder）

症狀 常為焦慮及伴隨而來的自律神經失調症狀，像煩躁、易怒、注意力不集中、記憶力下降、頭痛、頭暈、身體不適、失眠等。

形成原因

- 長期慢性疲勞形成。
- 面對重大創傷時。
- 環境壓力與人格特質造成。

慢性疲勞是壓力症候群的主因，連續或間歇性的疲勞感達六個月以上，又無法臥床休息得到緩解，或日常活動力降低到正常狀態一半以上都算是壓力症候群。

面對戰爭、天災、死亡等重大創傷所遇到的壓力症候群，會持續出現害怕、無助感或恐怖感的反應，還有伴隨著睡眠障礙、心身症及適應障礙等疾病。

一般人遇到生活中的壓力事件，如親友過世、離婚、失業、退休等都容易導致壓力症候群。人格和完美主義者的A型人格特性，更容易出現這方面的困擾。

對身體的影響

身體會有緊張、食慾改變、性慾改變的問題，還會形成人際關係的障礙，無法信任他人，會覺得被拒絕、被放棄。嚴重者還有可能誘發心身症、恐慌症。

營養博士建議的**保健食品及成分**

❶ **維生素B群**：當遇到壓力時，身體會提高代謝率及增加能量消耗量，B群可促進葡萄糖的代謝作用，以及適時補充細胞能量及穩定神經作用。

❷ **鈣**：人體在壓力大時，容易減少鈣質吸收，增加骨鈣解離，因此要比平時更加補充鈣質。

❸ **γ-胺基丁酸**：是抑制中樞神經系統的傳遞物質，能夠降低神經的興奮度，阻止與焦慮相關的資訊抵達腦中樞，有鎮靜神經、抗焦慮作用。

經常性感冒

(Cold)

症狀 反覆發燒，以及產生咳嗽、流鼻水等上呼吸道症狀。

形成原因

?

- 病原體（病毒、細菌）感染。
- 免疫力下降。

頻繁感冒是身體免疫力低下的警訊，經常感冒的原因主要為病原體入侵和自身免疫力下降。

病原體感冒分為細菌性感冒和病毒感冒，引起上呼吸道感染的病原體包括多種細菌和病毒，以病毒為多見，約占原發性感染的90%以上，經病毒感染後，上呼吸道黏膜失去抵抗力，細菌可趁機而入，導致較嚴重的細菌感染。而免疫力低下者，很容易成為病原體侵犯的對象。

對身體的影響

大部分的感冒會造成症狀上的不適，如鼻塞、咳嗽等，一般會自然痊癒。但對於有慢性疾病或老年人而言，一旦罹患感冒，容易加重原有的慢性病病情，或形成嚴重的呼吸道症狀，甚至造成心肌炎，因此需要留意併發症的嚴重性。

營養博士建議的**保健食品及成分**

❶ **生物類黃酮**：可強化細胞膜，避免被病毒侵入，生物類黃酮已被證實能抵抗多種感冒病毒。

❷ **維生素B群、C**：維生素C有預防感冒的作用，維生素B群也能增強免疫力。但若已經感冒了，維生素B群則能有效補充細胞能量，維持體力。

❸ **紫錐花萃取物**：是目前所發現的天然草藥中，最有效的免疫提升劑。研究顯示，紫錐花可在短時間內大幅提升體內免疫系統的防禦能力。在歐美地區，很多感冒藥都會加入紫錐花萃取物，以加速痊癒的速度。

偏頭痛

（Hemicrania）

症狀 主要是陣發性的搏動性頭痛，同時伴有噁心、嘔吐及畏光等症狀。

形成原因

- 頭部血管收縮。
- 壓力引起。
- 環境改變。
- 體內荷爾蒙變化。

偏頭痛主要因頭部軟組織血管的收縮、舒張等引起的血管性頭痛。是一種有家族性發病傾向的周期性發作疾病。在神經緊張、過度勞累、氣候驟變、姿勢突然劇烈改變、強光刺激、烈日照射、低血糖、飲酒或生理期前，常會引致偏頭痛發作。

對身體的影響

頭痛對身體的影響不一，大部分會干擾日常生活行為。但若是發現頭痛逐漸加劇且同時伴有嘔吐、複視、視力減退、大小便失禁、步態不穩、肢體抽搐或癱瘓、意識不清等症狀時，表示病情相當嚴重，應立即就醫。

營養博士建議的保健食品及成分

❶ **輔酶Q_{10}**：是身體粒線體糖解產生能量過程中的重要必須元素。在某些病患身上，偏頭痛可能與粒線體功能異常有關。適度補充輔酶Q_{10}，可以促進粒線體的功能，使細胞產生更多能量，改善偏頭痛。

❷ **維生素B群**：可改善腦部血液循環，減少偏頭痛發作的頻率和持續的時間，並有助於情緒控制，尤其是維生素B_2與維生素B_6，能維持神經系統的穩定。

❸ **鈣、鎂**：可調節肌肉收縮及傳導神經衝動至全身及腦部；鈣質不足會引起血管痙攣，引發偏頭痛。而鎂對預防婦女經期前的偏頭痛有效。

❹ **月見草油**：富含ω-6脂肪酸的γ-次亞麻油酸，對於經前症候群引起的偏頭痛有緩解之效。

心臟病
(Heart Dieases)

症狀 初期不會有明顯症狀，偶爾會出現心悸、胸痛、心絞痛、下肢水腫等現象。

形成原因

?

- 生活作息不正常。
- 攝食過多的油脂類食物。
- 肥胖。
- 疾病引起。

生活緊張、過度操勞、缺乏休息與睡眠、運動量不足、吸菸飲酒過量及熬夜等等，都是容易引起心臟病的重要因素，肥胖更是此一病症的高危險群，由於血液輸送量較一般人高，會加重心臟負荷。而攝食過多的油脂類食物，易使血管狹窄、失去彈性，導致心臟功能變差。

另外，高血壓、糖尿病、慢性呼吸系統的疾病，也經常會造成心臟功能的衰退。

對身體的影響

心臟病患者因會降低血流量，而誘發中風或心肌梗塞，一旦發作，後果往往很嚴重。

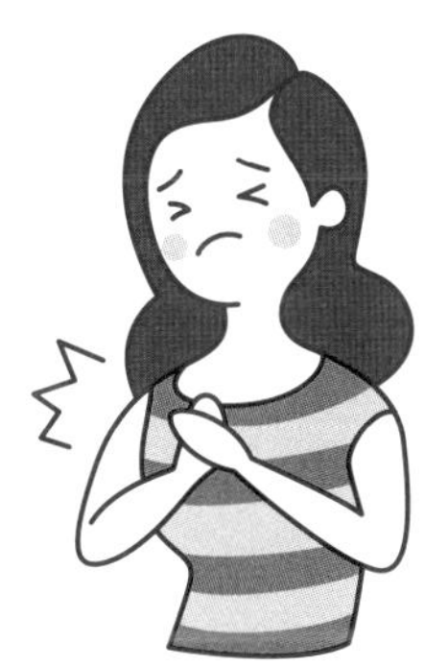

營養博士建議的**保健食品及成分**

1. **輔酶Q10**：有效促進血液循環，增進心臟功能，預防心肌發炎。
2. **精胺酸**：有助於降低血壓，維持血管壁彈性，以及抑制血小板凝集，改善血液循環。
3. **魚油**：富含ω-3不飽和脂肪酸，具有降血脂作用，預防心臟病發作。
4. **多酚抗氧化劑**：有預防心血管栓塞的作用。有研究指出，常攝取多酚抗氧化劑者，心臟病發作以後的改善情況較好，存活率也較高。

消化不良
(Indigestion or Dyspepsia)

症狀 通常會有腹部的灼熱和不適感，或是短暫的腹脹、打嗝、脹氣等，有時可以食物或制酸劑來緩解。

形成原因

- 飲食習慣不良。
- 抽菸或飲用過多的咖啡或酒精。
- 壓力大影響消化功能。

消化不良的發生，並沒有明顯的原因，也不一定是其他疾病引起的併發症。原因可能是胃、小腸或大腸發生毛病的一個症狀，亦可能是某些短暫且不良的飲食方式所造成，如吃太快、吃太多。

如果是酗酒、吸菸以及服用非類固醇抗發炎藥、阿斯匹靈和抗生素等，容易造成腸胃不適及消化不良。另外，壓力大也是引發長期消化不良的原因。

對身體的影響

長期消化不良的消化道症狀，包括有上腹痛、上腹灼熱、餐後腹脹、嗝氣、容易有飽足感或無法吃完正常份量的一餐等，需就醫檢查是否有潰瘍、胃食道逆流、胃炎等疾病。

營養博士建議的**保健食品及成分**

❶ **蛋白質分解酵素或胰臟酵素**：這兩種酵素可幫助蛋白質的消化分解，亦有助改善排氣及脹氣。

❷ **益生菌**：補充益生菌可以改善便祕、腹瀉、消化不良，若能同時添加益生質，就如同讓益生菌有了食物，有助益生菌在腸道中生長，同時抑制壞菌。

❸ **優酪乳**：有助降低對胃黏膜極具傷害力的胃幽門桿菌數量，提供胃部適當的防護力。

❹ **蘆薈汁**：所含多種蒽醌類保健成分有助於改善胃灼熱及其他消化道疾病。

胃潰瘍

(Gastric Ulcer)

症狀 上腹部有飽脹感，潰瘍嚴重時則有疼痛、出血、穿孔等症狀發生。

形成原因

- 暴飲暴食、偏食、不規律的飲食習慣。
- 菸、酒、刺激性飲料的傷害。
- 壓力造成胃酸分泌過多。
- 幽門螺旋桿菌引起。
- 藥物引起。

壓力往往會造成胃酸分泌過多，尤其是胃部有輕微損傷或胃壁組織有缺陷時，而過多的胃酸則會加深胃潰瘍的程度。

過於油膩或難以消化的食物，會加重胃部負擔，得分泌更多的胃酸來消化。菸酒、刺激性飲料，更是直接加重胃部潰瘍的元兇。某些服用阿斯匹靈或NSAIDs藥物會增加罹患胃潰瘍的可能性。但主要發生胃潰瘍的原因，是幽門螺旋桿菌的感染。

對身體的影響

胃潰瘍易形成惡性胃癌，因此，胃潰瘍患者需定期做追蹤診斷，並積極治療。胃潰瘍治療是長期抗戰，患者應有持續維持良好生活習慣的決心。

營養博士建議的**保健食品及成分**

1. **果膠**：在胃中形成膠質性黏液，對受傷的胃黏膜細胞產生保護作用，並刺激胃腸黏膜上皮細胞分泌黏液，有利胃部受損細胞的自身修復。
2. **薑黃素**：一種幽門螺旋桿菌天然抑制劑，可抑制癌細胞生長，避免擴散成為癌腫瘤，有效保護腸胃黏膜，減緩慢性胃潰瘍相關症狀。
3. **麩醯胺**：是腸胃內細胞新陳代謝最主要的燃料，可強化胃部機能，維持黏膜結構健全，有助胃壁恢復健康。
4. **益生菌**：能抑制幽門螺旋桿菌活性，對幽門桿菌所引起的胃潰瘍幫助頗大。
5. **蘆薈汁**：有助於胃黏膜的增生，亦具止痛作用。

胃食道逆流
（Gastroesophageal Reflux Disease；GERD）

症狀 典型症狀為胃酸逆流、胸口灼熱；非典型症狀則包括食道、喉嚨有異物感等。

形成原因

- 胃食道生理構造問題。
- 藥物引起食道括約肌鬆弛。
- 食物引起。
- 壓力引起。

食道括約肌在沒有進食時，應呈現關閉狀態，吞嚥、食道蠕動時才會打開，將食物送進胃裡。但是胃食道逆流症患者因食道括約肌關不緊，讓胃部裡的食物、胃酸逆流至食道。而造成食道括約肌張力遲緩的原因，至今醫界仍不完全清楚，但可大致歸納原因有二：一是老化、肥胖、食道疝氣等造成的胃食道生理構造異常；二是藥物引起，例如某些治療高血壓的藥物，有可能造成食道括約肌鬆弛。

另外像是巧克力、甜食、菸酒等食物以及壓力等，也會造成胃酸逆流、心窩灼熱的現象。

對身體的影響

一吃就吐、無法平躺等等，胃食道逆流會影響患者的生活品質，嚴重時更會影響食道與肺部功能，甚至造成慢性咽喉炎或長期性呼吸道症狀。由於無法有效攝取足夠的營養，也會引發營養不良的相關症狀，不容忽視。

營養博士建議的**保健食品及成分**

1. **維生素B群**：消化道受自律神經及荷爾蒙調整的控制，可多攝取維生素B群幫助情緒平穩，維持神經與細胞的穩定，減少因壓力引起的胃食道逆流現象。
2. **綠藻**：含豐富的葉綠素、維生素A、綠藻生長因子及其他綜合營養素，其鹼性作用能幫助胃功能恢復。
3. **果膠**：對於胃酸逆流所造成的食道灼傷，果膠所產生的黏液具有保護作用，並促進受損細胞的自身修復。

肝硬化

(Liver Cirrhosis)

症狀 沉默的肝往往不會出聲抗議，只要還能維持正常生理機能，很少出現臨床症狀。

形成原因

?

- 肝炎的演變發展。
- 不當用藥引起。
- 脂肪肝變化。
- 長時間酗酒。

肝硬化是一種退化性及發炎性疾病，發生原因很多。大多數的肝硬化是由三類肝炎（病毒性、酒精性、藥物性）演變發展的結果，長期的慢性肝炎，易引發肝臟纖維化、進一步形成肝硬化。不當用藥、長時間酗酒，都會引起肝細胞大量壞死，也是肝硬化的主要推手。

對身體的影響

早期特徵是便祕或下痢、發燒、胃痛等，末期會有體重減輕、黃疸、腹脹等，甚至演變為肝癌。

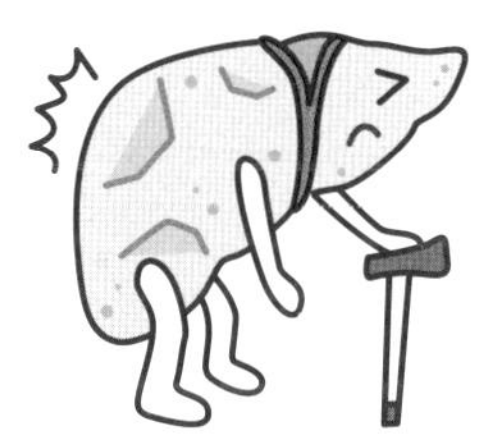

營養博士建議的**保健食品及成分**

1. **左旋精胺酸**：有助於排除肝功能失常時所蓄積的過量氨。
2. **多酚抗氧化劑**：由於肝功能下降，肝中自由基大幅增加，破壞DNA甚至肝細胞壞死或增生變成肝硬化及腫瘤。多酚抗氧化劑能有效協助肝臟代謝自由基。
3. **維生素C、B**：增加體內維生素C濃度，可以保護肝細胞抵抗力及促進肝細胞再生。對於酒精引起的肝硬化，因骨髓之造血功能容易被破壞，故應多補充維生素B群，有助於維護肝臟正常的代謝功能。
4. **卵磷脂**：不但可預防脂肪肝，還能促進肝細胞的活化再生；亦能降低血清膽固醇濃度，可防止肝硬化並有助於肝功能的恢復。

糖尿病
(Diabetes)

症狀 三多一少：喝多、尿多、吃多，以及就算增加食量，體重仍然持續減輕，即糖尿病的四種典型症狀。

形成原因

- 遺傳體質。
- 肥胖引起的代謝問題。
- 其他疾病。

糖尿病不是單純的疾病，是多種因素造成的症候群。當胰島素分泌不足或胰島素抗性，體內糖分不能被充分利用，形成血糖過高、尿中有糖，並導致蛋白質、脂質代謝呈現紊亂的現象。糖尿病本身並不會遺傳，但是這樣的基因會遺傳給下一代，使下一代罹患糖尿病的機率增加。另外研究指出肥胖與糖尿病成高度正相關性，肥胖的時間愈長及腹胖型的人較容易得第2型糖尿病。甲狀腺機能亢進造成的胰島素分泌不足，也會造成糖尿病的現象。

對身體的影響

糖分影響著細胞與血液的滲透壓，對身體的傷害性很大。高血糖會影響身體許多組織，包括皮膚、心臟、腎臟、神經系統、足部、牙齦以及眼睛，導致嚴重的併發症。

營養博士建議的**保健食品及成分**

❶ **鉻**：可藉由活化胰島素受體激酶的作用，使胰島素受體磷酸化，而提升胰島素作用的敏感性。

❷ **膳食纖維**：可將食物形成凝膠狀，延緩胃排空的時間，減少醣類消化吸收率，降低餐後血糖值。

❸ **硫辛酸**：能明顯提高糖尿病患細胞對胰島素的敏感度，增加細胞能量循環中ATP的生合成，對於改善糖尿病併發的心肌病變具有正面意義，此外對於糖尿病及酒精或化學毒性物質所造成的神經病變，也具有療養效果。

高血壓
(Hypertension)

症狀 初期症狀不明顯，逐漸會出現頭頸部疼痛、頭重感、眩暈、耳鳴、肩膀痠痛、手腳發麻等現象。

形成原因

?

- 與遺傳或家族病史有關。
- 高油高鹽飲食引起。
- 不良的生活習慣造成。
- 肥胖及疾病關係。

體重過重、鈉鹽及油脂攝取過多、酗酒、吸菸、缺乏運動、心理壓力等，都會出現血管持續收縮或變狹窄現象，形成高血壓。其中又以工作、經濟、感情等壓力的影響最大，若常藉喝酒、吸菸、暴食方式來澆愁，不但無法消除壓力，日積月累下反而會造成高血壓。

有些疾病如睡眠呼吸中止症、腎臟疾病、內分泌失調，也都是引起高血壓的隱形殺手。

對身體的影響

高血壓並不像其他惡性疾病，在短時間即能致命，初期甚至沒有明顯症狀，極易被忽略，但若沒有適當控制，將導致重大器官的損傷，包括腦中風、心臟病、腎衰竭和眼睛病變等，甚至是死亡。

而原本就患有高血壓的女性，懷孕期間更容易出現妊娠毒血症，造成子宮缺血，令胎兒窒息，不可不慎。

營養博士建議的**保健食品及成分**

❶ 鈣、鎂：鈣使血管擴張以降低血壓，鎂使血管平滑肌放鬆，亦使血管擴張而達到調節血壓的功能。

❷ 短胜肽：一種水解蛋白產物，有抑制血管收縮素轉換酶活性的作用，可減少血管收縮素II的合成，而抑制血壓上升。

❸ 魚油：可藉由維持血管壁的彈性，降低血管升壓素活性及穩定細胞膜上鈣離子等作用機制而調降血壓。

高脂血症

（Hyperlipidemia）

症狀 除了少數的「家族遺傳性高脂血症」患者皮膚會出現黃色瘤或黃斑瘤外，一般高脂血症病人初期沒有任何明顯症狀。

形成原因

- 飲食習慣不良。
- 肥胖。
- 遺傳因子引起。
- 其他疾病。

高脂血症是因血中脂質過高而產生的疾病，它是造成動脈硬化症和心臟病發生的一個重要危險因子。可因遺傳（如家族遺傳性高脂血症），或經由疾病因素如糖尿病、肥胖症、庫欣氏症候群、腎病症候群、甲狀腺低能症等引起。

不良的飲食習慣，如每日脂質攝取超過總熱量的40%或是飲酒過量，以及正在服用某些藥物等亦可能導致高脂血症。

對身體的影響

高脂血症的併發症為動脈硬化症及心臟血管疾病，如冠狀動脈疾病、腦血管阻塞等，都是非常危險的誘發因子，不得不注意。

營養博士建議的**保健食品及成分**

1. **納豆激酶**：目前納豆中最受重視的成分，可溶解高血脂引起的血栓、預防血栓形成，對防止心肌梗塞和腦栓塞等心血管疾病有適當的效果。
2. **魚油**：可幫助血管擴張，增加血管彈性，促進血液循環順暢，並能降低血液中的脂質濃度，預防血栓的形成。
3. **膳食纖維**：能與膽酸結合，降低脂質在腸道的消化吸收率，亦能吸附三酸甘油酯和膽固醇酯，幫助其排出體外。
4. **紅麴**：其所含的Monacolin K等保健成分，具有抑制肝臟中膽固醇合成酵素的活性，有助於降低血膽固醇濃度。

疾病問題11

痛風

(Gout)

症狀 足部大腳趾關節、踝關節、足背、膝關節等部位發炎腫大、疼痛，嚴重時全身關節都有可能發生此一現象。

形成原因

- 攝取過多高普林（嘌呤）食物。
- 飲用過多酒精引起。
- 尿酸堆積在關節組織引起腫痛。

痛風是現代精緻飲食及大吃大喝後常見的病症。因為體內尿酸生成過多，或尿酸排泄受阻礙，過多的尿酸鹽堆積在血液和關節組織中而引起。

尿酸主要由普林代謝分解而來，而普林來源可分為體內自行合成及食物攝取兩種。當人體攝取過多的核蛋白時，普林的生成增加，導致過多尿酸的生成。高尿酸血症是痛風發生的一個主要危險因素。

對身體的影響

除了患部紅腫熱痛，動作受阻外，長期反覆發作，更易形成痛風型關節炎，如果尿酸濃度太高，有可能會引發尿路結石合併症，且與關節炎結石、腎功能障礙、心血管疾病、高血壓、糖尿病和代謝症候群有關。

營養博士建議的**保健食品及成分**

1. **葡萄籽萃取物、維生素C**：葡萄籽萃取物富含生物類黃酮、花青素與前花青素，可促進血液循環，使尿酸排泄正常，通常建議與維生素C共用，可以提升組織抗發炎的能力。
2. **維生素B群**：維生素B群有助營養素的代謝，尤其是葉酸，為幫助核蛋白代謝的重要物質。
3. **紫花苜蓿**：具有豐富的礦物質，特別是鉀，可協助人體排除過多「鈉」的蓄積、與尿酸中和，以達到排水利尿的功能，避免血液中尿酸的濃度過高造成痛風。

蕁麻疹

(Urticaria)

症狀 嘴唇、眼皮、手、腳掌皮膚出現非常癢的膨疹，很像被蚊子叮咬後的腫塊，嚴重時，腫脹會加厚，形成「血管神經性水腫」。

形成原因

- 對特定過敏原產生反應。
- 免疫系統過度敏感。
- 藥物過敏。

蕁麻疹最常見的原因為過敏反應，即某些人的體質特殊，體內的免疫系統對外在某種特定物質有過當反應，一旦接觸到這類特定物質時，皮膚就會出現血管擴張、通透性增加，繼而發生蕁麻疹。

引起蕁麻疹的過敏原很多，最常見的有食物與藥物，或是昆蟲叮咬、花粉、灰塵、黴菌，甚至藥物等都可能會進行一連串的免疫機制，於是產生蕁麻疹。另外，免疫系統過於敏感的人，接觸到過敏原就會啟動免疫系統，造成慢性蕁麻疹的現象。

對身體的影響

通常有過敏體質的人，會伴隨著抵抗力較弱的現象，所以易有感冒或感染的狀況，過敏引發的氣喘可威脅生命。而長期發炎可能會引起組織細胞的長期病變，導致細胞老化速度加快，引發許多病症，甚至有癌化的可能性。

營養博士建議的**保健食品及成分**

❶ **月見草油、琉璃苣油**：富含γ-次亞麻油酸（GLA），能有效改善異位性皮膚炎乾癬和發炎的症狀。

❷ **靈芝萃取物**：可雙向免疫調節。

❸ **辣椒素**：解熱止痛、抗發炎，減緩過敏造成的局部疼痛。

❹ **綜合抗氧化劑**：有助於清除誘發過敏反應的過氧化物。

紅斑性狼瘡

(Lupus Erythematosus)

症狀 除了顴骨出現固定的紅斑，身上也常會出現對光敏感的皮膚紅疹。

形成原因

- 遺傳因素。
- 環境誘發。
- 女性荷爾蒙使症狀惡化。
- 藥物引起。

目前已知某些種族特別容易罹患紅斑性狼瘡，遺傳學研究也發現，如果血親中有紅斑性狼瘡的患者，家族其他成員患病的機會也較一般人為高。

某些病毒感染、紫外線、壓力、女性荷爾蒙失調等因素，都可能導致原本已有自體免疫遺傳傾向的人發病或惡化。某些藥物也會導致紅斑性狼瘡發作，如降血壓素hydralazine、抗癲癇藥phenytoin等。

對身體的影響

常併發口腔或鼻咽潰瘍、關節炎、心包膜炎或腎臟疾病。紅斑性狼瘡是一個長期且慢性的疾病，對於病患日常生活影響甚大，需格外照顧。

營養博士建議的**保健食品及成分**

❶ **鈣、鎂**：紅斑性狼瘡患者因常需服用類固醇，骨質流失的現象較一般人高，補充鈣與鎂有助於平衡身體酸鹼值及防止骨質流失，鎂也能減緩自體免疫發炎症狀。

❷ **鉀**：紅斑性狼瘡患者由於長期服用類固醇，易形成體內的鈉離子滯留，間接造成體內鉀離子流失，應注意鉀離子補充。

❸ **ω-3多元不飽和脂肪酸**：對於紅斑性狼瘡這種自體免疫性疾病有緩解發炎的效果，能抑制免疫系統過度活躍，減少IgG自體抗體的過量生成。

癌症
（Cancer）

症狀 莫名的發燒、疼痛、腫塊、出血、咳嗽、吞嚥困難，非同尋常的排便習慣、或是痣的異常改變，都有可能是癌症徵兆。

形成原因

- 家族成員中曾有癌症病史者。
- 經常接觸高污染原或致癌化合物者。
- 不良的生活習慣。
- 體重過重。

癌症又稱為惡性腫瘤，是人體內一些突變細胞不正常的增殖，確切的成因至今仍未能確定，但家族有癌症病史、肥胖者、生活習慣不良者如抽菸、酗酒、嚼檳榔，或是嗜吃燒烤油炸醃漬物的人，常常是罹患癌症的主要族群。

對身體的影響

癌症病患由於疾病的關係，導致進食量減少、身體代謝改變、免疫力下降及營養不良等情形，是癌症病人死亡的主要原因，臨床症狀包括厭食、體重減輕、貧血、消瘦、憔悴和反射作用遲鈍等。

營養博士建議的保健食品及成分

1. **綠茶萃取物**：綠茶含有兒茶素，是很強的抗氧化劑，可抑制癌細胞生成。但每日飲用過多，會增加咖啡因的攝取，故服用綠茶萃取物是相對較為安全的選擇。
2. **巴西蘑菇**：巴西蘑菇萃取液進入癌細胞後，會接觸到內質網，導致鈣離子濃度上升，引起粒線體膜電位下降，並釋放出一連串的蛋白質，促成癌細胞的凋亡以及染色體的斷裂。
3. **三萜類**：靈芝類中富含三萜類，能夠阻斷癌細胞血管新生，誘導癌細胞的凋亡，亦能加強化療、放療等正統癌症治療的療效。
4. **大蒜萃取物**：可藉抑制腫瘤細胞之生長和代謝作用，提升致癌物解毒酵素之活性，抑制腫瘤血管新生作用和免疫調節等機制來協助對抗癌症。

Part 4

超詳解 保健食品成分全事典

保健食品&成分的3大分類

保健食品的種類極多，我將其分為基礎型、促進型、改善型3類，即可簡單瞭解其特色。

記得多年前有一則奶粉「長得像大樹一樣高」的電視廣告，將孩子成長比喻為樹木長大，還滿貼切，說法和「十年樹人，百年樹木」的成語類似，只是廣告用語很親和，琅琅上口，至今仍是廣告經典標語。

樹的成長需要土壤、陽光及水，人的成長亦是如此，需要營養、空氣及陽光，方能從小苗（小兒）長成大樹（棟樑）。保健食品歸屬在營養之中，作用為補充日常飲食所不足的營養素，讓我們長得像大樹一樣高之外，還要長得健康。

然而保健食品種類繁多、名詞又很專業，不僅難記，還搞不清楚眼前的瓶瓶罐罐究竟跟自己的健康有什麼關聯？為了能讓大多數的人瞭解保健食品的分類，我曾經在前作《營養博士教你保健食品這樣吃最健康》一書中，將人體的健康比喻成一棟房子。基礎型的保健食品就像房子的地基，補充人體不可缺的營養素；促進型的保健食品如同房子的支柱，調節身體的代謝機能；改善型的保健食品就像房子的磚牆以改善健康為主。此三種分類不僅是要降低各說其詞的說法，同時要幫助大家做好歸類，以瞭解每一種保健食品該如何食用。

保健食品成分&保健食品的差異

每一類的保健食品，又再分為「保健食品成分」及「保健食品」。前者是營養素，像蛋白質、必需脂肪酸、維生素B_6，都是單一型的營養物質，後者則是含有各種營養素的動植物成分，像棗精、蘆薈、魚油等，都是含有複方營養物質的動植物成分，作用為方便大眾在選購保健食品時有所遵循。

而在後續155種保健食品成分的介紹中，我也將以此歸類，方便大眾更好瞭解每一種保健食品及成分的特色及重要性。

1 基礎型在固本

建造房子最重要的概念為「打底」（基礎、根本），想要擁有一棟堅固、不怕風吹雨淋的房子，重點就在於打好地基，也因此打底是維持身體健康的基礎。套用中醫的說法就是「固本」，打底很重要，底部穩住了，身體自會強健，才不會出現土石流的慘況，大風雨一來，連根拔起，受傷倒地。

基礎型保健食品很重要，主要是在補充身體欠缺的養分，如蛋白質、脂質、醣類、維生素、礦物質、水等，這類基礎型保健食品會支撐人體活動及新陳代謝功能，不能偶爾攝取，而必須每天攝取，特別是成長中的孩子、病人、老年人及懷孕期、授乳期的女性朋友，因身體需求關係，更是不能少，甚至要詢問營養專業人士該如何正確補充。

2 促進型在扶正

一棟建造完成的房子需要經歷陽光曝曬、狂風雨淋、酷冬寒雪的考驗，因此在於支柱上也要求堅固、穩定。

吃全穀雜糧的你我，一樣會歷經各種不同的生命階段、不正常的生活習

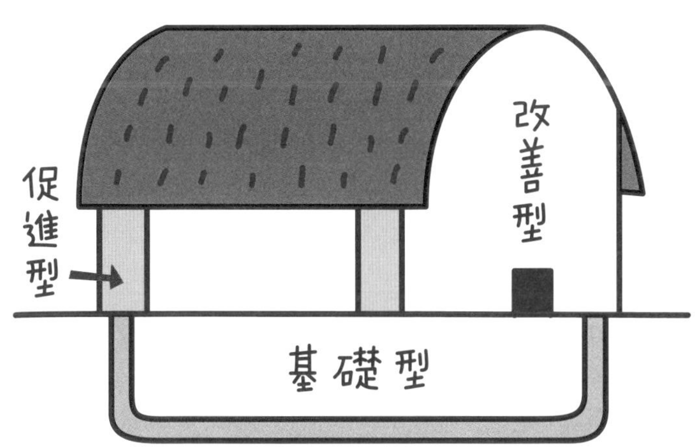

慣，還會飽受細菌、病毒長驅直入的侵害及自體細胞氧化的困擾，不過大樹的皮、黏液、花及果會分泌許多珍貴的物質，保護自己免遭外界給予的傷害，至於我們可以補充促進型保健食品，如魚油、月見草油、棗精、雞精等，以增強自體免疫力及抗氧化，調整全身機能快速應對外界及內在的變化。用中醫概念來說，是「扶正」的意思，說的白話一點，就是健康偏離正軌，補充這類型保健食品，類似扶助的手掌，將脫離軌道的健康扶回正確軌道，以維持體內環境恆定（Homeostasis）的健康狀態。

3 改善型在健康

完成房子的基本建造，為了外觀的美麗，可能還會要求要有合適的磚牆、窗門，這時就需要適度的補強。

人也不例外，一樣會受到疾病的困擾，通常醫治疾病是醫師的專業，但預防勝於治療，於是許多流傳全球的民俗藥方或有療效的中草藥被製成介於醫藥及食品之間的保健食品，由於食用一段時間之後，具有改善機體症狀，達到健康功效，所以被稱為「改善型保健食品」，如改善更年期不適症的異黃酮、增進視力的山桑果、調整血液濃稠度的紅麴、增進關節健康的葡萄糖胺、促進末梢血液循環的銀杏葉萃取物。

這類保健食品主要目的為改善症狀，進而維持健康，不再向疾病之路繼續惡化下去，但若與藥物合併使用，考慮到各種保健食品之間會引起相互作用，需要詢問醫師及營養專業人士服用方式，以免效果打折。

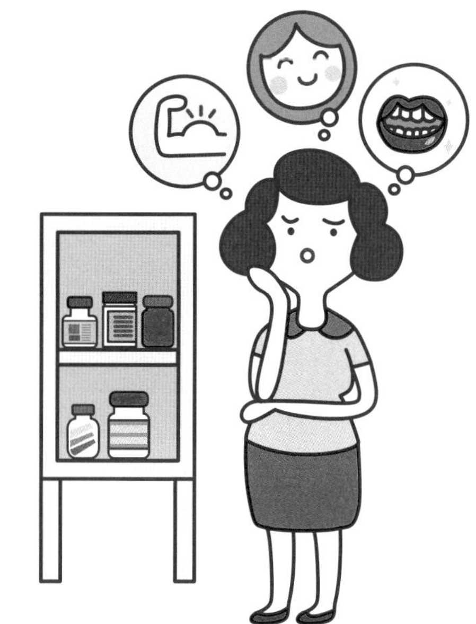

 基礎型　☐保健食品　☑保健食品成分

ω-3多元不飽和脂肪酸
(ω-3 Polyunsaturated Fatty Acids)

避免身體發炎的脂肪酸

❶ 構成細胞膜，協助脂質運送。

❷ 避免冠狀動脈硬化、降低炎症及消炎作用。

(以下保健食品及成分均以筆劃順序排列)

必需脂肪酸是指人體不能自行合成，必須由飲食中獲取的脂肪酸。由食物攝取的油脂，其所含的三酸甘油酯進入胃腸中分解成甘油和脂肪酸，不同食物的三酸甘油酯會分解成不同的脂肪酸，依碳鍵飽和程度可分為「沒有碳雙鍵之飽和脂肪酸」和「含有碳雙鍵之不飽和脂肪酸」，不飽和脂肪酸可由碳雙鍵的數目再分為「單元不飽和脂肪酸」及「多元不飽和脂肪酸」，而ω-3脂肪酸或n-3脂肪酸屬於多元不飽和脂肪酸的一員。

ω-3多元不飽和脂肪酸是構成細胞膜的主要成分，維持細胞膜正常的通透性，是血液中脂蛋白的重要成分，協助脂質運送。代謝物還能衍生前列腺素之荷爾蒙化合物，主要作用於心血管、生殖、免疫及中樞神經系統，降低LDL膽固醇、三酸甘油酯，預防高血壓、心肌梗塞，並可以抑制血小板凝集，避免血小板在冠狀動脈和其他地方形成血塊。ω-3多元不飽和脂肪酸在體內易轉換成前列腺素PGE_3，使身體不容易發炎，能預防關節炎等各種炎症及消炎作用，以及促進學習力、增加記憶力及增加腦神經機能，避免老人失智症。

營養博士的提醒

油脂的攝取量建議依脂肪酸分佈型態為飽和脂肪酸：單元不飽和脂肪酸：多元不飽和脂肪酸＝1：1：1，其中多元不飽和脂肪酸再區分為ω-3和ω-6二種。一般植物油中含有較多的ω-6多元不飽和脂肪酸，較少ω-3多元不飽和脂肪酸，長期攝食過多ω-6多元不飽和脂肪酸易造成發炎和免疫功能低下，故有建議在日常飲食中，宜適量補充製取自動植物性食物來源的ω-3多元不飽和脂肪酸製品。兩者比例最好是2：1或3：1。

缺乏的話

ω-3系列脂肪酸的攝取不足，並與ω-6（參見不飽和脂肪酸）比例相距甚遠的話，身體會導致一系列發炎反應，長期慢性發炎可能引發心血管疾病、皮膚病及癌症等病症。

不飽和脂肪酸
(Unsaturated Fatty Acids)

維持生理機能的重要脂質

❶ 為身體細胞膜和組織的重要成分。
❷ 降低低密度脂蛋白膽固醇及心血管疾病。
❸ 抗炎及消炎作用。

脂質是提供身體必需脂肪酸和熱量的重要營養素，而脂肪酸是脂質的主要構成分，又因碳鍵飽和程度可分為飽和及不飽和脂肪酸，不飽和脂肪酸又會因碳雙鍵數目的多寡分為單元及多元不飽和脂肪酸，前者是單一雙鍵結合，屬於非必需脂肪酸，如ω-9系列脂肪酸中的油酸，可以在體內合成。後者是多碳雙鍵結合，其中ω-3和ω-6二個位置的碳雙鍵人體不能自身合成，必須自體外攝取，所以稱為必需脂肪酸，包括ω-3（n-3）脂肪酸的α-次亞麻油酸和ω-6（n-6）脂肪酸的亞麻油酸，兩者皆為維持生理機能的重要脂質。並可在人體內各經代謝為其他種類的ω-3和ω-6脂肪酸。

不飽和脂肪酸是體內細胞膜和組織的重要成分，以保持細胞的正常生理功能。單元不飽和脂肪酸可以增加高密度脂蛋白膽固醇，且與多元不飽和脂肪酸一樣，皆具有降低血中低密度脂蛋白膽固醇（LDL-C）及總膽固醇濃度的作用。並有降低血液黏稠度、促進血液循環、降低心血管疾病發生率。ω-3脂肪酸也是合成人體內前列腺素的前驅物質，可抗炎及消炎。

營養博士的提醒

天然的不飽和脂肪酸幾乎都是順式組態，在高溫下容易變質，保存不當容易酸敗，因此含有不飽和脂肪酸的橄欖油、花生油、大豆油需存放在陰涼處，開封後，宜儘速食用，避免氧化變質。氫化過的反式脂肪酸，也是不飽和脂肪酸的一種，不當攝取可能導致心血管方面疾病。故營養標示規定食品中要標示反式脂肪酸的含量。

天然好食物

- **動物性食物**：深海魚類，如鰹魚、鮭魚、鮪魚、鯖魚、鯡魚。
- **植物性食物**：藻油、核桃、亞麻仁、菜籽、大豆、芝麻、酪梨。

每日建議攝取量

一般建議脂質攝取量約占總熱量攝取量的25%，其中單元不飽和脂肪酸：多元不飽和脂肪酸：飽和脂肪酸之攝取量比例為1:1:1。

生物素

(Biotin)

屬於頭髮的維生素

❶ 可助細胞生長，以及維持維生素B群的利用率。

❷ 頭髮、指甲生長及皮膚健康重要物質。

生物素有稱維生素H，屬於維生素B群的一份子，有頭髮維他命之稱。

主要功能是作為羧化酵素的輔酵素構成分，具有幫助細胞生長、脂肪酸、嘌呤、尿素合成，參與醣類、蛋白質的代謝，以及維持維生素B群的利用率。葡萄糖在轉換能量時會形成乳酸，生物素即能協助乳酸合成為葡萄糖，再度利用，如果沒有生物素、檸檬酸循環就不能有效地進行，因而造成乳酸的蓄積。生物素亦是頭髮、指甲生長及皮膚健康的重要物質，可協助DNA的合成，維持血糖值的功效。總而言之，生物素主要功能為參與醣類、胺基酸和脂肪酸的代謝作用。

營養博士的提醒

蛋黃含有豐富的生物素，但生蛋白裡的抗生素蛋白質會在胃部與生物素結合，妨礙人體吸收。加熱過後的蛋，因蛋白內的抗生物素蛋白質活性已遭到破壞，則不會妨礙生物素的吸收。

缺乏的話

可能出現白髮或掉髮，但是補充生物素與禿頭長髮之間是不能畫上等號，因為雄性禿的掉髮和缺乏生物素並無關聯。生物素廣泛存在日常生活所攝取的食物中，只要飲食多元化，不挑食，加上生物素又能由腸內細菌合成，較不會出現缺乏情形。

若有不足時，常是生病、食慾不振或挑食所引起，可能有貧血、憂鬱、掉髮、失眠、抽筋、肌肉痠痛、噁心、疲勞症狀。

因此，即使是微量，都需要每天攝取多元食物，以補充足夠的生物素。

天然好食物

- **動物性食物**：蛋黃、肉類、動物內臟等。
- **植物性食物**：全穀類、豆類、核果、玉米、洋蔥。

每日建議攝取量

目前沒有設定建議攝取量，成人的攝取量約為每天30微克。

基礎型 □保健食品 ☑保健食品成分

免疫球蛋白

（特定免疫球蛋白G，Immunoglobulin G）

維持免疫力均衡的蛋白質

❶ 阻礙外來致病原吸附人體黏膜。

❷ 阻斷病原對身體的危害。

免疫球蛋白擔任的是抵抗外來物入侵體內的免疫功能，是一般人熟悉的抗體，當特定病原進入體內之後，身體便會啟動免疫機制，免疫球蛋白根據結構分IgA、IgM、IgD、IgE、IgG五種，每種都有特定的免疫功能。

IgA是一種分泌性蛋白，主要分泌在黏膜部位，如呼吸道、腸道及泌尿道黏膜，可阻礙外來致病原吸附到人體組織及保護器官；IgM是最早出現的抗體，體積最大，只能在血液中活動，作用在抵抗抗原，免疫效果最好；IgE是抗過敏因子，但分泌的量必須均衡，過多過少都是免疫缺損，過少抵抗力弱，隨時受到外在病原的干擾，過多又會引起過敏反應，形成自體免疫疾病；IgG的量最多，占70～75%，能夠與該病原結合成兼具抗原及抗體的複合物，阻斷病原對身體的危害。通常是在1～2週以後大量出現，展開與病原的對抗；IgD量最少，功能尚未釐清。

營養博士的提醒

坊間有特定的免疫球蛋白營養輔助品，大多產自牛初乳的餐品。有直接噴霧乾燥和濃縮萃取免疫球蛋白質等兩種不同型式的產品。後者的產品會標示免疫球蛋白的含量百分比，也是價格比較高的初乳產品；如果採噴霧乾燥的產品，其品質及活性成分的含量就會有較大的差異性。

適用症狀

免疫力失調、抵抗力低落、自體免疫力失調、過敏、感染、感冒、關節炎、血壓不穩定、血脂過高。

天然好食物

- **動物性食物**：動物性奶類，如牛乳、羊乳、人乳。

每日建議攝取量

一般建議攝取量約為每天10～20公克，介入每日蛋白質攝取量食用補充。

 基礎型 ☐ 保健食品 ☑ 保健食品成分

乳清蛋白

(Whey Protein)

提高身體免疫力的蛋白質

❶ 可提高免疫力、抑制細菌或病毒引起的感染。

❷ 可增強肌肉耐力。

乳清蛋白的成分包括β-乳球蛋白、α-乳白蛋白、乳球蛋白、乳白蛋白、乳鐵蛋白，主要功效是提高免疫力，有抑制沙門氏桿菌、肺炎鏈球菌引起的感染作用，並能提高體內抗氧化物質麩胱甘肽的活性，保護細胞避免受到自由基的攻擊及傷害。

所提供胺基酸的比例與骨骼肌類似，而所含的支鏈胺基酸（白胺酸、異白胺酸、纈胺酸）能夠增強肌肉耐力及重建肌肉的蛋白質，同時是啟動免疫系統的燃料，目前常應用在運動營養配方，以迅速合成蛋白質為身體所利用。

乳清蛋白是從動物性奶類提取的蛋白質，尤其是牛乳，是製成乳酪時的副產物。組成牛乳的成分，水占87%、13%是乳固體，在乳固體中，27%是乳蛋白質，其中的80%為酪蛋白，可以凝固成乳酪，20%為乳清蛋白，占牛奶的含量0.7%，量雖少，但含有8種必需胺基酸，而且分配比例接近人體需求，是高品質、低乳糖、低脂肪的優良蛋白質。可以快速被小腸吸收，有經常訓練的運動者、成長中的青少年、老年人、開刀或重病復原的人，可適量補充。

營養博士的提醒

原型態的乳清蛋白不易溶解，目前已發展出利用生技技術獲取小分子乳清蛋白，稱為胜肽乳清蛋白，可以直接被小腸完整吸收。

缺乏的話

免疫力低落、肌耐力不足及肌肉損傷修復速度緩慢。

天然好食物

- **動物性食物**：動物性奶類，如牛乳、羊乳、人乳。
- **植物性食物**：從大豆蛋白質提取的蛋白質。

每日建議攝取量

一般建議攝取量約為每天10～20公克，介入每日蛋白質攝取量食用補充。

乳鐵蛋白
(Lactoferrin)

改善貧血的含鐵蛋白質

❶ 可提高鐵對於腸細胞的生物可利用性。
❷ 具殺菌及抑菌作用、預防及改善貧血。

乳鐵蛋白存在哺乳動物的母乳、唾液、淚液、鼻腔分泌物中，是上天賜給新生生命最好的保護機制禮物。在母乳中的含量濃度特別高，一般鮮奶每公升約含150毫克，牛隻初乳含量約為1,000毫克，母乳初乳的含量高達2,000毫克。母乳含有免疫球蛋白、乳鐵蛋白，前者很難通過胃酸的強酸環境，免疫效果不良，乳鐵蛋白卻能在pH2.2的強酸環境下留住鐵質，有效提高鐵被身體利用。

乳鐵蛋白不是抗體，卻能協助免疫系統產生抗體，幫助免疫力薄弱者對抗細菌及病毒，預防感染、發炎。研究顯示，乳鐵蛋白有抑制及殺死大腸桿菌、幽門螺旋桿菌、白色念珠菌效果，鐵是細菌維生的糧食，當鐵與蛋白質結合形成乳鐵蛋白時，鐵的來源會變少，自然會抑制細菌生長。另外乳鐵蛋白具有直接殺菌作用，美國FDA曾於2003年公佈，將含有乳鐵蛋白水溶液噴灑於冰過的鮮牛肉，可抑制肉品表面微生物孳生，並證實有促進免疫T細胞、吞噬細胞、殺手細胞的活性。同時，乳鐵蛋白亦具有預防及改善貧血的作用。

營養博士的提醒

一般牛乳製造廠慣用130℃高溫殺菌，牛乳中的乳鐵蛋白很容易被破壞，若使用72℃低溫殺菌，就可以全面保存。乳鐵蛋白常會添加在奶粉或乳酸飲料裡，由於是以食品添加配方的型式出現，選購時，需要詳閱產品標示，避免被其他成分混充。目前市面亦有添加乳鐵蛋白的保健食品可供選擇。

缺乏的話

免疫力低落、經常感染、發炎，以及貧血問題。

天然好食物

- **動物性食物**：母乳中所含的乳鐵蛋白最為豐富。

每日建議攝取量

一般建議攝取量約為每天10～20公克，介入每日蛋白質攝取量食用補充。

泛酸

(Pantothenic Acid)

幫助營養素代謝利用的重要輔酵素構成分

❶ 有助傷口癒合與組織的形成再生。

❷ 紅血球產生及荷爾蒙形成的輔酵素。

泛酸有稱之為維生素B_5，是幫助營養素代謝利用的重要輔酵素——輔酶A的構成分，人體內所有的細胞均需要它。

泛酸主要集中在各器官內，可以將醣類、脂質及蛋白質轉化成能量，促進細胞的新陳代謝，有助傷口癒合與組織的形成再生。脂肪酸合成、紅血球的產生及荷爾蒙形成都少不了。腎上腺製造類固醇及皮質酮、維持消化系統的正常功能、對抗憂鬱與焦慮等生理因素，也需要泛酸。在維護頭髮、皮膚及血液的健康上，亦扮演相當重要的角色。

營養博士的提醒

懷孕及哺乳中的女性，對於泛酸需求較高，要注意足量攝取。避孕藥會影響吸收，因此服用避孕藥的女性要留意泛酸攝取。

泛酸Pantothenic Acid一詞，源自希臘文中的pantothen有廣泛存在之意，意指從食物中就可以攝取到，只要飲食多元均衡，不用擔心攝取不足，但長期以加工食品、泡麵、速食、便利食物果腹者，以及年長者、嗜酒者、愛喝咖啡者、服用膽固醇藥物者，可能有泛酸不足的現象。

缺乏的話

泛酸不足雖不至於致命，但是長期缺乏，還是會出現惱人的小毛病，包括肌肉抽筋、食慾不振、抵抗力差、疲勞、失眠、憂鬱、焦慮、肌肉不協調、容易顫抖、血糖降低、手指及腳指發麻、過敏。

天然好食物

- **動物性食物**：蛋、動物內臟、牛奶、鮭魚、豬肉。
- **植物性食物**：酪梨、花生、青花菜、十字花科蔬菜、香菇、馬鈴薯、番薯、啤酒酵母、全穀類。

每日建議攝取量

目前沒有設定建議攝取量，成人的攝取量約為每天5毫克。

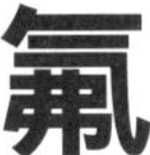

基礎型 ☐保健食品 ☑保健食品成分

氟

(Fluorine)

防蛀健齒的關鍵

❶ 強健牙齒琺瑯質結構。

❷ 預防齲齒發生。

人體內的氟主要以金屬型態存在於牙齒和骨骼之中。氟主要的作用是取代骨骼和牙齒中鈣磷酸鹽（羥磷灰石）中的羥基，而形成氟化磷灰鹽，是屬於比較堅硬且分子較大的純晶體，可以強化牙齒琺瑯質，更能對抗口腔細菌所產生的酸，降低齲齒發生率。

目前全世界各地多在水中添加1ppm的氟，發現可明顯降低兒童齲齒發生率，且老人骨質疏鬆症的發生率亦較低；臥床病人或更年期婦女骨骼中的氟化鈣也不易流失。即氟能保護鈣化組織免於去礦化。

缺乏及過量的話

缺乏氟會提高孩童齲齒、成人骨質疏鬆症發生率。

若水中或牙膏加入氟的濃度超過2.5ppm，牙齒會失去光澤，有氟斑齒現象，導致琺瑯質變得粗鈍且凹凸不平。其他中毒症狀包括反胃、嘔吐、腹瀉、腹痛、大量分泌唾液和眼淚、呼吸異常、心臟衰弱、痙攣、昏迷等。

天然好食物

- **動物性食物**：鱈魚、鮭魚、沙丁魚、肉類骨頭、雞蛋、牛奶。
- **植物性食物**：蘋果、茶葉、蜂蜜、麥芽、杏仁及日常飲用水。

營養博士的提醒

為了0～13歲兒童的牙齒健康，是需要給予適量氟劑，但必須遵照牙醫師建議的每日劑量，而且需放在安全地方，避免幼童誤拿後食用過量。年長者一樣要特別注意氟的攝取，避免過量的氟會產生毒性，影響身體和骨骼的健康。兒童刷牙時吞入含氟牙膏是危險的事，限制牙膏的使用量可避免中毒。

每日建議攝取量

男性的每天攝取量是3.8毫克，女性是3.1毫克。

胜肽

(Peptide)

容易消化吸收的小分子蛋白質

❶ 易消化吸收，促進神經、內分泌、生長、皮膚健康、免疫功能。

❷ 幾乎所有細胞都受到胜肽調節。

胜肽是蛋白質前驅物質，屬於小分子的蛋白質。蛋白質是由千萬計以上的胺基酸結合而成，需要花費很長的時間進行水解消化及吸收。在水解過程中，如由2～4個胺基酸相互結合而成的生成物，即稱為「短胜肽」。

胜肽最受矚目的是易消化、易吸收的作用，由於分子小，有些從胃部至腸道的速度很快，可直接進入小腸完成吸收。不同蛋白質來源的胜肽，對身體作用也會不盡相同，比如大豆胜肽、牛奶酪蛋白胜肽會抑制血管收縮素轉換酶（ACE）的活性，達到降血壓作用；大豆蛋白胜肽、乳清蛋白胜肽可以增加免疫細胞的反應性，增強人體對抗病源菌的能力。

營養博士的提醒

目前胜肽營養補充劑是以生技技術製成，種類廣泛，包括大豆胜肽、玉米胜肽、芝麻胜肽、酪蛋白胜肽、乳清蛋白胜肽、膠原蛋白胜肽、卵蛋白胜肽、沙丁魚胜肽、柴魚胜肽等，不同的胜肽作用不同，需視個人健康狀況需要來補充。

缺乏的話

胜肽是小分子蛋白質水解中產物，不足時與缺乏蛋白質一樣，身體會出現各種短路生命現象，包括貧血、營養性水腫、皮膚乾燥、粗糙等問題，孩童則會有生長及發育遲緩等問題。

天然好食物

- **動物性食物**：沙丁魚、柴魚、深海魚、牛肉等。
- **植物性食物**：大豆、玉米、芝麻。

上述皆含有豐富蛋白質的食物，經分解、分離過程，會形成胜肽型式，因此來源很廣泛。也因來源不同其分解的技術亦不同，製造出各種不同生理活性的胜肽。

每日建議攝取量

由於胜肽為小分子蛋白質水解中產物，可依蛋白質每日建議攝取量為基準，詳見P285附錄二說明。

核酸

(Nucleic Acid)

攜帶生命訊息的重要物質

❶ 人體生長、發育、繁殖、遺傳及變異都與核酸相關。

❷ 消除體內活性氧、延緩細胞老化。

細胞核內的基因是去氧核糖核酸（DNA）及核糖核酸（RNA），統稱為核酸，是攜帶生命遺傳訊息及基因表現。人體的生長、發育、繁殖、遺傳及變異都與核酸相關，所以有「沒有核酸，就沒有生命」的引喻。

細胞進行新陳代謝之際，細胞核中DNA、RNA也會複製出相同的DNA、RNA，為了能夠複製出健全遺傳物質，細胞需要足夠的核酸材料。核酸最基本的單位是核苷酸，所有生物細胞，不論是單細胞生物或是高等動物的細胞都具有核苷酸。

核酸營養的作用不是針對某一種症狀，而是通過改善每一個細胞，提高生物體各系統自身功能及自我調節能力，達到最佳綜合狀態及生理平衡的作用。核酸能夠消除體內活性氧，延緩細胞老化，另外，研究證實補充核酸營養後，原本低下的免疫功能可恢復正常，並有抑阻癌細胞生長及腫瘤擴散作用。

營養博士的提醒

核酸已被列為「條件必需營養素」，當內源性核酸合成能力不足時，就必須自外補充。

缺乏的話

體內合成核酸有兩種方式，一為肝臟自行合成，一為透過飲食由消化吸收而來。體內核酸數量會隨著年齡增長關係及肝臟功能衰退影響而減少，造成DNA作用無法完全發揮，影響DNA正常功能，以及人體器官的衰退及老化。

如果核酸嚴重缺乏，皮膚會出現老化、皺紋、乾燥、無光澤。

天然好食物

- **動物性食物**：動物內臟、鯡類、蚌類、鯖類、鮭鱒類、沙丁魚、墨魚。
- **植物性食物**：大豆、豌豆、扁豆、豇豆。

每日建議攝取量

體重50公斤的成年人每天核酸代謝量約為2公克，每天由食物中約可獲得1公克的核酸，另外可以用營養補充劑補充。

 基礎型　☐保健食品　☑保健食品成分

胺基酸
（Amino Acid）

維持人體各種不同的任務與功能

❶ 構成蛋白質的最小物質。
❷ 與人體生長、發育、生理活動相關。

胺基酸是構成蛋白質最基本的物質，任何型式的蛋白質進入體內後都會分解為胺基酸或短胜肽，再以胺基酸、短胜肽型態被人體吸收，胺基酸是含有胺基及羧基的有機化合物。人體的每一種蛋白質都有特定任務，都與人體的生長、發育、生理活動相關，彼此不能互換，而且是由不同的胺基酸組成。

人體需要的蛋白質是由22種胺基酸組合而成，再結合成無數種特性的生理蛋白質，以維持人體各種不同的任務與功能。其中的14種可由人體自行製造，稱為非必需胺基酸，其餘8種（孩童多1種）必需由飲食中攝取，被稱為必需胺基酸，包括組胺酸（孩童必需胺基酸）、異白胺酸、白胺酸、離胺酸、甲硫胺酸、苯丙胺酸、羥丁胺酸、色胺酸、纈胺酸。

營養博士的提醒

只要8種必需胺基酸中有一種攝取不足，功效就會大打折扣，因此飲食必須多樣化，才能均衡攝取，獲取到最完整的蛋白質營養。

缺乏的話

缺乏胺基酸時，會造成身體機能障礙，如色胺酸是製造血清素的原料，為腦部必需傳導物質，缺乏時就會失眠、情緒不穩；白胺酸、異白胺酸、纈胺酸三者稱為支鏈胺基酸（BCAA），能夠增加肌肉耐力及消除疲勞，缺乏時肌肉會無力、精神萎靡；L-精胺酸具有改善血液循環、降低血壓、降低罹患心血管疾病作用；離胺酸、甲硫胺酸、丙胺酸被稱為燃燒型胺基酸，能夠活化解脂酵素，體脂肪會變成游離脂肪酸，並會在組織中產生熱量，被身體利用。

天然好食物

- **動物性食物**：肉類、蛋類、魚貝類、奶類。
- **植物性食物**：大豆及大豆製品、全穀類。

每日建議攝取量

支鏈胺基酸：每日約3,600毫克。
L-精胺酸：每日約5,000毫克。

 基礎型　☐ 保健食品　☑ 保健食品成分

硫

(Sulfur)

人體所有細胞中的必需元素

❶ 有助關節韌帶健康、改善指甲以及掉髮問題。

❷ 能與有毒物質結合並排除體外。

硫屬於酸化礦物質，是含硫胺基酸的化學結構之一，舉凡構成人體結構的指甲、頭髮、皮膚、器官、締結組織、肌肉纖維都含有豐富硫化物，其硫原子形成雙硫鍵，可穩定蛋白質分子的結構。體內的硫足夠時，生命現象正常，一旦缺乏，會出現全身性的不適症。

硫參與人體生理機能的作用非常廣泛，許多生化代謝反應不能缺少含硫物質的參與，因這些含硫物質是許多輔酵素的構成分，所參與的代謝反應，有助關節韌帶的健康、改善指甲脆弱及頭髮掉落問題、並與有毒物質及重金屬結合，排出體外、改善貧血及促進傷口癒合、延緩老化以及延長壽命。

此外，人體內離子型態的硫，例如參與人體酸鹼平衡的硫酸根離子（So_4^{2-}）出現在細胞外液的許多物質中，也是藥物解毒過程中的重要角色。

缺乏的話

缺乏硫會引起關節炎、神經炎、皮膚炎症狀，還包括全身上下的各種不適症，例如頭髮分岔、掉頭髮、肌肉扭傷、過敏反應等。

天然好食物

- **動物性食物**：肉類、牛奶、蛋。
- **植物性食物**：大蒜、蔥、洋蔥、高麗菜、青花菜、韭菜、山葵。

營養博士的提醒

含硫食物非常豐富，食物中的含硫量取決於其所含甲硫胺酸和胱胺酸的量，因此含優質蛋白質的動物性食品大多是硫的良好來源。

每日建議攝取量

未訂定每天建議攝取量。若膳食中含硫胺基酸充足，人體可獲得足夠的硫。

蛋白質
(Protein)

一級棒的身體建築師

❶ 人體生長、發育、組織修補、再生作用及維持生理作用的主要原料。
❷ 肌肉、器官及內分泌腺主要形成原料。

人體組成分最多的是水，其次為蛋白質。蛋白質是人體最重要的營養素，從人體外觀到體內所有活性物質都與蛋白質有關，如頭髮、皮膚、指甲、酵素、激素、抗體等，可說是一級棒的身體建築師。

蛋白質由22種胺基酸構成，可以結合成無數種特性的生理蛋白質，以維持人體各種不同的任務與功能。22種胺基酸中又分為必需胺基酸和非必需胺基酸；非必需胺基酸有14種，人體可自行合成，必需胺基酸有8種（孩童多1種），人體無法自行合成。體內需要的蛋白質是從飲食攝取而來，蛋白質可分為三大類：第一類是完全蛋白質，富含各種胺基酸，以豆魚肉蛋奶為主；第二類是部分不完全蛋白質，因所含某種必需胺基酸量稍嫌不足，如米麵穀類的蛋白質；第三類為不完全蛋白質，缺乏某些必需胺基酸，如筋皮膠質蛋白質。

完全性蛋白質食物的營養價值雖然很高，但其油脂含量也高，不完全蛋白質的某種胺基酸雖然不足，卻不會有高脂量、高膽固醇問題，因此建議攝取時，宜適當搭配食用，才能發揮蛋白質的適當生物可利用效率。

營養博士的提醒

蛋白質每天的攝取量：個人體重×1～1.2公克，以體重50公斤為例，需要攝取50～60公克蛋白質，攝取不足或過量都會影響健康。

缺乏的話

蛋白質不足時，一般人會有消瘦、疲乏、腹瀉、貧血、營養性水腫、皮膚乾燥、頭髮枯黃及抵抗力降低等問題。孩童會有生長、發育遲緩及智力障礙等問題。

天然好食物

- **動物性食物**：肉、蛋、魚及奶類。
- **植物性食物**：大豆及大豆製品、全穀類。

每日建議攝取量

詳見P285附錄二說明。

基礎型 □保健食品 ☑保健食品成分

釩

（Vanadium）

維持身體健康

❶ 對骨骼、牙齒的形成具有作用。
❷ 改善葡萄糖的利用狀況。

釩是微量元素，類似以磷的結構型式存在身體之中。釩是在1970年末期為了要在體外實驗中抑制ATP合成酶時，被研究人員意外注意到它的重要性，該酶是為了ATP製造時所需的酵素，推測是釩取代了磷而阻斷了酵素反應，目前知道人體中的釩對身體的確有助益，被認定是人體必須的營養成分。

釩對人體細胞的代謝、骨骼、牙齒的形成都有作用，在生長、生殖及抑制膽固醇合成上均扮演非常重要角色，在誘發成為糖尿病的老鼠實驗中，顯示有類似胰島素的作用可防止患有糖尿病的老鼠出現糖尿病症狀。臨床研究顯示針對第1型和第2型糖尿病，釩都能改善葡萄糖的利用狀況，包括對第2型糖尿病人能藉提升胰島素的敏感度而提高葡萄糖的利用率。

營養博士的提醒

釩與鉻之間可能會有交互作用，不要同時一起服用。有研究報告抽菸會影響釩的利用。

缺乏的話

人類不曾出現缺釩的症狀。由於釩在體內的需要量不大，但確定的是，即使攝取微量，對維持身體健康都有益處。目前有少許的研究認為某些心臟血管、腎臟、生殖問題及嬰兒死亡率可能與缺乏釩有關。

天然好食物

- **動物性食物**：龍蝦、螃蟹、海鮮類、肉類。
- **植物性食物**：全穀類、黃豆、扁豆、蘿蔔、橄欖、植物油。

每日建議攝取量

目前國內和美國均未訂定釩的每日建議攝取量，但根據研究，釩的每日上限攝取約1.8毫克。

基礎型　□保健食品　☑保健食品成分

硒

(Selenium)

有效抑制脂質氧化

❶ 抑制脂質過氧化，避免細胞老化。
❷ 降低冠狀動脈硬化、腦栓塞、糖尿病發生率。
❸ 參與甲狀腺素的合成。

人體組織都會有一定量的硒，但在肝、腎、胰、脾和睪丸中的濃度較高。血液中的硒平均濃度約為25微克/百毫升，硒在人體的重要性是作為抗氧化酵素麩胱甘肽過氧化酶的構成分，可抑阻體內自由基的過氧化傷害，減少脂質過氧化物的生成。

這種作用可與維生素E協力作用，相互節省需要，共同抑阻細胞的過氧化傷害，包括延緩細胞老化、降低心血管疾病和癌症等慢性疾病罹患率。在甲狀腺素的製造過程，含硒的酵素也參與其中。甲狀腺素促進能量供給人體的生長和發育。

飲食中的硒有50～100%能被人體吸收，而且不受硒營養狀況的影響。硒經人體代謝利用後，主要是藉尿液排出體外，以維持人體內的自我平衡。

營養博士的提醒

硒添加物在坊間廣泛用於宣稱可以防癌或抑癌，從有限的流行病學調查雖證明某些癌症的發生率與硒的攝取量成反比。另某些動物實驗中也證明，藥理學劑量的硒有抑癌作用，但仍須作更多的研究，且必須注意硒有潛在毒性，避免濫用。

缺乏的話

1979年以前，人體對於硒需求並沒有直接證據，直到中國提出克山病（Keshan Disease）的發生是該地區因缺乏硒的關係所引起，方知缺乏硒會造成身體的不適，會引起心肌病變，尤其是小孩及孕婦是屬於硒缺乏症狀之高危險群，更需補充。

天然好食物

- **動物性食物**：動物肝臟、腎臟、瘦肉、龍蝦、螃蟹、海鮮類。
- **植物性食物**：全穀類、豆類、大蒜、蔥、南瓜、天然醋。

每日建議攝取量

詳見P289附錄二說明。

基礎型　☐保健食品　☑保健食品成分

菸鹼素
（Niacin）

癩皮病的預防因子

❶ 構成體內氧化還原酵素的輔酵素之構成分。

❷ 協助醣類、脂質的代謝，有助腸胃道及神經系統的正常。

菸鹼素包括菸鹼酸、菸鹼醯胺及其他具有類似生物活性的衍生物，前者英文Nicotinic Acid與香菸所含的Nicotine（尼古丁）類似，但二者毫無關係。為避免與尼古丁Nicotine名稱相混淆，故將菸鹼素取名Niacin，係衍自於菸鹼酸維生素之縮名（Nicotinic Acid Vitamin, Niacin）。

菸鹼素是作為體內重要氧化還原酵素的輔酵素構成成分，參與神經傳導的功能，能夠協助醣類、脂質的代謝，體內大部分的能量來源是依賴菸鹼素作用完成，有助於皮膚、腸胃道及神經系統的正常功能。

營養博士的提醒

很多食物中均有菸鹼素，均衡飲食即可攝取適當的量，不易有缺乏症；在體內，色胺酸能合成菸鹼素，攝取足夠的蛋白質就可生成菸鹼素，維生素B_6為促進菸鹼素的合成所必需，所以飲食中必須多攝取含有這類營養素的食物。

缺乏及過量的話

缺乏菸鹼素會引起皮膚、黏膜、消化器官不適症狀。臨床上癩皮病的產生與菸鹼素、維生素B_2有關，癩皮病是一種皮膚病，最初有類似曬傷的狀態，逐漸變成褐色，還會脫皮，造成全身暗褐色的色素沉澱；其他還會有舌炎、口角炎等併發症。消化器官會消化不良、嘔吐、腹瀉，精神方面則有抑鬱、精神分裂現象。

從天然食物中攝取菸鹼素，並無毒害問題，僅有少數研究顯示過量服用補充劑、強化菸鹼素的食物會有毒性反應，並導致臉部潮紅症狀。有文獻發現長期高劑量可能會出現腸胃不適和造成肝臟損害，但已屬醫療用，一般民眾並不會產生類似問題。

天然好食物

- **動物性食物**：動物肝臟、牛、豬、雞、魚貝類、蛋、奶。
- **植物性食物**：香菇、胚芽米等。

每日建議攝取量

詳見P287附錄二說明。

鈣
(Calcium)

鞏固牙齒維護骨骼的主要元素

❶ 形成骨骼、牙齒的主要元素。

❷ 降低膽固醇和預防心血管疾病發生率。

鈣是骨骼、牙齒的主要成分，是加速兒童骨骼發育及骨質密度，以及維持牙齒健康的重要物質，並能降低骨質流失。鈣能夠協助細胞膜的通透性，可調節心跳、舒緩心臟肌肉和神經傳導的必需營養素。並可降低膽固醇、預防心血管疾病發生率，對失眠、抽筋也有效用。

九成的鈣是用在以上機體的生長及發育，一成存在血液及肌肉之中，血液中的鈣質雖然微量，卻是維持身體平衡狀態的重要角色。血鈣正常值約維持在10毫克/百毫升，不足時身體會分泌副甲狀腺素，刺激骨骼釋放鈣質到血液中，以提升血液中的鈣質。

人過了35歲以後，骨鈣合成遠遠低於骨鈣解離，容易發生鈣質不足，為了避免鈣質的缺乏，從幼兒期開始就需養成攝取足夠鈣質的飲食習慣。

營養博士的提醒

食用過量含有草酸食物，如黃豆及黃豆製品、菠菜、甜菜會干擾身體吸收鈣質，體內草酸過量可能提高腎結石機率，需謹慎食用。

市售鈣片有分來自天然貝殼磨製而成的碳酸鈣，但需注意有重金屬污染之虞。也有化合物鈣片，種類繁多，可選擇較易為人體吸收的檸檬酸鈣、乳酸鈣或葡萄酸鈣。鈣劑需分次食用，建議睡覺前可食用一次有助睡眠。

缺乏的話

會出現許多症狀，從頭到腳都有可能不舒服，智力缺損、齲齒、失眠、頭重、指甲易碎、手腳麻木、軟骨症、關節疼痛、骨質疏鬆症、肌肉抽筋、憂鬱症等。

天然好食物

- **動物性食物**：奶類、魚貝類、小魚干、乳酪類、蛋黃。
- **植物性食物**：芝麻、糖蜜、大豆及大豆製品、牛蒡、啤酒酵母、海帶、全穀類。

每日建議攝取量

詳見P288附錄二說明。

基礎型 ☐保健食品 ☑保健食品成分

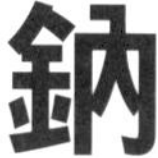

鈉
（Sodium）

控制體內水均勻分布的重要物質

❶ 調節生理機能不可或缺的元素。
❷ 控制體內水的分布。
❸ 幫助神經脈動的傳導，協助肌肉控制收縮。

鈉是礦物質的一種，是人體調節生理機能不可或缺的元素，對於維持水平衡及血液酸鹼值有很大的作用。鈉是人體細胞外液的主要陽離子，約占2/3，在胃黏膜、膽汁、腸液、胰液及骨骼中也含有鈉。

鈉分布在細胞外液，會與細胞的鉀一起作用，維持細胞外液與細胞內液間的滲透平衡，控制體內水的分布。鈉還有幫助神經脈動的傳導，協助肌肉控制收縮，在維持心肌、神經傳導和肌肉收縮上有重要的作用。

營養博士的提醒

鉀與鈉的平衡有助健康的維持，大多數人通常會攝取過多的鈉，相對地會提高鉀的需求量，鈉與鉀一旦攝取過量，長期下來會加重肝、腎的工作負荷，形成疾病，還有可能導致心臟病。為了健康，要減少鈉的攝取，同時降低鉀的攝取量。

缺乏及過量的話

鈉在人體中會出現低血鈉的缺乏症及高血鈉的過量症。低血鈉常見的原因包括鈉流失速度迅速、水分攝取過多或因人體水分排除減少所形成，可能會因為體內滲透壓關係導致呼吸困難、噁心、嘔吐、嗜睡、肌肉痙攣，嚴重時會有昏迷情形。

高血鈉發生原因來自鈉攝取過量、水分攝取降低、排除鈉離子功效降低、水分排除過量，可能會出現心肌收縮力降低、不安、肌肉顫抖、昏迷等情形。

天然好食物

幾乎所有的天然食物都含有鈉。

每日建議攝取量

建議成人每天攝取500毫克，即可應付所有身體活動及氣候造成汗液流失情況下的需求。攝取鈉的主要來源為含有食鹽（氯化鈉）的食物，研究發現，天然食物可以供給10%的鹽給人體需要，其餘則來自烹調食物及加工食品的攝取，一般健康正常人，從飲食即可滿足，不需額外添加。

葉酸

(Folic Acid)

預防神經管缺陷的維生素

❶ 預防腦細胞及脊椎先天的異常。
❷ 預防大腸癌、子宮頸癌、肺癌。

葉酸是水溶性維生素B群的一員，在體內與各種反應相關，包括單碳代謝反應、合成嘌呤和甲基化尿嘧啶去氧核酸轉為胸嘧啶核酸，以便合成DNA、RNA，並且維持細胞的分裂及增殖。對細胞分化正值高峰的胎兒及幼兒來說，可預防腦細胞及脊椎先天的異常，所以懷孕女性在初期每天都要攝取400微克的葉酸。

葉酸也是胺基酸代謝的輔酵素構成分，如絲胺酸和甘胺酸互換反應、同半胱胺酸甲基轉化成甲硫胺酸，有研究顯示，血中同半胱胺酸濃度過高時，會影響動脈、傷害血管，而葉酸能夠降低血中的同半胱胺酸濃度，預防心血管疾病。更有許多研究顯示，無論哪種葉酸皆可預防大腸癌、子宮頸癌、肺癌。

營養博士的提醒

存於各種天然食物中，尤其是綠葉蔬菜。只要飲食多元及均衡飲食就不會缺乏，若有缺乏，常與很少食用新鮮蔬果、吸收不良有關。

缺乏的話

由於葉酸與DNA合成、胺基酸代謝反應及細胞分裂有關，缺乏的話，會導致巨球型貧血症及生長遲緩等現象，還會出現肌肉麻痺、消化困難、易疲倦、失眠、記憶力衰退等問題。

臨床上治療癌症的藥物methotrexate會抑制葉酸代謝，進而減少DNA的合成。DNA的合成減少能抑制癌細胞的增殖，但也會影響其他快速增殖的細胞，如腸細胞和紅血球，故服用methotrexate時要搭配含高葉酸飲食或葉酸補充劑。

天然好食物

- **動物性食物**：羊肉、雞肉、豬肉、動物肝臟、鮭魚、鰻魚。
- **植物性食物**：蘆筍、大麥、啤酒酵母、糙米、綠色蔬菜、柑橘、蘑菇、全穀類。

每日建議攝取量

詳見P287附錄二說明。

硼

(Boron)

骨骼、肌肉、關節的健康元素

❶ 促進骨骼正常發育。
❷ 肌肉組織變得結實。
❸ 促進鈣、磷、鎂正常代謝。

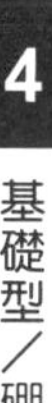

長久以來，人類就知道硼是植物生長的重要因子，也是人體必需的微量元素之一，對健康非常重要。1828年，分別由英國科學家曲·戴（H. Day）和法國兩位科學家傑·樂·蓋一魯斯卡（J.L. Gay-Lussac）及傑·樂·惹納得（L.J.Thenard）所發現。

硼是人體維持骨骼、肌肉健康元素，也是鈣、磷、鎂正常代謝所需要的微量礦物質之一，因此骨骼可以發育正常，硼還能提高動情激素的分泌，強化肌肉，讓肌肉組織變得結實有力，同時可預防骨質疏鬆。

硼也是細胞膜功能的調節器，例如調節細胞膜的穩定性，或是陽離子和陰離子通過細胞膜的動向。

牛奶和咖啡的硼含量雖然不高，但由於攝取量大，亦可成為飲食中硼的主要來源。

缺乏及過量的話

缺乏硼的話，會有生長延遲，提高骨質疏鬆症、骨折、風濕性關節炎和齲齒的發生率。

過量食用，會有硼中毒之虞，以及腹瀉、嘔吐現象。

天然好食物

- **植物性食物**：硼多數存在蔬菜水果之中，像黃豆及黃豆製品、杏仁、腰果，花生、榛果、葡萄酒。

營養博士的提醒

只要飲食多元化、營養均衡，多數人不會有缺乏硼之虞。

每日建議攝取量

上限攝取量為每天20毫克，可避免實驗動物的發育異常。

 基礎型 □保健食品 ☑保健食品成分

碘
(Idoine)

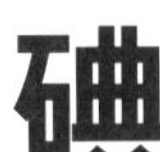

影響智力發展的關鍵元素

1. 影響生長、智力及精神發展的重要元素。
2. 合成甲狀腺素的重要原料之一。
3. 使腦部發育正常、調節體內新陳代謝。

碘是人體所需的微量礦物質，會影響生長、智力及精神發展，有「智力元素」的封號，不足及過量都會引起身體上的不適。早年的台灣屬於地域性甲狀腺腫大地區，與缺碘相關，台灣地區自民國五十六年開始，即在食鹽中加入碘，改善了此一問題。

碘是合成甲狀腺素的重要原料之一，透過甲狀腺素可以發揮身體各種生理作用，包括調節細胞的氧化速率、產生能量功能、維持基本生命活動，比如兒童的身高、體重、骨骼、肌肉、腦部、生殖系統的發育等，都有賴甲狀腺素的作用，尤其是腦部發育更需要碘的參與，方能維持正常的智力。亦即碘與身心的成長，神經和肌肉的功能，循環的功能及營養素的代謝有重要關聯。

營養博士的提醒

碘不足時，要少吃高麗菜、青花菜等十字花科食物，該類食物含有甲狀腺腺素，會干擾甲狀腺的利用，並使甲狀腺腫大。碘過多引起的甲狀腺亢進，切忌要少吃含碘量高的海帶、紫菜、海藻類食物，以免病情惡化。沿海地區食物中的含碘量通常高過山區，因此山區居民缺碘的情形常比海邊居民來得高。

缺乏的話

缺碘時，因甲狀腺素製造不敷人體所需，為了彌補不足，甲狀腺細胞會不斷生長變大，最後就成為甲狀腺腫大，另外亦會造成代謝速度降低和使血中膽固醇濃度升高。飲食缺碘會對孕婦和胎兒造成威脅，包括死產、出生體重過低、提高嬰兒死亡率、甲狀腺腫、心智障礙和發展遲緩等。

天然好食物

- **動物性食物**：貝類、海水魚、蛋類、乳製品類。
- **植物性食物**：海藻、海苔、海帶、綠色蔬菜、全穀類。

每日建議攝取量

詳見P289附錄二說明。

 基礎型 ☐保健食品 ☑保健食品成分

酪蛋白
（Casein）

動物奶中最多的蛋白質

❶ 維持身體機能運作。
❷ 修補組織、增強肌肉耐力。

酪蛋白是牛奶、羊奶中的主要蛋白質，約占80%，另外的20%是乳清蛋白及少許的脂肪球膜蛋白，由三者組合而成的牛奶蛋白質是完全蛋白，含有人體必需的8種胺基酸，比例適當，可以供給人體所需的胺基酸，凡身體的生長、發育及組織修補、再生作用和調節生理機能都需要的蛋白質。酪蛋白被人體吸收利用後都可以參與，具有執行保護功能，負責養分代謝過程，輸送氧氣、防護病菌的侵入及傳遞遺傳信息作用。由於來源充足，成為大多數人補充蛋白質的主要來源。

酪蛋白主要有α-s1-casein及β-casein，前者約占酪蛋白的一半，後者約占酪蛋白的1/3。雖然酪蛋白在人體的代謝過程中，比乳清蛋白的消化吸收來得慢，但一樣能夠達到補充蛋白質的效果。

營養博士的提醒

目前有研究長期喝牛奶對身體不宜的說法，除非對牛奶酪蛋白過敏，否則由營養觀點來看，牛奶蛋白質乃是極具高生理價值，能提供多種人體必需胺基酸有助於生長發育，修補組織和調節生理機能。尤其是其中所含的鈣和維生素B_2能彌補日常飲用食物不足的攝取量，且是最方便攝取的一種蛋白質食品。

缺乏的話

和蛋白質攝取不足時一樣，身體會有消瘦、疲乏無力、腹瀉、貧血、營養性水腫、皮膚炎、粗糙、頭髮不烏黑等各種問題，嚴重者會有生長、發育遲緩及智力障礙問題。

天然好食物

- **動物性食物**：牛奶、羊奶。

每日建議攝取量

根據衛福部最新公布「每日飲食指南」，對於乳品類的攝取量為每天喝1.5～2杯（240毫升／杯）。

基礎型 ☐保健食品 ☑保健食品成分

鉀

(Potassium)

掌控體液的酸鹼平衡

❶ 人體體液中重要的電解質。
❷ 鉀與鈉作用時，可控制體內水的平衡。
❸ 穩定血壓、神經傳導。

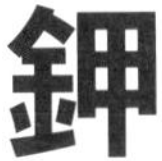

當人體需要礦物質的量大於100毫克時，就是巨量礦物質，鉀離子是巨量礦物質之一，也是人體體液中很重要的電解質，98%存在於各細胞內，並與細胞外的鈉相互協調。人體的肌肉、肝臟、骨骼、紅血球內均有分布。另外的2%分布在細胞外。鉀通常是與鈉離子一起作用，鈉離子一樣是巨量礦物質，鉀與鈉作用時，可以控制體內水的平衡，鉀在細胞內側作用，鈉則在細胞外側作用，並有幫助調節細胞內的滲透性，維持體液的酸鹼平衡，是細胞生長及代謝時的必需營養素。鉀還具有維持穩定血壓、神經傳導，可維持骨骼肌、心肌及平滑肌的功能。

營養博士的提醒

人體腎臟功能正常時，即使每日攝入的鉀離子過量，可由腎臟排出，並不會造成人體負擔。若有慢性腎臟衰竭，排泄鉀的功能變低，建議減少攝取高鉀食物，包括蔬菜、水果、肉湯等。

缺乏的話

人體出現低血鉀，常因攝取不足或嚴重腹瀉、流汗過多所引起，導致鉀離子由細胞外液轉移至細胞內液。鉀和鈉失去平衡時，會傷及神經傳導和筋肉機能，出現肌肉無力症狀，甚至有昏迷及死亡之虞。長期缺鉀者，會出現心律不整、神經傳導不正常、嘔吐等症狀。流失大量水分時，除了補充水分，還要補充電解質，避免產生痙攣、嘔吐、腹瀉等衰竭症狀。

天然好食物

- **動物性食物**：肉湯、火鍋湯、雞精等。
- **植物性食物**：芹菜、綠色葉菜、馬鈴薯、水梨、西瓜、鳳梨、蓮霧、芒果、香蕉、酪梨等。

每日建議攝取量

對成人而言，每天鉀的最低需求量約為2,000毫克，每天由天然食物中約可獲取2,460～3,120毫克的鉀，一般正常飲食即可滿足此一需要量。

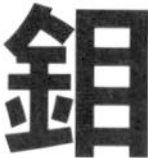

基礎型 □保健食品 ☑保健食品成分

鉬
（Molybdenum）

製造尿酸的重要元素

❶ 製造尿酸的重要輔酶。

❷ 促進細胞正常功能、預防貧血、防癌。

人體內的肝臟、骨骼和腎臟等器官都含有鉬，食物中的鉬含量視土壤含量而定，只要飲食多元化及均衡飲食並不會匱乏，不必刻意補充。

人體有幾種酵素需要鉬，包括黃嘌呤脫氫酶，與相關黃嘌呤氧化還原酶。在組織受傷時，酵素由脫氫酶型式轉變成氧化酶型式。以鉬作為輔因子的黃嘌呤氧化酶係參與尿酸的形成，有助廢物的排除。鉬同時是協助醣類和脂質的代謝物質，促進細胞的正常功能，主要功能有調節內分泌，改善皮下血液微循環，並參與體內鐵的利用，可預防貧血，具有排除體內過多銅的能力，避免引起銅中毒。

缺乏及過量的話

缺乏時，會有心跳和呼吸速率增加、夜盲症、心智異常、水腫、虛弱、昏迷等症狀。

過量會影響銅包括抑制銅的吸收，亦會影響磷的代謝，造成佝僂病及軟骨病，影響兒童的骨骼發育，並與類痛風症候群有關。會有貧血、體重降低，亦有發現生長遲緩。

天然好食物

- **動物性食物**：動物肝臟、動物腎臟、動物胰臟、牛奶和乳製品。
- **植物性食物**：全穀類、綠色蔬菜、大豆及豆製品、豌豆、綠豆、扁豆。

營養博士的提醒

常吃精製及加工食品，容易缺乏鉬，因此要少吃這類加工食品。

每日建議攝取量

成人的足夠攝取量是每天45微克，上限是每天2毫克，可避免如實驗動物般的生長遲緩。

寡醣
(Oligosaccharides)

腸道中有益菌的糧食

❶ 促進腸道有益細菌的增殖。
❷ 改善便祕、預防大腸癌發生率。

醣類的最小單位是單醣，依照組成分子的多寡，分為雙醣、寡醣和多醣類。單醣的代表是葡萄糖、果糖；雙醣的代表是蔗糖、麥芽糖；多醣的代表是澱粉、纖維質。

至於寡醣是由2至10個單醣分子聚合而成，包括果寡醣、麥芽寡醣、異麥芽寡醣、半乳糖寡醣、乳糖寡醣、木寡醣等。

人體小腸無法消化寡醣，進入大腸後成為有益菌的生長養料，改變腸道菌叢生態的正常化，促進腸道有益細菌，如雙叉桿菌或稱比菲德氏菌的增殖，抑制腸道有害菌的生長，降低有毒發酵物質的形成，同時能夠減輕肝臟分解毒素的負擔，故俗稱益生素或益菌生。寡醣屬於大分子，甜度只有蔗糖的20～70%，口腔細菌不易發酵，不易引起齲齒。

寡醣有類似水溶性纖維作用，具有促進蠕動，改善便祕、腹瀉等腸道障礙，還有預防大腸癌發生率。某些寡醣亦具有充當免疫刺激的輔助因子，有調節身體免疫系統作用，提高細胞抗體免疫能力。

缺乏的話

導致有害病原菌在腸道內大量繁殖，並產生有毒物質發生病變，最直接影響是發生腸道障礙，出現便祕、腹瀉、腸炎等問題。

天然好食物

- **植物性食物**：自然界有少數植物含有天然功能性寡醣，洋蔥、大蒜含有果寡醣，大豆含有大豆寡醣。

營養博士的提醒

寡醣不易消化，攝取後血糖值不會增高，糖尿病患者及怕胖者可適量攝取。若食用過量，易引起腹脹、腹瀉等腸道不適。

每日建議攝取量

寡醣可以從食物中攝取，如多吃洋蔥、牛蒡、蘆筍。目前許多產品亦添加了寡醣，特別是飲料、益生菌食品，每日建議攝取量建議在14～28公克。

 基礎型　☐保健食品　☑保健食品成分

維生素A

（Vitamin A）

維持視力及促進皮膚等上皮組織健康

❶ 預防夜盲症。

❷ 維持皮膚及黏膜修復、提高免疫功能。

維生素A是脂溶性維生素，與油脂一起攝取能夠提高吸收率，存在動物性食物中。在動物性食物中，是以視網醇及其衍生物，如視網醇酯型式存在，攝取後，經水解過後吸收代謝。在植物性食物中，所含類胡蘿蔔素，如β-胡蘿蔔素，經小腸吸收後，會轉變為維生素A，故亦稱為維生素A先質。

維生素A可幫助視紫質的形成及再生，視紫質是視網膜上柱狀細胞感光的重要成分，接受光的刺激之後，即使在黑暗中一樣能夠維持視力，預防夜盲症。亦有助人體第一道防線上皮細胞的健康，上皮細胞分布在呼吸道、消化道、皮膚、眼睛、生殖系統，會分泌一種黏液保護細胞功能，阻擋異物入侵及感染，提高免疫作用，並有維持皮膚、黏膜修復及有助腸胃潰瘍的癒合。

營養博士的提醒

一般飲食即可攝取到維生素A，成人每日上限攝取量為3,000微克視網醇，過量攝取會有毒性。但過量攝取維生素A先質則沒有毒性，日常從飲食獲取維生素A不會發生中毒現象，使用高劑量補充劑會有過量攝取之虞，宜謹慎補用，避免過量中毒。

缺乏的話

缺乏維生素A與偏食及營養不均衡有關，最初是視力變差，出現夜盲症，夜晚視力很差，接著會有乾眼症，若傷及角膜，有失明之虞。

天然好食物

- **動物性食物**：雞、鴨、豬、牛、羊肉類、動物肝臟、蛋類。
- **植物性食物**：黃色、橙色、紅色的蔬果，如柑橘、胡蘿蔔、木瓜、南瓜、番薯。

每日建議攝取量

詳見P286附錄二說明。

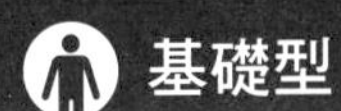

☐ 保健食品 ☑ 保健食品成分

維生素B_1

(Thiamin)

參與醣類代謝的重要物質

❶ 扮演輔酶角色。

❷ 心臟和神經系統必需的營養素，可消除疲勞。

維生素B_1又稱硫胺、硫胺素，是參與醣類代謝，讓身體產生能量的重要輔酵素構成分，主要在α-酮酸的脫羧反應中擔任輔酶角色。身體的代謝反應，需要酵素催化促進，將酵素喻為工人，輔酵素就如同工人使用的工具。

第三世界未開發國家常出現的腳氣病，即為缺乏維生素B_1，使身體無法有效正常運作的病症。台灣已少見腳氣病，但調查顯示仍有約1/4的人口缺乏維生素B_1。疲勞倦怠、消化不良、肌肉萎縮都有可能是缺乏維生素B_1引起。維生素B_1扮演的輔酶角色，參與身體生理活化作用，為心臟和神經系統正常功能所必需的營養素，能夠傳遞訊息給神經細胞、肌肉執行各項生理、運動功能。

缺乏的話

醣類攝入人體後，會分解成葡萄糖，若缺乏維生素B_1，會使葡萄糖代謝異常而產生過量乳酸及丙酮酸，造成肌肉疼痛、萎縮，導致肌肉執行運動的能力變弱，嚴重時連心肌都會失去彈性。由於心臟收縮無力，血液循環變慢會引起下肢水腫，腳跟無法抬高，俗稱「足垂症」。維生素B_1缺乏時，腦神經傳遞食慾效能變差，會有食慾不振及便祕發生。

營養博士的提醒

維生素B_1沒有毒性，身體會排出無法利用的部分，除非刻意長期大量攝取，否則不會出現過量情況，但每天服用超過5～10公克的維生素B_1（一般綜合維生素約含1.5毫克維生素B_1），會出現疱疹、過敏、神經質等副作用。

天然好食物

- **動物性食物**：蛋黃、動物肝臟、心臟、動物瘦肉、魚類。
- **植物性食物**：糙米、小麥胚芽、莢豆類、蘆筍、啤酒酵母、核果。

每日建議攝取量

詳見P287附錄二說明。

基礎型 □保健食品 ☑保健食品成分

維生素B_{12}（Cyanocobalamin）

造血維生素

❶ 幫助葉酸調節紅血球形成、再生，預防貧血。

❷ 參與神經系統的作用。

維生素B_{12}又稱鈷胺（氰鈷胺素），屬水溶性維生素B群的一員，是唯一含有必需礦物質鈷的維生素，由於含鈷呈紅色，又稱紅色維生素，是少數的有色維生素，和葉酸一起作用對身體紅血球的形成幫助最大。

維生素B_{12}還可促進鐵的利用，因此可預防貧血。另外有參與蛋白質、醣類及脂質的代謝，有助消化道的消化、吸收。

能和神經髓鞘的脂質部分結合，具保護及修復神經末端作用，常被用來治療腰痛、手腳發麻、痠痛困擾。又與神經傳導物質乙醯膽鹼之作用有關，能夠幫助學習及記憶力，並可維持睡眠品質，並幫助細胞形成、維持細胞新陳代謝，增進孩童的生長及安定神經。

營養博士的提醒

維生素B_{12}均含在動物性食物中，長年素食者容易缺乏，宜多補充維生素B群保健食品，或添加維生素B_{12}強化的食品。

缺乏的話

血紅素下降，紅血球變大（巨紅血球），引起貧血。缺乏維生素B_{12}的貧血特別稱為惡性貧血，嚴重者有死亡之虞，並有舌炎、神經炎症狀。人體會因吸收不良而造成缺乏，常見於消化障礙的老人家，因為維生素B_{12}必須與胃液中醣蛋白（內在因子）結合後才能吸收，有消化黏膜萎縮、胃部切除者，常有維生素B_{12}不足的問題。缺乏維生素B_{12}也會造成神經退化，這種神經退化常造成腿部感覺障礙和許多精神問題，如無法專注、記憶喪失、方向不辨以及失智症。

天然好食物

- **動物性食物**：牛肉、豬肉、雞肉、動物肝臟、魚類、雞蛋、牛奶。

每日建議攝取量

詳見P287附錄二說明。

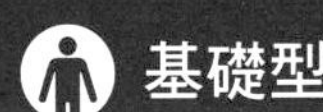

維生素B_2

(Riboflavin)

幫助醣類、蛋白質及脂質代謝的營養素

❶ 協助紅血球形成、促進皮膚、指甲、口腔及唇舌健康。

❷ 維護眼睛健康的重要營養素。

維生素B_2又稱核黃素，主要與體內氧化還原有密切關係，是醣類、蛋白質及脂質代謝的重要物質。

維生素B_2也是紅血球形成、生長發育必需營養素，能夠促進皮膚、指甲、口腔及唇舌的健康，有美容維生素之稱，亦能協助鐵和維生素B_6的吸收。具有舒緩眼睛疲勞、避免畏光、維護視力、預防白內障提早發生作用，是維護眼睛健康的重要營養素。

營養博士的提醒

與其他B群一樣，維生素B_2沒有毒性，身體會排出無法利用的部分，尿液會變黃，正因不會貯存體內，需要每日補充。可同時攝取其他B群維生素，如B_1、菸鹼素、生物素等，可強化維生素B群的功效。維生素B_2容易受到紫外線的影響及破壞，所以選擇含有維生素B_2的食物或保健食品時，宜選擇避免光照的紙盒、深色瓶子包裝。

缺乏及過量的話

維生素B_2是國人最易攝取不足的維生素，缺乏時會有油脂性皮膚問題，並形成脂漏性皮膚炎。持續缺乏時，口角及舌頭會發炎、上下唇會裂開，眼睛角膜毛細血管有增生現象，出現視力模糊、眼睛畏光搔癢等症狀，進而影響視力。嚴重缺乏者還會停止發育，因此成長孩童、懷孕婦女、對黏膜健康有需求者均宜適量補充。

但須注意避免攝取過量，不注意時偶爾會引起搔癢、灼熱感、抽痛症狀，正服用某些抗癌藥物者，需詢問醫師服用劑量，避免減輕藥效。

天然好食物

- **動物性食物**：牛乳及乳製品、蛋、動物肝臟、動物瘦肉、魚類等。
- **植物性食物**：糙米、小麥胚芽、豆類、青花菜、甘藍芽菜、綠色蔬菜等。

每日建議攝取量

詳見P287附錄二說明。

基礎型　☐保健食品　☑保健食品成分

維生素B_6
(Pyridoxine)

蛋白質代謝利用的營養素

❶ 蛋白質和胺基酸的代謝功能。

❷ 舒緩經痛、頭痛的不適，可鎮定情緒。

維生素B_6泛指吡哆類物質總稱，作為幾種輔酵素型構成分，參與身體各種功能，尤其作為蛋白質和胺基酸多種代謝角色，即在轉胺、去胺、脫羧及轉硫等作用機轉方面擔任輔酶角色，同時參與部分會影響生理及心理健康的生化反應，像女性經前症候群的痛經、頭痛、無力狀態以及孕婦懷孕初期之劇烈孕吐等，維生素B_6具有舒緩作用。

其與脂質代謝也有很大關聯，使其被身體充分利用。此外，對大腦神經傳導物質的合成、腦部能量轉換及提高正面情緒均有效用，而在造血方面，也同樣需要維生素B_6的輔助。

營養博士的提醒

腸道細菌具有合成維生素B_6效用，即使飲食中攝取不足，尚不致發生嚴重缺乏，若同時服用抗生素、治療帕金森氏症的L-Dopa和抗結核病的Isoniazid的藥物，就可能會出現短缺問題，引起身體的不適，需要特別注意。

臨床上有每日使用50～1,000毫克之大劑量的維生素B_6作為經前症候群的輔助治療。

缺乏的話

短期缺乏時，會出現脂漏性皮膚炎、口腔炎、舌炎等問題；長期缺乏時，血紅素會減少，易引起貧血，會出現暈眩、噁心、嘔吐、情緒低落、抽筋、意識不清、體重減輕、抑制免疫功能、抵抗力弱等症狀。

天然好食物

- **動物性食物**：蛋、乳酪、動物肝臟、瘦肉、腎臟、魚類。
- **植物性食物**：啤酒酵母、小麥胚芽、大豆、甘藍菜、糙米、胡蘿蔔、燕麥、花生、蜂蜜、橘子。

每日建議攝取量

詳見P287附錄二說明。

基礎型　☐保健食品　☑保健食品成分

維生素C
（Ascorbic Acid）

良好的抗氧化物質

❶ 促進膠原蛋白合成。
❷ 促進鐵的吸收，預防貧血。

維生素C又稱抗壞血酸，是目前最常使用的維生素。參與體內至少300種以上的生化反應，包括組織生長及修復、腎上腺荷爾蒙合成、神經傳導物質合成，並具有促進細胞間膠原蛋白的合成，人體組織細胞、血管、骨骼、牙齒、牙齦的成長及修復都有賴膠原蛋白。

維生素C亦是重要抗氧化物質，具有清除細胞自由基功能，防止細胞的過氧化傷害，延緩老化，並能破壞病菌的核酸物質，促進干擾素的製造，有效瓦解病菌的攻擊，防止發炎，提高免疫力。也能促進鐵的吸收，具有改善貧血效用，同時協助肉鹼及腎上腺素的合成，以對抗壓力。另外，維生素C可抑制皮膚酪胺酸酶的活性，減少黑色素形成，降低黑斑、雀斑形成。

營養博士的提醒

維生素C與維生素E、β-胡蘿蔔素一起作用時，對抗自由基的效果具有加乘作用，維生素C是直接與羥基自由基作用，產生不活躍的自由基產物之後，代謝成草酸排出體外。維生素E則為分布在細胞膜表面、血液脂蛋白和腎上腺中，保護細胞膜不受傷害。β-胡蘿蔔素會與脂質過氧化自由基結合，中斷連鎖反應，或是阻止過氧化傷害。

缺乏的話

細胞與細胞的結合鬆弛，牙齦易出血及皮下點狀出血、關節痠痛、皮膚失去光澤或皺紋產生，加快衰老速度、降低抵抗力。

天然好食物

- **植物性食物**：最常見於綠色蔬菜、漿果及枸櫞類水果，芭樂、柑橘、奇異果、玫瑰果、針葉櫻桃、草莓、番茄、芥菜、橄欖菜、甘藍菜芽、青花菜、菠菜、辣椒、青椒、蘆筍、豌豆等。

每日建議攝取量

詳見P286附錄二說明。

基礎型　☐ 保健食品　☑ 保健食品成分

維生素D
(Vitamin D)

可以從陽光中製取的維生素

❶ 維護骨骼與牙齒正常生長、發育及健康。
❷ 促進鈣、磷在腸道的吸收率。
❸ 具似荷爾蒙之多種生理及生化代謝調節的作用。

維生素D為脂溶性維生素，包括維生素D_2、D_3。食物會提供維生素D_2、D_3，在小腸中與膽鹽、脂質一起被吸收形成乳糜微粒，進入乳糜管淋巴系統運送被身體利用；植物性食物中的麥角固醇經紫外線照射後會生成維生素D_2，人體皮膚下之7-脫氫膽固醇，經紫外線照射後生成維生素D_3，再進入血液，這就是維生素D被稱為「陽光維生素」的原因。

當維生素進入身體後，在肝臟及腎臟分別經活化代謝為有類似荷爾蒙作用的活化型維生素D，具有種種的生理及生化代謝調節作用，如在腸道可經由促進一種鈣結蛋白質的合成，幫助鈣、磷在腸道的吸收率，將血液中的鈣送至骨骼，並協助骨骼鈣化。在身體血鈣濃度低時，可和副甲狀腺激素協同作用，增加腎小管對鈣的再吸收和促進骨鈣的的解離來提升血鈣濃度。如體內沒有足量的維生素D，補充再多鈣質，身體利用率依舊很低。

營養博士的提醒

老年人合成和利用維生素D的能力降低，單純靠曬太陽不能充足獲取，更需要注意飲食或維生素D保健食品的補充。若是有腎臟疾病、肝硬化者，會影響維生素D的代謝，則需補充活化型維生素D。

缺乏及過量的話

兒童缺乏，長牙的速度緩慢，出現嚴重齲齒、肌肉軟弱或無力；若為成人缺乏，肌肉會軟弱、抽筋、骨頭疼痛、膝蓋痠痛，會造成髖骨、脊椎和其他骨骼的骨折。若是老年人缺乏，則為骨質疏鬆症。長期或短期大量服用維生素D，會因血鈣濃度提高形成高血鈣症，囤積在腎臟會引起腎結石或腎功能失調引發尿毒症。

天然好食物

- **動物性食物**：動物肝臟、鮭魚、鮪魚、蛋。
- **植物性食物**：燕麥、番薯。

每日建議攝取量

詳見P286附錄二說明。

維生素E
（Vitamin E）

具抗氧化作用

❶ 促進性荷爾蒙分泌。
❷ 重要的抗氧化物質、保護血管。

維生素E是脂溶性維生素，又稱生育醇，和油脂一起攝取的效果最佳，存在於動、植物性食物中，芝麻、核桃、南瓜子及肉類均有豐富含量。維生素E是生育醇與三烯生育醇的總稱，自然界共有8種不同的結構，有些生理活性也不盡相同，但顧名思義就是對生殖系統有用處的維生素，能夠促進性荷爾蒙的分泌。

維生素E能與脂質共存，並分布在細胞膜上，接受自由基攻擊後會先行氧化，避免細胞膜上的多元不飽和脂肪酸受到氧化形成過氧化物質，是重要的抗氧化物質。當體內組織或細胞受到氧化壓力時，維生素E的需求相對增加，以保護細胞免遭傷害，具有保護血管，改善血液循環，預防氧化型低密度膽固醇之形成，降低腦血栓、冠狀動脈栓塞等心血管疾病。

缺乏的話

會造成紅血球細胞膜的不飽和脂肪酸氧化而損壞，導致紅血球破裂形成溶血性貧血。孕婦缺乏維生素E，容易出現流產及子宮異常情形。出生嬰兒缺乏的話，會提高溶血性貧血發生率，紅血球數目會減少，血紅素濃度降低，甚至有黃疸症狀。

天然好食物

- **動物性食物**：動物肝臟、蛋類。
- **植物性食物**：植物性油脂（小麥胚芽油、酪梨油、橄欖油、亞麻仁油）、核果類、豆類、綠色蔬菜。

營養博士的提醒

補充維生素E時，不宜同時補充鐵質，因為無機型式的硫酸亞鐵會破壞維生素E效用，有機型式的葡萄酸亞鐵會保留維生素E的完整性。服用抗凝血藥物時，維生素E的補充不能超過1,200I.U。若是高血壓患者的補充，需從低劑量開始漸進增加。

每日建議攝取量

詳見P286附錄二說明。

維生素K
(Vitamin K)

人體血液凝固必需物質

❶ 幫助凝血因子，防止傷口出血過多和體內出血。

❷ 參與骨骼的形成及修復。

維生素K可幫助凝血因子活化，產生凝血作用的維生素，是人體傷口出血血液凝固的必需物質之一。身體的止血機轉，是一種為保護血管受傷的停損反應，維生素K在凝血、穩固血栓及修補傷口作用上擔任重要輔助角色，可以避免傷口出血時間的加長，降低生命風險。更可以改善女性月經期間大量出血、經常流鼻血症狀，對防止內出血及血管破損的體內出血一樣具有作用。

維生素K並參與骨骼的形成及修復，是合成骨蛋白的重要物質。骨骼形成的營養素來源有鈣、膠原蛋白、維生素C、D、K，彼此之間的關係非常密切，缺一不可。當肌肉中的鈣不足時，維生素D會從骨骼中調派鈣至肌肉，而維生素K也具有調節骨骼中鈣質流失的作用。

營養博士的提醒

維生素K有K_1、K_2、K_3三種結構的同質異構物，K_1從植物中攝取，尤其是綠色蔬菜；K_2從微生物攝取，包括各種發酵食品的細菌，如起士、醃漬物；K_3是合成的維生素K。從植物、微生物攝取維生素K不會有攝取過量問題，但服用K_3過量（超過標準50倍以上）可能會有影響健康的副作用。

一般飲食中含有豐富的維生素K，單由飲食來源即能滿足。動物實驗發現，大劑量的維生素A或E補充劑都會影響維生素K的狀況。

缺乏的話

凝血功能會出現異常現象，兒童骨骼、成長發育受限。

天然好食物

- **動物性食物**：動物肝臟、蛋黃、肉類。
- **植物性食物**：蘆筍、青花菜、甘藍菜、綠色蔬菜、黃豆、小麥、燕麥。

每日建議攝取量

詳見P286附錄二說明。

銅

（Copper）

改善貧血及皮膚的必要營養素

❶ 幫助血液中鐵蛋白質的形成。
❷ 維持皮膚、骨骼、締結組織的健康。

銅在人體中有許多功用，為許多酵素的必需成分，而這些酵素又是氧化反應所必需，包括血漿銅藍蛋白、細胞色素C氧化酶、超氧化物歧化酶、離胺酸氧化酶和酪胺酸酶等，是人體必需礦物質，有助皮膚、骨骼、血紅素及血紅球形成。

紅血球的內部與外部同時有銅的存在，在血紅素形成時扮演催化角色，幫助血液中鐵蛋白質的形成。另外，還能幫助鋅及維生素C合成膠原蛋白，維持皮膚、骨骼、締結組織的健康。參與黑色素、正腎上腺素及血清素的代謝，銅也能使免疫作用維持適當功能，此可能由於銅的抗氧化功能有助於保護免疫細胞，抑制其過氧化傷害。

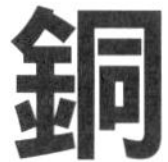

營養博士的提醒

體內銅的含量和鋅、維生素C有關，銅的量攝取過多時，鋅、維生素C的量就會降低，相對地會降低體內銅的含量，因此建議飲食需均衡，不要偏食。

缺乏或過量的話

人類膳食缺乏銅並不常見。血銅濃度低可見於腎病症候群、口炎性腹瀉和缺鐵性貧血，以及全靜脈營養的患者，嚴重缺乏會導致貧血，與缺鐵性貧血症狀類似，亦可能造成血管硬化、免疫功能欠佳和低抗氧化功能。

過量攝取會有中毒現象，大量的銅堆積在肝、腎、腦及其他器官中，以致引起肝炎、腎功能不全和神經系統損害。

天然好食物

- **動物性食物**：動物肝臟、海鮮類、牡蠣、蝦、螃蟹、貝類。
- **植物性食物**：核果類、豆類、糖蜜、青花菜、大蒜、蘑菇、蘿蔔、甜菜、花生。

每日建議攝取量

成人的每天攝取量約為900微克。

鉻

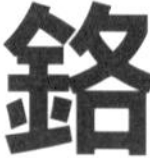

（Chromium）

活化胰島素受體

❶ 維持細胞對葡萄糖的攝入，順利進行醣類代謝。

❷ 減肥元素、促進脂質代謝，避免發胖。

鉻是人體所需的微量礦物質，存在於肝臟、腎臟、脾臟及血液之中。可以從食物中獲取，並在體內轉化成葡萄糖耐受因子（GTF），與礦物質、維生素、胺基酸物質合成複合體而促進胰島素受體的活性，共同協助葡萄糖的正常代謝。

鉻是活化胰臟分泌之胰島素的重要營養素。當吃進體內的醣類被分解為葡萄糖，由小腸吸收後，血液中的血糖會上升，此時的胰臟會分泌胰島素，幫助肌肉細胞及脂肪細胞攝入葡萄糖，供細胞利用，鉻能夠活化胰島素，順利進行醣類的代謝工作。

由於鉻具有促進葡萄糖被肌肉細胞利用的功能，調節脂質代謝，因此常被用來作為減肥元素，運動可促使葡萄糖被身體利用，不會囤積體內形成過多脂肪變成肥胖者，並影響血中膽固醇濃度。

營養博士的提醒

目前市售含有鉻離子成分的保健食品，常只標示鉻，未詳細說明是有機鉻（如鉻酵母）或無機鉻，前者的吸收率比後者吸收率高，選購時，需要確定成分來源。

缺乏的話

長期攝取不足，葡萄糖不能有效進入細胞被身體利用，而影響正常血糖濃度以及使血液中膽固醇和三酸甘油酯濃度上升。可能缺鉻的人包括全素者和營養不足的兒童，年長的人也會因為老化而缺鉻， 因而升高了第2型糖尿病的風險。

天然好食物

- **動物性食物**：牛肉、雞肉、魚肉、海鮮、牡蠣、蛋類、乳製品類。
- **植物性食物**：全穀類、豆類、堅果、蘑菇、新鮮水果、穀類、啤酒酵母。

每日建議攝取量

男性的每天攝取量是35微克，女性是25微克。

 基礎型　☐保健食品　☑保健食品成分

膠原蛋白
（Collagen）

維持身體架構的蛋白質

❶ 可維持皮膚彈性、預防老化。
❷ 促進傷口癒合與組織修護。

人體有16%是蛋白質，其中有30%是膠原蛋白，是人體含量最多的蛋白質，分布在體內締結組織及細胞間質，是細胞與細胞間的聚合物，以纖維狀及膜的型態存在體內，具有彈性及伸縮性，與肌肉或器官一起負責體內的新陳代謝，無間斷地在體內進行分解及合成工作，以維持皮膚彈性，預防老化。

主要作用在於製造內臟、器官的支撐架構，打造身體的架構。另外，會以黏膠的型態存在細胞與細胞之間，有如黏著劑一樣維持細胞的結構。人體內的骨頭約有80%的膠原蛋白，使鈣質與骨細胞結合，保持彈性。骨骼與肌肉的連接由膠原蛋白擔綱，稱為肌腱；骨與骨相連的膝蓋、關節等軟骨組織，同樣少不了膠原蛋白。

傷口癒合與組織修護的機制都有膠原蛋白的參與，不僅可以堵住傷口出血，還會吸引免疫細胞抗菌進行殺菌，刺激細胞製造膠原蛋白進行增生及重建，減少結疤發生。

營養博士的提醒

人體可合成膠原蛋白，多攝取維生素C可以幫助膠原蛋白合成。有關外用或直接飲用即可發揮作用的功能訴求尚缺乏科學實驗證據。身體老化時，避免身體膠原蛋白加速分解是比較重要的策略，如避免過度日曬、搽一些保濕保養品、多喝水和適當的運動，才是延緩肌膚老化的根本之道。

缺乏的話

皮膚衰老下垂、傷口癒合緩慢、關節發炎、骨骼痠痛等問題產生。

天然好食物

- **動物性食物**：牛、豬、羊、雞、鴨、鵝、魚的皮、骨骼與筋腱。

每日建議攝取量

無適當建議攝取量，從食物中攝取為佳。

基礎型 ☐保健食品 ☑保健食品成分

鋅 (Zinc)

左右兩性生殖器官的發育

❶ 主要存在肌肉與骨骼中，有助維持性器官的正常發育及功能。
❷ 能夠維持細胞的正常免疫功能及正常的味覺和嗅覺功能。

鋅屬微量礦物質，人體僅有2～3公克，卻是不可或缺，且對身體生理功能有很大效用的礦物質，是皮膚、指甲、骨骼、肌肉、睪丸等組織或器官成長時的必需營養素。90%的鋅主要存在肌肉與骨骼中，其餘的10%則在血液中扮演重要的功用，可以維持細胞的新陳代謝。

鋅參與核酸、蛋白質的合成，同時是細胞、組織代謝時所需酵素的輔因子，有數百種的酵素活性都需要鋅的協助，包括前列腺合成性荷爾蒙有關，能夠維持精子的活性。鋅是抗氧化酵素活性的必要因子，對於抗病菌、抗自由基及防癌具有一定功效。鋅亦為維持維生素A在血液中的正常濃度所必須，及增進濾泡激素和黃體素的作用，可維持細胞的正常免疫功能。鋅對於味覺及嗅覺還能夠保持正常功能，可以品嚐食物的美味。

營養博士的提醒

過量補充的鋅可能會有不良副作用，如嘔吐、腹瀉、絞痛、反胃、降低免疫功能和抽搐，也可能干擾銅的利用率而降低高密度脂蛋白膽固醇。食用前，請先與醫師、營養師商議，不要自行服用補充劑，建議在三餐飲食中攝取較為安全。

缺乏的話

缺鋅與常吃加工食品有關，會出現指甲白斑、食慾變差、味覺遲鈍、皮膚發癢、頭髮乾枯、傷口癒合差、精神性嗜睡、黑暗適應異常、容易感染疾病等。根據研究，動脈硬化、糖尿病、帕金森氏症、失智、男性不孕、陽萎、月經不規則、攝護腺炎都可能與缺鋅有關。

天然好食物

- **動物性食物**：蛋、牡蠣、豬肉、牛肉、雞肉、火雞、羊肉、起士。
- **植物性食物**：大豆、大麥、小麥、玉米、芝麻、核桃、啤酒酵母、酵母菌。

每日建議攝取量

詳見P289附錄二說明。

基礎型　□保健食品　☑保健食品成分

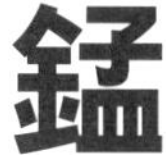

錳（Manganese）

人體發電機粒線體的好幫手

❶ 醣類、脂質代謝必需的元素。

❷ 參與骨骼、關節及締結組織的生長及發育。

❸ 維持細胞粒線體功能正常。

錳是灰白色金屬，18世紀時，瑞典化學家強納恩・戈哈（Johan Gahn）嘗試要從軟錳礦分離出來，並未成功，爾後由他的好友分離成功，命名為錳，該字意係指需要經過特殊處理之後才具有磁性。可是直到20世紀的30年代，才經由動物實驗得知，錳是人體重要的礦物質元素，成人體內含有12至20毫克的錳，主要貯存在肝臟、腎臟和腦中。

錳在體內的主要功用為擔任醣類、脂質代謝時所必需的酵素輔因子和活化劑，同時參與骨骼、關節及締結組織的生長及發育，是維持人體正常功能的重要礦物質。

由於細胞中粒線體運作需要錳的協助，包括粒線體中的超氧化物歧化酶的作用，所以在粒線體較多的組織中含量較高，粒線體很像人類的發電機，就像是人體的能量工廠，粒線體功能正常，才有辦法穩定細胞的正常運作。此外，錳酵素也參與尿素循環、代謝。

營養博士的提醒

錳是一種礦產，若居住在靠近工廠和交通頻繁的公路，可能會吸入較高濃度的錳，若錳化合物或廢棄物被排入水中，需要注意有可能攝入含高量錳的水。其上限攝取量為每天11毫克，可避免神經傷害。

缺乏及過量的話

錳廣泛存在於動、植物體中，飲食正常，不易缺乏，在臨床案例中缺乏相關病例報告，但在動物實驗中，缺乏錳會減緩血小板凝結速度，造成發育遲緩、骨骼和生殖機能的障礙。

過量攝取錳的情形常見於職業災害中，會有嚴重的神經系統疾病、四肢震顫、肌肉僵硬、行動障礙。

天然好食物

- **植物性食物**：種子類、豆類、小麥、大麥、薑、蔥、茶葉。

每日建議攝取量

男性的每天攝取量是2.3毫克，女性是1.8毫克。

鍺
（Germanium）

超優的抗氧化物質

1. 強化免疫系統和防癌作用。
2. 促進心血管及神經系統功能。

鍺存在所有有機物質之中，1886年由德國科學家克萊門・魏克勒（Clemens Winkler）發現並命名而來，是一種藥用礦石，在體內屬於微量礦物質。

癌細胞適合在低氧或無氧環境下生長，而鍺在人體細胞組織之中具有促進釋放氧分子作用，可以提高細胞供氧能力，致使癌細胞不易生存繁殖、凋零。

鍺還是良好抗氧化物，可以協助身體避免受到自由基的傷害，預防心血管疾病、癌症的發生率。更重要的是，鍺會促進人體各種酵素的活化，進而改善身體代謝機能，提高營養物質被身體的利用效率。

鍺也是一種作用快速的止痛劑。有機鍺亦可攜帶氧以提高組織含氧量，有助維持免疫系統的正常運作。

缺乏及過量的話

從日常飲食攝取鍺是不會對人體造成危害，長期缺乏鍺，會降低免疫機能及抵抗力。

食用比食用量高出100～2,000倍高量鍺，會導致腎中毒，若長期服用無機鍺鹽，如二氧化鍺，也會有中毒可能性。

天然好食物

- **植物性食物**：青花菜、香菇、靈芝、蘆薈、綠藻、海帶、大蒜、芹菜、洋蔥。

營養博士的提醒

鍺最好由食物中攝取，如身體需要時，亦可適量補充保健食品。

每日建議攝取量

目前國內和美國均未訂定鍺的每日建議攝取量，以安全劑量建議成人每天攝取30毫克為安全服用量。

 基礎型　☐保健食品　☑保健食品成分

磷
(Phosphorus)

形成骨骼及牙齒的重要原料

❶ 對於人體生長及發育占有重要角色。

❷ 醣類、脂質代謝中的輔因子、有助血液酸鹼值平衡。

磷在體內的含量屬於第二高，存在於人體所有細胞，約有80～90%存在於骨骼及牙齒，其他的10～20%則分散在軟體組織與體液中，對於人體生長及發育占有重要角色。

磷是形成骨骼及牙齒最重要的原料，亦是細胞生長、心肌收縮、維持腎臟功能不可或缺的必需營養素。此外還有幫助醣類及脂質轉換為能量的重要物質，是醣類、脂質代謝中的輔因子，可構成緩衝系統，保持體內鈣、鎂、磷的平衡，有助於血液中酸鹼值平衡及滲透壓的調節。

磷的吸收有賴活化型維生素D，如同促進鈣的吸收一樣。磷的排泄是經由腎臟，血液中的磷主要藉此機制而得調節，使各個細胞因而獲得磷。

營養博士的提醒

由於大部分的食物均含有豐富的磷，因此人體對於磷的攝取量常是偏高而非不足，對於慢性腎衰竭及高血磷患者必須要限制磷的攝取，要注意限制食用含多磷的食物。

另飲食中的磷有20～30%來自食品添加物，特別是糕餅、加工食品、起司、汽水、可樂。

缺乏或過量的話

素食者、服用抗酸藥物過量者、餵食牛奶的嬰兒、早產兒易有缺乏磷的情況，會妨礙正常發育，有肌肉軟弱無力、骨骼及牙齒發育不全問題，還會影響情緒易怒。飲食中的磷過多，會干擾鈣質吸收，引起低血鈣，造成骨質流失、精神狀態不穩定。此情形最易發生在鈣攝取不足的人身上，例如常以含磷較高的汽水、可樂化替牛奶的青少年。

天然好食物

- **植物性食物**：幾乎所有的天然食物都含有磷，如全穀根莖類、乾果及殼果類、蔬菜類、奶蛋豆肉、海產類。一般蛋白質含量高的食物，其含磷量也比較多。

每日建議攝取量

詳見P288附錄二說明。

 基礎型　☐保健食品　☑保健食品成分

膽素
（Choline）

親脂肪性的水溶性物質

❶ 維持細胞膜完整性、預防膽結石形成。
❷ 製造幫助記憶的化學物質，增強腦部記憶力。

膽素又稱膽鹼，屬於水溶性物質，但具有親脂肪的特性，乳化脂肪作用。主要作用在合成細胞膜結構的磷脂質，如膽鹼磷脂、神經磷脂，以維持細胞膜完整性。膽素有乳化膽固醇、防止膽固醇沉積在動脈血管壁及膽囊中，膽素還有協助肌醇作用，可以代謝脂肪和膽固醇，避免膽固醇在膽囊中形成膽結石。

膽素是神經傳導物質乙醯膽鹼的先質，是少數能夠穿過腦血管屏障的物質之一，能夠製造幫助記憶的化學物質，可以增強腦部記憶力，預防記憶力衰退、健忘，少了膽素，大腦功能與記憶皆會受損。同時還有參與人體內肌肉的控制。膽汁的調節、肝功能及卵磷脂的形成、荷爾蒙製造均需要膽素。此外，膽素也參與同半胱胺酸的代謝。

營養博士的提醒

膽素可以在體內自行合成，但在某些情況下，人體所合成的膽酸不敷所需，須再作補充。最好的補充方式是從食物中充分攝取，以獲取合成的原料。若要攝取膽素，要和其他維生素B群一起攝取，以利人體的吸收。膽素可能會增加體內的磷質，長期服用卵磷脂者，必須同時攝取鈣質以維持體內鈣磷的比例。

缺乏的話

可能引起肝臟脂肪堆積。如果孕婦缺乏膽素，會影響嬰兒腦部記憶的發育。缺乏膽素容易有煩躁、莫名興奮的狀態，並會出現動脈硬化、老年癡呆症、肝硬化、脂肪肝的症狀。

天然好食物

- **動物性食物**：動物內臟、肝臟、蛋黃。
- **植物性食物**：麥芽、花生、小麥、胚芽、全麥穀物、包心白菜、綠色蔬菜、馬鈴薯、啤酒酵母、豇豆、豌豆、番薯、玉蜀黍。

每日建議攝取量

詳見P288附錄二說明。

鎂

(Magnesium)

活化細胞的重要營養素

❶ 維持生命重要的礦物質。
❷ 具有安定神經，抵抗憂鬱情緒。
❸ 構成人體的堅硬組織成分。

鎂是鈣、磷之外的巨量礦物質，在體內約有25公克，一半貯存在骨骼及牙齒，另一半存在體液及軟體組織之中，其中血液中的鎂含量雖只有1％，卻是維持生命重要的礦物質，不足時，骨頭中的鎂會釋放出來補充，舉凡細胞新陳代謝、合成核酸及蛋白質、造骨、心跳都與鎂有關，同時在醣類及脂質代謝上扮演重要角色，是活化細胞的重要酵素的輔因子，大約有350種酵素需依賴鎂的運作。

鎂與鈣、磷一樣，是維持骨骼及牙齒健康的必需營養素，還有促進心臟和血管健康、肌肉和神經正常的功能。幫助調節血糖、促進正常血壓都需要均衡攝取鎂和鈣，以發揮協同和制衡作用，最佳比例為1：2～3。鎂亦是抗壓礦物質，具有安定神經、抵抗憂鬱情緒，可以預防鈣質沉澱在軟體組織和血管壁，避免腎結石及膽結石的發生。

營養博士的提醒

鎂與鈣的補充攝取必須平衡，彼此皆不能過量，如果因補充鎂必須增加鈣的攝取而未增加時，會引起嘔吐、肌肉痠痛及痙攣症狀，在攝取含有鎂和鈣的營養補充品時，需要注意二者的比例問題。

缺乏的話

攝取不足會出現煩躁、緊張、憂鬱、抽筋、失眠、對聲音敏感、肌肉痙攣和骨質疏鬆症等症狀，長期缺乏會引起心血管相關疾病，如血壓異常、血栓，甚至猝死。

天然好食物

- **動物性食物**：魚貝類、牡蠣、蛤蠣、牛奶。
- **植物性食物**：全穀類、小麥胚芽、綠色蔬菜、豆類、海藻類、核果類、芝麻、無花果、香蕉、啤酒酵母。
- 海洋深層水。

每日建議攝取量

詳見P288附錄二說明。

檸檬酸
(Citric Acid)

提升新陳代謝的重要推力

❶ 消除疲勞，活力加倍。
❷ 提高基礎代謝率、促進脂肪分解。

檸檬酸是柑橘類水果中的酸味成分，是一種有機酸，人體中有一個檸檬酸循環（TCA Cycle），此為英國化學家漢斯·克雷布斯（Hans A. Krebs）發現的生理作用機轉，意指吃進體內的醣類轉變為檸檬酸能量成分的分解過程，即葡萄糖先經糖解作用變成丙酮酸（或乳酸），丙酮酸再分經為乙醯輔酶A後即進入檸檬酸循環，便會持續轉換為檸檬酸、烏頭酸、異檸檬酸等各種型態的酸，並製造出熱量，最後變成二氧化碳和水排出體外。該循環對身體的健康產生重大影響，像是運轉順利、精神奕奕，或是運轉受阻、精神萎靡。

因此，如適量補充檸檬酸，讓檸檬酸循環正常運作，疲勞物質就不易蓄積在體內，能改善疲勞。此外檸檬酸另一個重要功能就是螯合作用，可包覆鈣、鎂等金屬礦物質，使其易由腸道吸收。

此外，檸檬酸還能改善血流及增強免疫力。

營養博士的提醒

食用含有枸櫞酸的水果，經過消化之後，未必能夠完全吸收檸檬酸的精華，若直接食用含有檸檬酸的飲品或含有檸檬酸的健康醋，反而能夠迅速吸收。

缺乏的話

體內的檸檬酸分量不足時，很容易有疲勞感，並會出現神經痛、牙痛及皮膚病、糖尿病、腎臟病的疾病。

天然好食物

- **植物性食物**：含有枸櫞酸的水果都有檸檬酸，如檸檬、柳橙、橘子、番茄、葡萄柚、草莓及柚子等，或經過發酵的水果、蔬果天然醋。

每日建議攝取量

一般建議攝取量為每日2公克，約相當半顆檸檬的含量。

☐ 保健食品 ☑ 保健食品成分

雙歧桿菌

(Bifidobacterium)

壞菌統統靠邊站

❶ 調節腸道菌叢平衡。
❷ 降低高血脂膽固醇。
❸ 防止便祕、保護肝臟功能。

雙歧桿菌又稱比菲德氏菌、B菌，是法國堤塞（Tisser）教授於1899年從母乳哺育的健康嬰兒糞便中分離出的菌種，屬於一種益生菌，能對腸道菌叢產生平衡作用。

雙歧桿菌是新生兒腸胃道中最早進駐的菌種，會隨著年齡變化；嬰兒出生後幾天內的菌數達到最高值，一歲以後，慢慢轉變成大人腸胃道的細菌族群生態，形成一種共生狀態，維持腸道菌叢生態平衡，抑制其他有害菌的生長。

雙歧桿菌與腸道有益菌處於共生狀態，能導正紊亂的腸道，減少有害菌的數量，維持腸道健康，不再經常腹瀉或便祕。並可抑制病菌在腸道黏膜表面，活化免疫系統，使人體產生免疫抗體，降低感染性和過敏性疾病，且有預防便祕，防止有害物質的生成和減少在腸道的停留時間，可降低腸道疾病和保護肝臟的功能。又雙歧桿菌及其代謝，亦具抑制腸道致癌物之生成與活化作用而降低腫瘤之發生率。另外可以直接吸附膽固醇，排出體外，且其在腸道所產生的有機酸，可抑制肝臟膽固醇的合成。有助降低高血脂膽固醇。

適用症狀

適用於腸胃不適、消化不良、胃脹氣、陰道搔癢、便祕、腹瀉、乳糖不耐症、長期服用抗生素、容易疲勞等的症狀。

營養博士的提醒

雙歧桿菌的營養來源是膳食纖維、寡醣等醣類物質，有利有益菌的繁殖，維持好的腸相。所以攝取雙歧桿菌的同時，要同時攝取含有這類物質的天然食物或保健食品。

攝取方法

雙歧桿菌是最常見的腸道益生菌，需要天天適量補充，同時要多吃蔬菜水果，打造適合生存的環境。

鐵
(Iron)

製造血紅素，維持生命重要的尖兵

❶ 構成血紅素的原料及肌紅素的成分。
❷ 預防貧血、增強身體抵抗力。

鐵為血液中含量最高的礦物質，是構成體內血紅素的原料及肌紅素的成分，血紅素是紅血球中的含鐵蛋白質，肌紅素是肌肉中的含鐵蛋白質，更為各種酵素，如氧化酶的成分。人體生長及懷孕期，皆需要攝取足夠的鐵，避免因鐵的不足而損害身體。

有50%的鐵是製造血紅素的主要原料，而血紅素的作用是將維持生命所需的氧氣從肺運送到全身，同時將全身細胞產生的二氧化碳送往肺部，進行氧氣交換。另外的50%則貯存於肌肉、肝臟、脾臟之內，提供身體細胞的能量，可預防貧血，並為製造免疫細胞的重要營養素，增強身體抵抗力。

營養博士的提醒

要促進鐵的完全吸收，必須同時增加維生素C的攝取，維生素C能使食物中的三價鐵還原為容易吸收的二價鐵，可以提高鐵的吸收，故飯後吃富含維生素C的水果有助鐵的吸收。

人體利用各種機制吸收鐵，並分送到體內各處，如此可將鐵的功能發揮到最大。人體處理鐵的型式受許多因素影響，但影響最大的因素是鐵的貯存量，如貯存量低，小腸的吸收鐵會更有效率。

缺乏的話

缺鐵的原因常與鐵的攝取太少、胃部缺乏足量鹽酸有關，前者會造成鐵的攝取不足，後者則會影響鐵的吸收，常會出現缺鐵性貧血。此外，月經量大的女性、孕婦、年長的人、挑食的兒童和完全素食者也容易缺鐵，主要症狀有、毛髮脫落、疲勞、臉色蒼白、頭暈、貧血等不適症狀。

天然好食物

- **動物性食物**：動物的肝臟、心臟、腎臟及血液、蛋黃、牡蠣。
- **植物性食物**：核果類、豆類、蘆筍、糖蜜、燕麥。

每日建議攝取量

詳見P289附錄二說明。

 基礎型　□保健食品　☑保健食品成分

纖維質

（Fiber）

終結便祕的好幫手

❶ 降低血膽固醇。
❷ 改善便祕、預防大腸癌。
❸ 排除體內有毒重金屬。

植物中部分不會被人體消化吸收的成分，雖然不提供任何熱量或養分，對人體卻有多層功能。分為水溶性和非水溶性兩種。水溶性纖維是指含在植物中的纖維素、果膠與黏液質，可在蘋果、燕麥麩、青花菜、甜菜、全穀類等發現；非水溶性纖維是指半纖維素、木質素，前者是不被人體消化分解但會吸附水分的多醣類，後者是不被人體吸收的纖維質，多在蘋果、胡蘿蔔、馬鈴薯、草莓、番茄裡。

纖維質能與小腸中的膽酸結合，隨著糞便排出體外，亦可促進體內膽固醇代謝為膽酸，以彌補由糞便排失的膽酸，另一方面亦可降低膳食中膽固醇酯的消化吸收率而降低膽固醇、穩定血糖值、降低糖尿病發生率。同時促進腸道蠕動、改善便祕、痔瘡及預防憩室病、大腸癌，並有助排除體內有毒重金屬。

纖維質不能為人體消化道的酵素分解，但大腸中的細菌可將水溶性纖維發酵成短鏈脂肪酸（乙酸、丙酸和丁酸），這些酸可提供大腸細胞的能量來源，丙酸可經吸收送到肝臟，抑制膽固醇合成酵素的活性而降低肝臟膽固醇的合成量。

營養博士的提醒

纖維存在蔬菜水果之中，每天必須要攝取五蔬果，才能攝取約30公克的纖維量。不過現代人每日僅攝取約10公克，數量太少，除了需多吃蔬果之外，還可補充含纖維質的保健食品。

缺乏的話

最常見的是便祕，若長久未能改善，將會提高大腸癌發生率。

天然好食物

- 植物性食物：全穀類、燕麥麩、青花菜、胡蘿蔔、豆製品、綠色蔬菜、芹菜、蘋果。

每日建議攝取量

一般建議成人每天攝取30公克或每1,000大卡熱量含14公克纖維質。

基礎型 ☑保健食品 ☐保健食品成分

小麥胚芽
(Wheat Germ)

來自小麥發芽的營養寶庫

❶ 降低脂質過氧化、幫助氧氣利用率。
❷ 補充體力，改善疲勞。

小麥胚芽是小麥發芽的部位，是營養寶庫，含蛋白質、泛酸、菸鹼素、維生素E、B_1、B_2、B_6及鈣、磷、鐵、鋅、鎂等營食素。

其中，所含豐富維生素E即α-生育醇，是抗氧化物質，可以降低脂質過氧化，延緩老化，減少心血管疾病發生率。所含的二十八烷醇能夠幫助氧氣利用率，改善肌肉肝醣貯存及運動反應能力。所含的維生素B_1、B_2、B_6非常豐富，可以補充體力，改善疲勞及預防腳氣病、口角炎等營養缺乏症。

然而長久以來，人們習慣食用白麵粉，棄小麥胚芽而不用，反而造成營養攝取不均衡的問題。又近年來一般年輕人吃太多速食與碳酸飲料，導致維生素B_1營養不足而沒有力氣，建議在飲食中加入可補充不足的小麥胚芽，且在促進醣類代謝，加強鈣質的吸收上會多有成效。此外，亦可搭配小麥胚芽油食用，可獲得更多的維生素E和亞麻油酸與α-次亞麻油酸等必需脂肪酸。

適用症狀

長期吃素營養不均衡、易疲勞及倦怠、體力不支、精神萎靡。

營養博士的提醒

小麥胚芽含有不飽和脂肪酸，會使麵粉氧化變質，所以磨製麵粉時會移除小麥胚芽，另行處理，但因小麥胚芽保存不易，購回後需貯存在冰箱冷藏室，並儘速食用。

攝取方法

小麥胚芽具有麥香味，天然製品可以直接添加在米飯、蔬菜中食用，或摻在飲品、乳製品中飲用。

引藻
(Cryptomonadales)

奈米級藻類的營養補充品

❶ 維持細胞正常發育。
❷ 誘發癌細胞凋零及細胞分化。
❸ 降低血中三酸甘油酯和調節血糖值。

引藻是橢圓形單細胞海藻植物，所含營養素能夠維持細胞正常發育，並含有脂小體增生活化受體（PPARs, Peroxisome Proliferator Activated Receptor）活化因子，是一種細胞核內荷爾蒙受體族群，可以誘發癌細胞凋零及細胞分化，並有助於降低血中三酸甘油酯及低密度脂蛋白膽固醇濃度，根據動物實驗，其能降低肝臟及血液中膽固醇的作用，係可增加促進膽固醇代謝為膽酸之酵素活性，並能增加糞便中膽固醇和膽酸之排泄量所致。而所含藍藻素類似紅血球的結構，具有補血作用。

引藻含有人體必需胺基酸、多種維生素、多種礦物質、葉綠素、類胡蘿蔔素和脂質，是維持人類正常發育的營養素。引藻屬於綠藻的一員，但兩者不盡相同，引藻體積比綠藻小，細胞壁很薄，很容易被人體利用。

引藻除可作為適當的膳食營養補充食品外，其所含某些保健成分亦具調節血糖的作用，其作用機制可能包括降低醣類的消化吸收率，並以其所含的PPAR活化因子，來提高胰島素作用的敏感度所致。

適用症狀

高血壓、高血脂、高血糖、體力不支、精神不佳、貧血、抵抗力低落、免疫力差、排毒、肥胖、肝臟及腎臟功能不佳、血液酸化引起的痠痛及疲勞。

營養博士的提醒

多數人食用引藻不會有任何副作用，但仍有少數人會出現不適的腸胃及過敏的短期不適應症，可降低食用量予以改善。

每日建議攝取量

以安全劑量建議每天攝取5公克。

基礎型 ☑保健食品 □保健食品成分

初乳

（Colostrum）

照護寶寶身體

❶ 有助身體養分吸收。
❷ 防菌作用、提高免疫力。

所謂初乳，一般的認定是指雌性哺乳類動物於產後2至3天內所分泌的乳汁，該乳汁呈淡黃色，含有高量的蛋白質、生長因子及免疫因子，具有維護新生寶寶健康的作用。

初乳的蛋白質、維生素D、維生素A、鐵比一般常乳為高，有助身體養分的吸收。牛乳並含有IgA、IgD、IgE、IgG及IgM五種免疫球蛋白，其中的IgG的含量約占8%至25%，比人乳為高，對病毒、細菌和酵母菌感染具有良好的防治作用，同時含有沙門氏菌、大腸桿菌和鏈球菌抗體，並可幫助雙歧桿菌的生長。另外含有乳鐵蛋白，有調節免疫功能。

目前市售的初乳補充劑多半是牛隻的初乳，由於生長因子在化學成分上和人類初乳有相似性，其中的IgE免疫球蛋白比例很高，可以有效提高免疫力。

一般補充初乳來提高免疫力就如同一種被動免疫。初乳濃縮物的抗微生物作用，主要是著重在腸胃道感染方面的預防，且初乳的補充劑量會隨著其中所含的濃縮免疫球蛋白濃度而有不一樣的保健效果。

適用症狀

可用來預防的症狀有：免疫力低弱、體力不濟、耐力不足、傷口癒合速度慢、老化。

營養博士的提醒

有生化醫學研究發現，初乳中的大部分免疫球蛋白在通過胃部的強酸環境及充滿蛋白質分解酵素的腸胃道後，大多已失去活性。因此初乳蛋白要達到提高免疫作用，可能需要食用較高的劑量才能得到效果。

每日建議攝取量

一般建議攝取量，每天16～20公克。

 基礎型　☑保健食品　☐保健食品成分

益生菌
(Probiotics)

維持腸道健康的有益菌

❶ 增加有益菌及降低有害菌數量。
❷ 活化免疫系統、抑制致癌物。
❸ 改善腹瀉、預防便祕。

益生菌可定義為「某一種或數種微生物，當餵食予人類或動物時，可增進其腸內菌叢之品質」，簡易來說是指能夠改變腸胃道中菌叢生態的有益菌的總稱，菌種廣泛，包含乳酸菌（Lactic Acid Bacteria）和酵母菌（Yeast），大多數乳酸菌都是益生菌。

人類使用發酵物釀製乳酸菌的歷史由來已久，因此乳酸菌一直被認為是安全、有益人體健康的發酵類食物。乳酸菌是利用醣類發酵，產生50%以上乳酸的細菌總稱，能夠幫助腸道維持酸性環境，抑制壞菌生長。乳酸菌種類繁多，依照細菌形狀可分為乳酸桿菌（Lactobacillus）、鏈球菌（Streptococcus）、明串球菌（Leuconostoc）、片球菌（Pediococcus）等，但也有乳酸不到50%，但仍有益腸道環境者，雙歧桿菌（Bifidobacterium）便是其中代表。乳酸菌所分泌的乳糖酶，能夠提升腸道乳糖酶活性，改善乳糖不耐症，避免引起腹脹與腹瀉。

營養博士的提醒

益生菌需持續食用，才有抑制腸道有害菌叢孳生、繁殖的作用。但益生菌不耐熱與酸，在100℃以上數秒就會滅死，購選時需注意益生菌活性。同時要補充益生菌的食物益生質（益生元、益菌生、益生素），如富含寡糖、膳食纖維的食物，包含全穀類、堅果類、豆類、蔬果類、海藻類。

乳酸菌種類	
來自腸內（人類或動物）	雙歧乳桿菌（*Bifidobacterium Bifidum*，雙歧桿菌、比菲德氏菌、B菌）
	龍根菌（*Bifidobacterium Longum*）
	嬰兒歧桿菌（*Bifidobacterium Infantis*）
	嗜酸乳桿菌（*Lactobacillus Acidophilus*，A菌）
	加氏乳酸桿菌（*Lactobacillus Gasseri*）
	乾酪乳桿菌（*Lactobacillus Casei*）
	唾液乳桿菌（*Lactobacillus Salivarius*）
來自食品或植物	保加利亞乳酸桿菌（*Lactobacillus Bulgaricus*）
	乾酪乳桿菌（*Lactobacillus Casei*）
	胚芽乳桿菌（*Lactobacillus Plantarum*）
	雷特氏乳球菌（*Lactobacillus Lactis*）
	嗜熱鏈球菌（*Streptococcus Thermophilus*）
	乳酸球菌（*Lactococcus Lactis*）

攝取方法

益生菌無法久駐於腸道，吃進人體後，部分或大部分會經由糞便排出，需時常適量補充。同時要多吃蔬果，打造其適合的生存環境。

 基礎型 ☑保健食品 □保健食品成分

啤酒酵母

(Brewer's Yeast)

製造啤酒時獲取的保健食品

❶ 提供營養補充及促進新陳代謝。
❷ 增強體力消除疲勞。
❸ 提高抗氧化力、改善便祕。

啤酒酵母是釀造啤酒時產生的副產品，一般啤酒的釀造是將麥芽煮熟後，再利用啤酒酵母菌發酵製成，當麥芽汁發酵完成後，沉澱在啤酒槽底層的啤酒酵母已吸滿營養，經洗淨加熱、去除苦味成分後的乾燥啤酒酵母就變成不含酒精，卻富含營養的保健食品。

啤酒酵母含有多種胺基酸、維生素B群、核酸、肌酸、膳食纖維、鈣、磷、鉀、鎂等營養素，參與人體重要的生化代謝工作，可做營養補充食品，並具促進新陳代謝的作用，可以增強體力及消除疲勞。鉀含量高，能夠維持血液中的鹽分，有效預防血壓上升。

另外含有豐富的抗氧化作用的麩胱甘肽、β-D-葡聚糖及麥角固醇，能夠中和自由基、提高免疫功能及延緩老化。所含的膳食纖維能夠調整腸道狀態，改善便祕。

補充啤酒酵母主要是為了攝取其所含的豐富營養素，因此並非活菌珠。故和一般補充活益菌的保健作用是不相同的。

營養博士的提醒

啤酒酵母的營養高，但有天然苦味，有些人不太能適應，通常廠家會添加對人體無害的添加物稀釋苦味及增加口感，但添加物對人體無益，選購時宜詳閱營養標示，啤酒酵母比例愈高者愈佳。市售啤酒酵母型式很多類，有粉狀、膠囊等，粉狀可添加在果汁、奶製品中食用。又啤酒酵母的蛋白質豐富，要攝取低核蛋白的痛風患者、腎臟病患者必須謹慎控制用量，並請教營養師。

適用症狀

慢性疲勞、容易倦怠及食慾不振、貧血、素食者營養補充、骨質脆弱、骨質疏鬆、血糖不穩定。

攝取方法

一般無臨床效果的建議劑量，每天2～10公克是較常見的建議攝取量，隨餐食用會有較佳的吸收效果。

 基礎型　☑保健食品　☐保健食品成分

寒天
(Agar)

具有豐富膠質的養生食物

❶ 抑制飯後血糖升值、降低血膽固醇。

❷ 預防便祕、避免肥胖。

寒天是一種從紅藻細胞壁萃取提煉的物質，由於生長在高緯度海域，因而得名。

寒天是日本人用的名稱，國人習慣稱為洋菜、石花菜；但在古代時，因為洋菜煮出來的是濃稠液體，又被稱為瓊脂。由於紅藻種類繁多，因此寒天的品質也會有所差異。早年的寒天多為條狀，近年來已發展出粉狀、顆粒狀等不同型式。

寒天含有豐富的水溶性纖維及膠質，含量約是蒟蒻的30倍。可以提供飽足感，有助減重，並可抑制飯後血糖升值，同時促進腸道健康，預防便祕，另可增加糞便中膽固醇的排泄，降低低密度脂蛋白膽固醇。所含的蛋白質、醣類、鈣、磷、鐵有助人體發育、成長及促進血液循環，還具有碘，可防止甲狀腺腫大。

寒天為良好的膳食纖維來源，補充時需同時攝取充足水分，以免便祕。此外，膳食纖維會阻礙礦物質及其他物質如藥物的吸收，如同時攝取藥物或保健食品時，宜錯開時間。

適用症狀

肥胖、血糖不穩定、便祕、腸道功能衰弱、排毒、甲狀腺腫大。

營養博士的提醒

寒天的顏色為淡黃色，但為了看起來有賣相，常會透過氧化氫（雙氧水）漂白顏色，因此選購時需要注意顏色，避免吃到添加過量的氧化氫。寒天、洋菜只能搭配正餐食用，不可取代正餐，否則長期下來，可能營養不良。

攝取方法

寒天可以調理成洋菜凍當點心，並能調製為涼粉為涼拌菜，或替代太白粉用來勾芡。

基礎型 ☑保健食品 □保健食品成分

綠藻

(Chlorella)

蛋白質豐富的鹼性營養品

❶ 補充每日身體所需養分。
❷ 排毒，強化免疫功能。
❸ 調節血脂和血糖濃度。

綠藻是生長在淡水的單細胞綠色藻類浮游植物，種類繁多，幾乎所有的綠藻都有葉綠體，含有帶有亮綠色的葉綠素、β-胡蘿蔔素、葉黃素，目前常被培養成為營養品的種類有C.vulgaris、C.pyrenoidosa、C.sorokiniana及C.ellipsoidea等。綠藻含有豐富的蛋白質、多種礦物質、多種維生素及膳食纖維，可以補充人體所需的一種保健營養食品。

綠藻所供給豐富的營養素，可維持身體生理作用及補充每日營養所需，因是鹼性物質，具有調節體內酸鹼值作用，降低疲勞、體力衰退毛病。且在綠藻萃取物中有一種「S-核苷酸胜肽」，可促進造血，也對改善貧血有效。細胞壁含有多醣體會產生干擾素，可增加吞噬細胞數量，又含大量β-胡蘿蔔素，是抗氧化物質，可以維持免疫細胞功能，具有防癌效果。

最近市售的綠藻保健食品有萃取自綠藻的製品，含有綠藻生長因子（CGF），方便食用、更易為人體吸收，具調整體質、滋補強身之作用。亦有培養含鋅的綠藻製成的保健食品（鋅綠藻片），所含的鋅有助維持能量、醣類的正常代謝，增進皮膚健康，維持生殖機能及生長發育。

適用症狀

體力不支、精神耗弱、貧血、抵抗力低落、免疫力差、排毒、肥胖、腎臟及肝臟功能不佳、血液成分變化引起的痠痛及疲勞。

營養博士的提醒

大部分的人不會有使用上的副作用，但仍有少數人會出現腹脹、腸胃不適、皮膚濕疹、過敏現象，有可能是短期的不適應症，可減少用量改善不適症。

每日建議攝取量

以安全劑量建議每天攝取5公克。

基礎型 ☑保健食品 □保健食品成分

酵母菌
(Yeast)

讓營養多兩倍的真菌

❶ 具有很高的營養價值，有助生理功能的運作。

❷ 含有許多活性物質，提高人體免疫力。

酵母菌與人類生活有密切的關係，最為大家熟稔的是利用酵母菌釀酒、醋及烘焙麵包。酵母菌是單細胞真菌，生命力強，生存的地點非常廣泛，土壤、植物體、動物體及食物均有它們的蹤跡，營養來源為糖分，不論是植物根部滲出或動物體分解的少量糖分，酵母菌均可以存活。

酵母菌具有很高的營養價值，含有蛋白質、維生素B群、核酸和鐵、鋅、硒、鉻等礦物質，有助生理功能的運作。而利用酵母菌所發酵的烘焙食物，可以改變胺基酸的成分及提高蛋白質利用率。

酵母菌含有許多活性物質，如維生素B群參與蛋白質、醣類及脂質的代謝功能，有助神經系統的正常作用，維持皮膚、黏膜的健康，還有促進腸內維生素合成的作用，以及促進維生素的利用率，參與體內的氧化還原。酵母菌所含的鋅、硒是抗氧化物，有提高人體免疫力，延緩老化、抗腫瘤、預防動脈硬化功效。

市面上有餵食高濃度硒元素的硒酵母菌製品，由於含硒濃度高，同時為安全性高的有機硒，實驗證明有預防某些癌症發生率之效果。亦有含高鉻濃度的酵母菌製品，可用於提高細胞對胰島素敏感度的效果。

適用症狀

腸胃不適、消化不良、胃脹氣、容易疲勞等症狀。

營養博士的提醒

酵母菌是優質活菌，最好的攝取方式是食用天然酵母菌烘焙的麵製品、酒類、發酵物，可以吃出天然原料的風味及益菌分解的香味。

攝取方法

沒有臨床效果的建議量。每天攝取2～10公克為較常見的建議量，隨餐食用，有較佳的吸收利用效果。

基礎型 ☑保健食品 □保健食品成分

螺旋藻

(Spirulina)

全方位的藻類補充品

❶ 改善營養不均衡、促進細胞新陳代謝。
❷ 抑制自由基對細胞的破壞。
❸ 防止及降低低密度脂蛋白氧化。

螺旋藻屬於藍藻的一員，生長在鹼性鹽湖的藍綠藻植物。螺旋藻含有全方位營養素，是補充營養不足及改善營養不均衡的優良食品，可促進細胞新陳代謝，增強體力、維持正常神經系統。含有8種人類必需胺基酸、高量的核酸、γ-次亞麻油酸、多種維生素、β-胡蘿蔔素、多種礦物質及特殊的藍藻素，備受矚目，而且是風行已久的藻類保健食品。

β-胡蘿蔔素是抗氧化營養素，具有抑制自由基對細胞的破壞，預防老化及慢性疾病發生率。γ-次亞麻油酸是多元不飽和脂肪酸，有助預防心血管疾病，核酸與藻藍素一起作用的抗氧化，對防止及降低低密度脂蛋白氧化具有功效。

螺旋藻是一種容易吸附栽培環境中的重金屬及化學污染的藻類，要避免購買到可能遭受污染的螺旋藻，需留意產品原料的培養地區，並注意其活性成分的含量，以確保產品品質。

營養博士的提醒

螺旋藻類在葉綠素分解時，會產生脫鎂葉綠酸鹽（TPP），這是引起光敏感現象的物質，經太陽曝曬後有引發皮膚炎之虞，食用時，需注意含量及攝取量。

螺旋藻含有苯丙胺酸，由於苯丙酮尿症患者無法代謝此種胺基酸，應避免食用，避免苯丙胺酸異常代謝物囤積腦內，造成損害。

適用症狀

可用來預防的症狀有：外食族營養不均衡、體力不支、精神不濟、高膽固醇、高血壓、便祕、減肥、肝病、癌症。

每日建議攝取量

以安全劑量建議每天攝取2～6公克。

基礎型 ☑保健食品 ☐保健食品成分

藍綠藻

(Cyanobacteria, Blue-green Algae)

具有完整營養的藻類保健品

❶ 提升抵抗力預防疾病。

❷ 改善貧血、腸道環境與功能。

藍綠藻是30億年以前地球上最早進行光合作用的生物，由於生長地方的陽光充沛，又在完整的有機礦物環境中生存，所以能夠保留來自陽光及礦物元素的營養能量。

藍綠藻的營養素很完整，含有9種必需胺基酸及11種非必需胺基酸、亞麻油酸及α-次亞麻油酸二種必需脂肪酸、鈣、鉀、硫、鐵、鎂、硼、碘、鉬、葉綠素、葉黃素、藻紅素、維生素A、維生素B群、維生素E、β-胡蘿蔔素，已經被全球公認具開發價值的微生物藻類。

因含有豐富的葉綠素，會被身體代謝，並轉化為血紅素，可預防貧血。β-胡蘿蔔素可刺激免疫系統，摧毀會傷害身體細胞的自由基，避免危害正常細胞。α-次亞麻油酸可在體內代謝為前列腺素，具有調節血壓和調節胃液分泌等作用，並可增加糞便中膽固醇的排泄，降低血膽固醇濃度以及心血管疾病的發生率。

所含的蛋白質可讓肝臟保持最佳功能，提高肝臟對毒素、酒精解毒作用。藍綠藻是鹼性物質，具有平衡酸性食物，改善體質作用。

藍綠藻所含的某些保健成分，包括一種短胜肽，具抑制血管收縮素轉換酶活性而有調降血壓的作用。

適用症狀

可用來預防的症狀有：體力差、精神不濟引起的嗜睡、貧血、抵抗力低落、免疫力差、排毒、肥胖、腎臟及肝臟功能不佳、血液酸化引起的痠痛及疲勞。

營養博士的提醒

多數人食用藍綠藻是不會有任何副作用，但因藍綠藻含碘，有甲狀腺問題的人需要詢問一下專業醫師及營養師是否可以食用。

每日建議攝取量

以安全劑量建議每天攝取3公克。

促進型　□保健食品　☑保健食品成分

PPARs活性劑

（Peroxisome Proliferator Activated Receptor Activator）

作用於血管和免疫的活化物質

❶ 平衡血脂。
❷ 穩定血糖。
❸ 調控慢性發炎。

脂小體增生活化受體（PPARs）活性劑是人體細胞核核內荷爾蒙受體族群（Nuclear Hormone Receptor Superfamily），細胞內有諸多功能需由細胞核內接受器（Ligand）活化後才會啟動，它就像一把掌管人體諸多功能的鎖，平時關閉，需要時透過鑰匙就能打開，與細胞內基因的啟動因子（Promoter）結合，影響基因表現。以活化免疫功能為例，當免疫細胞中的巨噬細胞、T細胞、B細胞、天然殺手細胞被活化後，就有攻擊外來侵入者的能力。

依據PPARs結構，分PPARα、β、γ三種型態，能作用於不同組織中的生理功能，PPARα作用於肝臟、骨骼肌及心臟，調控脂肪代謝和發炎反應；PPARβ作用於皮膚、骨骼肌，參與胚胎和骨骼發育；PPARγ作用於脂肪組織，調控細胞分化、脂肪形成和胰島素敏感度，也會表現在腸道、胸部等組織；此三者都會在血管壁和免疫系統進行表現。

PPARs平常不會啟動，但只要攝取蔬果、適度運動，就能活化PPARs。PPARs平常不會啟動，而飲食中的蔬果、運動調控等於一把鑰匙，攝取蔬果、適度運動，就能活化PPARs。

營養博士的提醒

不良的生活及飲食習慣、年紀增長都會導致PPARs活性降低，致使細胞內諸多功能變差，包含脂小體運作、胰島素代謝傳遞作用，影響正常代謝而出現高血壓、高血糖、高血脂及慢性發炎等不適感。但維持均衡飲食、規律運動習慣可活化PPARs作用。研究也發現綠藻、藍藻、引藻為提升PPARs活化劑，可以天天補充。

適用症狀

代謝症候群、高血壓、高血糖、高血脂、慢性發炎。

每日建議攝取量

依本類保健食品之作用特性的建議攝食量補充。

 促進型 ☐保健食品 ☑保健食品成分

β-菸鹼醯胺單核苷酸

(Nicotinamide Mononucleotide,NMN)

生命延長前驅物質

❶ 延緩血管老化。
❷ 降低心血管疾病風險。
❸ 促進提升粒線體功能。

β-菸鹼醯胺單核苷酸是近年來研究抗老的新論述。哈佛大學醫學院教授辛克萊(David Sinclair)經動物實驗，發現人體具有自動修復細胞機制，其中的菸鹼醯胺腺嘌呤二核苷酸(NAD)輔酵素扮演啟動長壽蛋白、延緩老化重要角色，不過NAD會隨著老化而減少，辛克萊發現補充NAD合成前驅物質NMN，能夠保持身體活力，逆轉青春。

NMN是人體可以自行合成的物質，屬於菸鹼酸(有稱維生素B_3)衍生物，菸鹼酸是菸鹼素的一分子，為構成體內氧化還原酵素的輔酵素之構成分，由於體內的Sirtuin蛋白具有抑制特定基因作用(包含老化)，過程中，需要NMN作為燃料。全身細胞都能製造NMN，再轉化成可利用形，也可以從食物中獲再利用，譬如：酪梨、番茄、花椰菜、高麗菜、大白菜、牛肉、蝦子等。不過想以食物補足所需並不容易，以花椰菜為例，必須吃進1公斤才能有1毫克。市面上的高濃度NMN製品，有從多種蔬果酵素萃取，或從單一蔬菜萃取再搭配其他複方營養素組成。

營養博士的提醒

動物實驗結果發現，NMN對年輕老鼠的改善有限，印證NMN會隨著年紀增長而遞減，年長者才需要補充，年輕族群均衡飲食即能補充體力。服用時需依照營養標示，避免過度食用，引起溫熱感、臉面和頸部皮膚發紅、頭痛等血管擴張反應的副作用。

適用症狀

自覺思路不敏捷、肝功能不佳、心血管功能不佳、血糖代謝不良。

天然好食物

- **植物性食物**：酪梨、番茄、花椰菜、高麗菜、大白菜。
- **動物性食物**：牛肉、蝦子。

每日建議攝取量

一次口服500毫克為安全劑量，但仍須依據年齡、個人健康等情況調整。服用前請詳閱營養標示或向相關醫事人員詢問。

β-葡聚醣
（Beta-glucans）

提高身體的全面抵抗力

❶ 具防癌之效，可抑制癌細胞增殖。
❷ 降低低密度脂蛋白膽固醇。
❸ 延緩飯後血糖急劇上升，提高耐糖力。

葡聚醣是一種多醣體，是由單醣分子聚合而成的大分子物質，多醣體在自然界中非常豐富，存在纖維質、甲殼類、真菌細胞壁等生物體中，不同物種來源的多醣體，結構與生理活性並不盡相同。若單醣分子為葡萄糖，就稱為葡聚醣。葡聚醣可分為α型及β型結構，α型通常不具活性，β型常具活性，鍵結有β-1,3-葡聚醣、β-1,4-葡聚醣、β1-6葡聚醣支鍵等型態。

β-葡聚醣可以刺激巨噬細胞與T淋巴細胞產生細胞激素，增強免疫細胞能力，除可提高身體全面的抵抗力，許多研究顯示，其具有抑制癌細胞增殖，達到防癌功能。還可與膽酸、膽鹽結合，增加糞便中的膽酸、膽鹽排泄量，降低血液中低密度脂蛋白膽固醇的含量，減少心血管疾病發生率的作用。

β-葡聚醣的黏稠性可延長醣類物質在胃部停留時間，提高耐糖能力，可延緩飯後血糖急劇上升作用，並具有益生質的特性，可以促進腸道益生菌的孳生。

適用症狀

肥胖、便祕、腸道障礙、高膽固醇、免疫力低落、糖尿病、排毒、癌症。

天然好食物

自然界有許多動植物皆含有天然β-葡聚醣，如纖維素、澱粉類、真菌食物，包括大麥、燕麥、青稞、靈芝、菇菌，但食物中取得的β-葡聚醣活性有限，若需高濃度活性，需要經過生技萃取方式取得。

營養博士的提醒

β-葡聚醣的來源很廣，購買時，需詳閱營養標示確定來源。

每日建議攝取方式

依產品配方型式之建議量補充。

γ-次亞麻油酸
（γ-linolenic Acid, GLA）

守護女性健康的好朋友

1. 參與前列腺素的代謝。
2. 具降血壓及血脂作用、抗炎。
3. 緩解經前症候群。

γ-次亞麻油酸是ω-6脂肪酸的一員，是人體重要脂肪酸，同時是形成前列腺素的先驅物。人體可以從ω-6必需脂肪酸的亞麻油酸自行合成，大部分需從食物中攝取。母乳之中含量高，其他則存在少數的植物之中，如月見草、黑醋栗、琉璃苣草等。根據研究顯示，有高達80%以上成年人的GLA呈現普遍不足現象，與身體老化、疾病、飲食不均衡及不良生活型態有關。

γ-次亞麻油酸主要參與前列腺素的代謝，經代謝後，GLA會轉變為前列腺素（Prostaglandin E_1，PGE_1），具有降血壓及血脂、抑制血小板凝結效果，在抗炎方面具有一定效果，可以緩解兒童常罹患的異位性濕疹、風濕性關節慢性發炎的不適症，對於荷爾蒙分泌不穩定所形成的經前綜合症候群亦有調節作用，能達到緩解功效。

營養博士的提醒

- GLA可以直接從琉璃苣油、月見草油、黑醋栗油、琉璃苣油獲得，也可以服用保健食品，但空肚食用，可能會有輕微噁心、稀便等情形，若出現此類不舒服，建議喝點牛奶舒緩不適症狀。
- 建議同時補充鎂、鋅、維生素C、菸鹼素及維生素B_6，可幫助人體迅速製造前列腺素，達到最佳效果。

適用症狀

經前症候群、異位性皮膚炎、濕疹、皮膚發炎、血壓不穩定、高血脂等。

天然好食物

- **植物性食物**：琉璃苣油、月見草油、黑醋栗油。

每日建議攝取量

以安全劑量建議每天攝取1.1公克。

 促進型　☐ 保健食品　☑ 保健食品成分

二十二碳六烯酸

(Docosahexaenoic Acid, DHA)

聰明脂肪酸

❶ 維護及提升視力。
❷ 提高學習力及記憶力。
❸ 預防老人失智症，延緩退化。

DHA是ω-3脂肪酸一員，構成細胞及細胞膜的主要成分，在人的視網膜、大腦細胞及精液中均有大量DHA的存在。人體可合成自同為ω-3脂肪酸的α-次亞麻油酸，通常可直接由飲食中攝取，即從深海魚中獲得。植物油中的α-次亞麻油酸會在體內轉換成EPA，而EPA則可轉換成DHA。

DHA對於視網膜感光細胞的光刺激傳導具有作用，可以迅速將訊息快速傳遞到大腦，提升視覺功效。是形成細胞膜及神經傳導物質的主要成分，可以提高學習力及記憶力，對於胎兒發育尤其重要，胎兒在母體時，DHA即開始累積於大腦中，出生前後速度激增，特別是腦神經的突觸部分；且DHA與神經傳導有重要關聯，是維持腦部機能的重要成分，因此懷孕及哺乳的媽媽需要增加攝取量，會使寶寶變得更為聰明。DHA對老人失智症也很有效，可延緩腦細胞的退化。

營養博士的提醒

DHA很容易氧化，對空氣和光線都敏感，所以選擇富含DHA的食物，需要注意新鮮度，並要特別注意保存時間及貯存地點，避免氧化變質。由於易氧化，需與維生素E及β-胡蘿蔔素等抗氧化物質同時攝取，降低氧化酸敗問題。

適用症狀

大量用腦的人，包括學生、考試族、上班族；記憶力不佳、不專心、健忘、關節發炎及痠痛、慢性過敏體質、懷孕及哺乳的婦女。

天然好食物

- 動物性食物：鮪魚、秋刀魚、鮭魚、鯖魚。
- 植物性食物：藻油。

每日建議攝取方式

以安全劑量建議每天攝取0.5～1公克。孕婦可增加攝取量，每天服用含2.7公克。

二十碳五烯酸

(Eicosapentaenoic Acid,EPA)

抗發炎的良性脂肪酸

❶ 降低血膽固醇及三酸甘油酯。

❷ 抑制血小板凝結，降低心血管疾病發生及減少發炎症狀。

EPA是ω-3脂肪酸族一員，帶有5個雙鍵的脂肪酸，人體能自行合成，可合成自同為ω-3脂肪酸的α-次亞麻油酸，通常可由飲食中獲取，深海魚類含量豐富，尤其是魚鱗會發光、背部是藍色者，包括鯡魚、鯖魚、鮪魚、沙丁魚、秋刀魚等油脂較多的魚種。這些魚生活在極低溫水域中，魚體脂肪不會凝固，這是因為這些魚類富含的不飽和脂肪酸擁有能保持液體而不凝固的特性，亦為生物適者生存的本能。市售的EPA多由魚體萃取、濃縮、脫臭、提煉而得。亦有由藻類萃取而得。

EPA主要的作用是可以經由增加糞便膽固醇的排泄，減少脂肪酸合成、提高及改變脂肪酸的代謝而降低血膽固醇。另外EPA可以降低脂肪酸合成酵素活性，降低脂肪酸合成，並能增加解脂酵素活性，提高脂肪分解速率等作用而降低血液中的三酸甘油酯。EPA具有增加血小板細胞膜及血管壁內皮細胞膜酵素的活化作用，代謝所產生的物質可經由抑制血小板凝集而可預防心肌梗塞及腦栓塞疾病發生。

營養博士的提醒

魚油不同於魚肝油，魚肝油是取自魚肝臟的保健食品，以提供維生素A及維生素D為主，市售另有名為鯊烯製品，係萃取自深海藍鯊魚肝臟的油，所含成分為鯊烯，此成分人體亦可以自行合成，常被誤稱為魚油。

適用症狀

高脂血症、高血壓、高血糖症、關節發炎及痠痛、自體免疫性疾病、憂鬱症、記憶力不佳、健忘。

天然好食物

- **動物性食物**：鯡魚、秋刀魚、鮭魚、鯖魚。
- **植物性食物**：藻油。

每日建議攝取量

一般在預防保健上，每天約需補充0.6～1.2公克；對心血管疾病及過敏、氣喘體質的保健，一般建議攝取2～2.5公克劑量。

山酮素

（Xanthone）

果殼中的營養金礦

❶ 維持血糖、血壓穩定。
❷ 改善過敏體質。
❸ 改善皮膚病。

山酮素是山竹果殼裡的營養成分。山竹是東南亞常見的水果，有「果后」之稱。一般來說，食用山竹果肉後，果殼就會直接被丟棄，不過在東南亞國家，山竹果殼是傳統藥材，用於治療腹瀉、感染、發燒等疾病。

研究發現，山竹生長在炎熱且陽光充足地區，為保護果肉成熟，外殼含有豐富植化素，可抗氧化、抗紫外線，其中之一就是山酮素。由於抗氧化能力卓越，有清除體內自由基、抗發炎、抑制細菌生長的效用，早些年已應用於皮膚病改善，藉由抑制痤瘡丙酸桿菌，改善皮膚發炎、青春痘等症狀，同時又增進皮膚屏障，改善皮膚過敏現象。

近年來，國內研究團隊以含高濃度山酮素萃取液進行動物實驗發現，山酮素的抗氧化能力可以抑制慢性發炎反應的系統運作，包含調節血糖、保護胰臟β細胞、提高胰島素敏感度、降低罹患糖尿病風險。而其抗氧化作用能抑制癌細胞的分裂、生長速度，甚至可延緩轉移時間。目前發現對於預防神經性退化疾病，阿茲海默症、帕金森症都有不錯的效果。

適用對象

心血管疾病患者（冠狀動脈硬化、栓塞）、心血管疾病高危險群（體重過重、家族病史）、神經性退化疾病患者（阿茲海默症、帕金森症）、神經性退化疾病高危險群（遺傳家族史）、糖尿病患者、皮膚病患者、癌症高危險族群等

營養博士的提醒

山酮素存於山竹的果殼中，無法以大量食用山竹果肉的方式來攝取。山酮素可能會減緩血液凝固速度，凝血功能不佳或近期準備手術者，必須避免食用。另外，山竹的糖分高，糖尿病、高三酸甘油酯患者必須謹慎食用。

每日建議攝取方式

一般建議每日攝取300～500毫克。

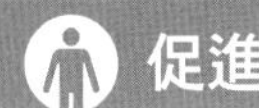

☐ 保健食品 ☑ 保健食品成分

白藜蘆醇

(Resveratrol)

果皮中珍貴成分

❶ 抗氧化，消除自由基。
❷ 抗發炎。
❸ 保護肝臟功能。

白藜蘆醇是一種非黃酮類的多酚物質，存於天然水果和蔬菜中，主要來源有葡萄、藍莓、桑椹、花生、大豆等植物。以葡萄釀製的紅酒中亦含有白藜蘆醇。

現今研究白藜蘆醇功效的論文已超過萬餘篇，部分研究專注在抗氧化活性，由於白藜蘆醇含有芳族羥基基團（Aromatic Hydroxyl），可能與其他多酚化合物結合產生相乘作用，減少自由基形成和清除自由基的功能。

另一部分多以疾病研究為主，其中有促進血脂質代謝、保護心血管、改善胰島素敏銳度及葡萄糖耐受性、促進骨質健康、改善非酒精性脂肪肝、減緩黃斑部退化、提升認知及記憶力等，不過目前各研究結果仍停留在細胞及動物實驗的有效性，人體實驗結果仍受限小樣本數的偏差或有諸多不確定性，尚需更多嚴謹的研究方可佐證。

營養博士的提醒

因安全性尚未獲得證實，基於安全性考量，懷孕婦女、哺乳期女性、肝腎功能不佳者不適合食用。又因可能有抗凝血效果，不建議與相關抗凝血藥物、抗血小板藥物、非類固醇消炎類藥物（NSAIDs）一同服用，若有手術行程，至少三週前停止使用。

適用症狀

高血脂、體內慢性發炎、心血管功能不佳、血脂過高、新陳代謝症候族群、肝功能不佳。

天然好食物

- **植物性食物**：帶皮紅葡萄。
- **飲品**：紅酒、紫葡萄汁、桑葚、桑葚汁。

每日建議攝取量

服用市售白藜蘆醇補充劑，依據年齡、個人健康情況而不同，且並非完全沒有風險，服用前需向相關醫事人員詢問適當劑量。

 促進型　☐ 保健食品　☑ 保健食品成分

共軛亞麻油酸

(Conjugated Linoleic Acid, CLA)

有效扼阻體脂肪的脂肪酸

❶ 降低體脂肪以及血中膽固醇。
❷ 提高身體基礎代謝，增加能量消耗。
❸ 抑制過敏反應。

共軛亞麻油酸屬於不飽和脂肪酸的一員，在結構上是ω-6系列，是從次亞麻油酸產生的物質，但構造並不相同，也被稱為異構化次亞麻油酸，在代謝作用上扮演重要角色。

主要是從向日葵、紅花籽萃取的天然物質，在反芻動物的肉類及乳汁中也含有微量共軛亞麻油酸，由於反芻動物的胃中有微生物會協助消化食物，若食用到含有豐富次亞麻油酸的食物，消化器官的微生物就會將次亞麻油酸轉換成共軛亞麻油酸，因此袋鼠肉、羊肉、牛肉及乳製品等都是共軛亞麻油酸的來源。

共軛亞麻油酸能夠抑制脂蛋白脂解酶的活性，減少脂肪酸被細胞貯存至體內，降低脂肪合成，並促使脂肪氧化，有助減少體內脂肪酸的合成。另外，共軛亞麻油酸能夠提高身體基礎代謝，增加能量消耗。共軛亞麻油酸亦具有抗氧化功效，可預防氧化型低密度脂蛋白的形成，及在血管的沉積，並抑制過敏反應，抑制引發過敏的物質生成。此外，共軛亞麻油酸亦可增加免疫內生物質IL-2的分泌量及增加T細胞活性的免疫增強作用。

營養博士的提醒

共軛亞麻油酸是不飽和脂肪酸，不易保存，最好與具有抗氧化作用的維生素E配合食用，或是選購含有抗氧化配方的共軛亞麻油酸，避免氧化。

適用症狀

減重需求者、血壓不穩定、膽固醇過高、血脂過高、慢性過敏。

天然好食物

- **植物性食物**：葵花籽及葵花籽油、紅花籽油。
- **動物性食物**：牛油、奶油。

每日建議攝取量

以安全劑量建議，每天攝取共軛亞麻油酸的最佳攝取劑量為3～4公克。

多醣體

(Polysaccharides)

提高細胞活性的醣類

❶ 具活化細胞、提高免疫力。

❷ 清除自由基，降低血膽固醇，減少心血管疾病發生率。

醣類的舊稱為碳水化合物，是提供身體主要能量來源的營養素。醣類最小的單位是單醣，是最簡單的型式，所謂多醣體是指結構和分子量很大的多醣。

多醣體種類繁多，目前備受矚目的是高分子活性多醣，如靈芝多醣體、冬蟲夏草多醣體、巴西蘑菇多醣體，尤其是分子量在6,000～10,000 Dalton之間，人體可以利用的小分子多醣體，如α-D-葡聚醣、β-D-葡聚醣、β-半乳糖葡聚醣、β-（1-6）-D-葡聚醣蛋白質，因為醣不僅在人體生理運作上扮演熱量角色，並會附在細胞表面的醣蛋白質上，擔任溝通、辨識的媒介。

營養博士的提醒

目前市售的多醣體多從菇蕈類萃取而來，有許多人將之視為萬靈丹，但這是不可取的想法，多醣體為促進型保健食品，可以增強體內免疫細胞活性，必須再搭配營養均衡的飲食，方能有助身體的健康。

多醣體具有活化細胞功能，能夠提高巨噬細胞的吞噬能力，增加免疫系統功能，並具有抗氧化作用，可以清除自由基對人體細胞的攻擊，還有解毒功能，減少有毒物質對人體的傷害，同時可降低體內總膽固醇量，減少心血管疾病的發生率。多醣體並提高腸道益生菌數量，改善腸胃道功能。

適用症狀

抵抗力差、免疫系統低弱、心血管有障礙、排毒需求者、腸胃道功能不良。

天然好食物

- **植物性食物**：香菇、草菇、蘑菇、平菇、金針菇、猴頭菇、木耳、生鮮靈芝。

每日建議攝取量

依產品配方型式之建議量補充。

有機硫化物

（Organic Sulfide）

優質抗氧化劑

1. 抗氧化。
2. 抗發炎。
3. 促進呼吸道功效。

有機硫化物屬植化素的一種，多伴有難聞的臭味，常見於植物中的有大蒜素、蘿蔔硫素（Sulforaphane）、麩胱甘肽、吲哚（Indole）、異硫氰酸酯（Isothiocyanate）、硫辛酸（α-lipoic Acid）等。

有機硫化物散發的氣味多為植物的保護機制，以避免外來傷害。大蒜素是大蒜香氣來源，有驅趕昆蟲、殺菌作用，甚至有宗教用來驅邪；蘿蔔硫素、吲哚是十字花科蔬菜特殊氣味的來源，可以驅蟲、滅菌、防止空氣污染；異硫氰酸酯是白蘿蔔、蕪菁、山葵中特有的植化素，生食時會有嗆麻感，有嚇阻昆蟲之效。

近代研究指出，有機硫化物是優質抗氧化劑，具有清除自由基、解毒及排毒之功效，能活化免疫系統，對於防癌有一定功效，能阻止癌細胞生長並促進癌細胞凋亡，也能調節血脂質，預防心血管疾病以及降低代謝症候群的發生率。並有清除懸浮微粒污染物作用，改善呼吸道相關疾病及鼻過敏。

營養博士的提醒

有機硫化物中的大蒜素會影響某些藥物作用，如果喜吃大蒜或固定服用大蒜素、大蒜精者，需要長期服藥時建議先諮詢醫事人員。

適用症狀

代謝症候群、抵抗力低落、心血管功能不佳、癌症、膽固醇過高、慢性發炎痠痛、血糖不穩、血脂不穩。

天然好食物

- **植物性食物**：青花菜、蘿蔔、高麗菜、茄子、洋蔥、韮菜、青椒、菇蕈類、柳丁、蘋果、柑橘、梨子、莓果、葡萄等。
- **飲品**：茶、桑葚汁、精力湯、綜合蔬果汁

每日建議攝取方式

依產品配方型式之建議量補充。

促進型　☐保健食品　☑保健食品成分

杜莎藻

(Dunaliella)

天然類胡蘿蔔素含量高藻類

❶ 保護細胞。
❷ 有助降低血清GPT、GOT值。
❸ 保護角膜免受紫外光傷害。

綠藻是生長在淡水的單細胞綠色藻類浮游植物，種類繁多，杜莎藻屬單細胞綠藻，為光能轉化率高、生長緩慢的微細藻類。2008年國內產學生化研究者研究發現，經培養的杜莎藻體內存在初級或次級代謝物，包含β-胡蘿蔔素、α-胡蘿蔔素、葉黃素、玉米黃素、茄紅素等多種類胡蘿蔔素。

類胡蘿蔔素廣泛存在於自然界中，截至目前為止已發現600種以上，約有50種具有清除自由基的活性，其中又以前述五種的生理活性高，有抗老化、預防慢性病及老年性眼疾等功能。根據研究發現，杜莎藻富含天然類胡蘿蔔群素，含量高於胡蘿蔔，是最佳天然來源。

另有針對杜莎藻的動物實驗研究發現，餵食杜莎藻的實驗鼠GOT、GPT、TG（三酸甘油酯）、低密度脂蛋白膽固醇均有下降，不過人體研究尚待證實。目前杜莎藻的應用多為保護視力配方，主訴抗氧化作用。

適用症狀

可用來保護視力，預防或改善視網膜黃斑部病變、保護肝臟避免損傷、預防臟器及組織慢性發炎、控制癌細胞異變的防癌作用。

營養博士的提醒

β-胡蘿蔔素是維生素A的前驅物質，會在人體小腸內轉化成維生素A發揮功能，食用高劑量維生素A，會使人體產生中毒反應，但食用β-胡蘿蔔素就不會，同時證明富含β-胡蘿蔔素的杜莎藻是一種安全無毒的優質抗氧化劑。

每日建議攝取方式

依產品配方型式之建議量補充。

促進型 □保健食品 ☑保健食品成分

亞麻油酸
（Linoleic Acid）

與生命相關的脂肪酸

❶ 腦部重要脂肪酸，提高學習記憶力。
❷ 降低血中膽固醇、三酸甘油酯及體內發炎。

ω-6不飽和脂肪酸系列的脂肪酸包括亞麻油酸、花生四烯酸（AA）及共軛亞麻油酸（CLA），亞麻油酸是其中的一員，為人體必需的脂肪酸，但無法從體內自行合成，必須由食物中攝取。

亞麻油酸可以在體內轉化γ-次亞麻油酸，再由γ-次亞麻油酸轉變為花生四烯酸，有助人體腦部、視網膜、中樞神經系統的成長及發育，特別與腦部有密切關係，能提高學習、記憶力與認知能力。一旦體內的亞麻油酸攝取不足或比例不正確時，體內無法自行合成花生四烯酸，就必須藉由補充其他食物獲取營養，擁有足夠的花生四烯酸之後，身體才能健康成長。故花生四烯酸也富含於母奶內，是嬰兒發育不可缺少的營養素。

亞麻油酸還能助皮膚細胞的形成，使皮膚健康，並提高身體的免疫力，而且可壓抑發炎細胞，以及降低血液膽固醇和三酸甘油酯。

適用症狀

經前症候群、異位性皮膚炎、濕疹、皮膚發炎、血壓不穩定、高血脂。

天然好食物

- **植物性食物**：玉米油、紅花籽油、大豆油、葵花籽油。

營養博士的提醒

亞麻油酸是ω-6脂肪酸，存在玉米油、紅花籽油、大豆油、葵花籽油之中，必須與ω-3脂肪酸攝取的比例取得平衡，一旦比例增高時，會使花生四烯酸升高，則會促進發炎的物質合成。

每日建議攝取方式

一般必需脂肪酸包括ω-3脂肪酸的α-次亞麻油酸和ω-6脂肪酸的亞麻油酸，建議攝取量以總熱量的1%為宜，所以ω-6脂肪酸的亞麻油酸的建議攝取量約為總熱量的0.6%。

 促進型 ☐保健食品 ☑保健食品成分

芝麻素

(Sesamin)

小兵立大功的優質成分

❶ 抗氧化、抗發炎。
❷ 降低血壓。
❸ 減輕因酒精或四氯化碳引起的肝臟損傷。

芝麻是一種種籽果實類，在食物分類上屬於油脂類，油脂含量占總熱量78%、蛋白質約12%。從古至今多項研究指出，芝麻是有益健康及養生的食物，含有豐富植物性ω-3多元不飽和脂肪酸，即有植物性魚油之稱的α-次亞麻油酸（ALA）約56%，進入人體後可轉化合成EPA及DHA，有益身體健康。

芝麻素是芝麻中的另一獨特成分，分子結構與動物雌激素結構相似，是一種脂溶性抗氧化群芝麻木酚素（Lignans），具有豐富生物活性，能間接影響身體的生理代謝。

芝麻素在芝麻中的含量約0.5～1.2%，目前不少相關研究發現其具有強效抗氧化作用，有助人體維持血壓、血脂正常，無論是直接食用芝麻、芝麻油或經萃取後的芝麻素，都有小幅度的降血壓效果。另有研究指出，芝麻素可增加肝臟抗氧化能力，減少肝脂肪堆積、調節酒精代謝，幫助提升肝臟機能。不過，芝麻中的芝麻素含量不到1%，單吃芝麻不易達成保健需求，可以服用萃取純化後的芝麻素保健食品。

適用症狀

血壓不穩定、血脂過高、肝臟代謝脂肪功能不佳、肝臟功能不佳等。

天然好食物

- **植物性食物**：芝麻、芝麻粉、芝麻油、芝麻糊。

營養博士的提醒

芝麻也是種過敏原，若食用後有紅腫、發癢等症狀，就要立即停止。芝麻素常被應用於「助眠」的保健食品，但幫助睡眠的臨床實驗較少，有待大規模研究予以證實。可搭配維生素E或魚油，以提升抗氧化能力。

每日建議攝取方式

一般建議每日攝取15毫克。

促進型 □保健食品 ☑保健食品成分

苦瓜萃取物

(Momordica Charantia Extract)

有助調節血糖

❶ 調節血糖。

❷ 降低細胞發炎。

苦瓜是亞洲地區相當常見的蔬菜。追溯中醫醫典，苦瓜偏寒，有清熱降火的作用，果實、種籽、葉、莖、根等都具有療效。現今研究則發現苦瓜含有苦瓜素（Momordicin）、苦瓜苷（Charantin）、苦瓜胜肽（Insulin-like Peptide）、Cucurbutanoids、Oleanolic Acids等活性成分，有益身體健康。

苦瓜素泛指苦瓜的苦味來源，是不含醣的化合物，主要分布在葉與莖中；苦瓜苷是苦瓜素的一種含醣的化合物，分布在果肉裡。這兩種活性成分均有改善胰島素抗性、降低血糖的作用，並能降低細胞發炎反應。苦瓜胜肽是苦瓜獨具的蛋白質，是一種多胜肽結構，有類似動物胰島素功能，因此有「植物性胰島素」的稱號。有研究指出，苦瓜胜肽可提高胰島素接受器敏感度，協助細胞對葡萄糖的利用，促進胰島素釋放及作用等。苦瓜鹼能有效促進去氧核醣核酸（DNA）和核醣核酸（RNA）合成，降低細胞變異。目前市售苦瓜萃取物相關產品多應用調節血糖機制，又以苦瓜苷、苦瓜胜肽為主，有利穩定血糖。

營養博士的提醒

苦瓜萃取物屬於高濃度原料，雖然可以調整體質，但不可替代日常飲食，仍需適當運動並遵守病友生活。而且不是所有糖尿病患者食用苦瓜萃取物都有效，已經服用藥物者仍需要依照醫生建議使用。

適用症狀

血糖異常、血脂異常、糖尿病、高血脂、發炎感染。

天然好食物

- **植物性食物**：白玉苦瓜、山苦瓜、翡翠苦瓜、青肉苦瓜。

每日建議攝取方式

依照劑型不同而有差異，苦瓜乾燥粉末每天3～15公克、苦瓜萃取物建議一次口服300～1000毫克，但仍依據年齡、個人健康等情況而異。服用前需詳閱營養標示或向相關醫事人員詢問。

促進型　☐保健食品　☑保健食品成分

茶胺酸

（L-theanine）

放鬆快樂配方

1. 降低壓力、幫助睡眠。
2. 放鬆精神，有鎮定效果。
3. 改善情緒。

茶胺酸是茶葉中特有的游離胺基酸，白茶、綠茶、烏龍茶皆含有，但紅茶略低。研究顯示，茶胺酸化學結構能與麩胺酸（Glutamate）相似，這是一種大腦興奮性神經傳導物質，容易與神經元受體結合，可降低麩胺酸與受體結合機會，避免情緒起伏。

茶胺酸有促進GABA（γ-胺基丁酸）——一種大腦抑制性神經傳導物質的增加，能夠通過腦血管障壁（Blood-brain Barrier），抑制中樞神經系統興奮程度，有鎮定作用，幫助放鬆和消除緊張情緒。也有研究發現茶胺酸有提升專注力，有助學習力及記憶力。

這些年來飼養貓狗的人愈來愈多，有研究發現，茶胺酸也可以應用在貓狗身上，緩解牠們不安的情緒。

適用對象

高壓力族群、情緒不穩定者、因壓力或焦慮出現的睡眠障礙者。

營養博士的提醒

食用茶胺酸時，若有搭配含有咖啡因製品，要避免睡前食用，以免刺激腸胃及交感神經。如有頭痛、睡不著情形，建議最好暫停服用。由於安全性仍未知，孕期或哺乳中的女性建議不要服用。另外，茶胺酸有降低血壓的效果，若已在服用相關藥物，就要避免食用；茶胺酸會緩和神經系統，若有服用興奮劑藥物也要避免。

每日建議攝取方式

一般建議每日攝取100～200毫克。

促進型　☐保健食品　☑保健食品成分

蛋殼膜

(Eggshell Membrane)

薄薄一層軟膜的不平凡

❶ 促進膠原蛋白、軟骨素生成。
❷ 有助肌膚保濕。
❸ 促進傷口癒合。

蛋殼共有五層，由內向外分為內殼膜 (Inner Shell Membrane)、外殼膜 (Outer Shell Membrane)、乳頭層 (Mammillary)、海綿層 (Spongy Matrix) 及角質層 (Cuticale)；蛋殼膜就是最內層、不透明且無結構，大約0.07公釐厚的薄膜，主要是避免蛋黃、蛋白中的水分蒸發，附著在蛋殼的內層，空氣能夠通過此一薄膜進行交換。在過去，將蛋殼打破取用蛋白及蛋黃作為食材後，蛋殼及蛋殼膜就會當作廢料處置。

但近年來有研究發現蛋殼膜的黏性物質裡，含有高量生物活性成分，包含多種必需胺基酸、角蛋白、黏蛋白、玻尿酸、葡萄糖胺、軟骨素、鎖鏈素及硫酸皮膚素，在禽類胚胎發育過程中，能夠提供養分及嚴密抗菌保護層。

蛋殼膜無法直接食用，需透過技術萃取成具有保健功效的原料成分，主要應用於添加劑，常見於皮膚保養品成分，尤其是保濕化妝品，可幫助肌膚鎖水，避免乾燥。所含的玻尿酸、葡萄糖胺、軟骨素亦可作為增強關節活動力的保健配方，可提高軟骨、韌帶肌腱強度，避免軟骨耗損，減緩關節摩擦的疼痛並增加活動性。另外，因為蛋殼膜具有良好阻隔能力及抗菌力，目前也被應用於醫材成分，包含避免慢性病傷口發炎，如褥瘡、足部潰瘍及促進傷口癒合。

適用對象

肌膚乾燥或老化、退化性關節炎、關節疼痛、關節卡卡、傷口癒合不佳者。

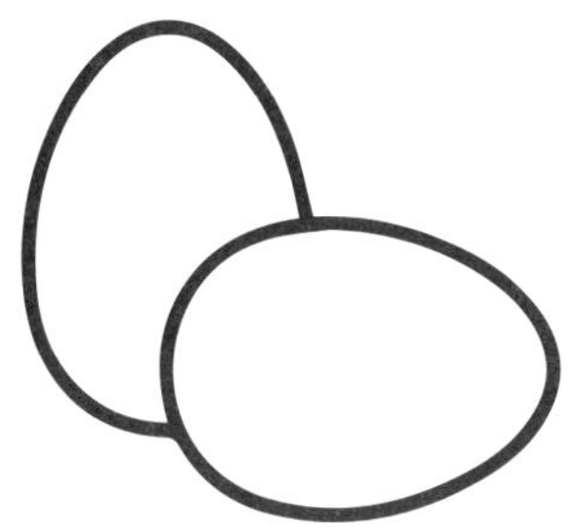

每日建議攝取方式

一般建議每日攝取300～500毫克。

幾丁聚醣
(Chitosan)

能與膽酸、膽鹽結合的有機物質

1. 降低心血管疾病發生率。
2. 減少有害菌在腸道的繁殖。
3. 抑制腫瘤細胞增生及轉移功效。

幾丁聚醣是一種多醣類的天然有機物質，又稱甲殼素，來自於幾丁質，自然界中很容易見到蹤跡，如蝦子、螃蟹等甲殼動物的外殼就是幾丁質，將幾丁質經過脫乙醯化處理後就形成幾丁聚醣，是多醣體的聚合物。這種聚合物無毒性，具有高度的生物活性，經研究顯示，有膳食纖維的特性，增加腸道殘渣體積及吸附體內重金屬的作用，亦常被用來製成具有改善型的保健食品。

幾丁聚醣可與膽酸、膽鹽結合，增加糞便中的膽酸、膽鹽排泄量，因而會促進肝臟中的膽固醇代謝為膽酸，以補充排失的膽酸、膽鹽，同時會減少膳食中膽固醇酯的消化吸收，可以降低血膽固醇濃度進而降低動脈粥狀硬化症及心血管疾病發生率。還能與食鹽中的氯離子結合， 並由糞便排出體外，降低血壓上升。

幾丁聚醣可減少有害菌在腸道的繁殖，促進腸道有益菌孳生，改善腸內環境，亦可具備活化巨噬細胞增強免疫力，抑制腫瘤細胞增生及轉移功效。

營養博士的提醒

幾丁聚醣的來源多半為甲殼類，對蝦、蟹過敏者不宜食用，且因屬膳食纖維，有些人在攝食初期可能有腹瀉或便祕現象，偶爾會引起嘔吐、腹瀉或皮膚濕疹等症狀，宜加以注意。

適用症狀

肥胖、便祕、腸道障礙、高膽固醇、免疫力低落、糖尿病、創傷治療、排毒。

天然好食物

- **動物性食物**：蝦、蟹甲殼類動物，蝗蟲、蚱蜢、蟬等昆蟲外殼。
- **植物性食物**：蘑菇、綠藻細胞壁。

以上都含有幾丁質，但皆需經生技萃取方式取得。

每日建議攝取方式

一般建議在餐前補充2～3公克，搭配200～250毫升水飲用。根據研究顯示，如與維生素C一起食用，可提高幾丁聚醣之吸附膽酸、膽鹽的效果。

促進型 □保健食品 ☑保健食品成分

植物性雌激素

(Phytoestrogen)

改善更年期不適症的植化素

❶ 改善女性更年期不適症。
❷ 消除體內自由基，預防癌症病變。
❸ 預防心血管疾病。

植物性雌激素是植化素的一類，化學結構與人類荷爾蒙相似，有「植物荷爾蒙」的封號。植物性雌激素約有四百多種，主要分為異黃酮類（Isoflavones）、木酚素類（Lignans）、香豆雌酚類（Coumestans）、二苯乙烯類（Stilbenes）等四類，包含大豆中的異黃酮（Isoflavone）、金雀異黃素（Genistein）；甘草中的大豆苷元（Daidzein）、β-穀甾醇（β-sitosterol）、山藥中的薯芋皂素（Diosgenin）、亞麻籽中的木酚素（Lignans）、苜蓿芽中的香豆雌酚（Coumestans）等。這些激素的功能多為調節植物的生長發育，有增強防禦的作用，避免受到昆蟲、動物的傷害。

流行病學研究和臨床試驗發現，植物性雌激素是良好的抗氧化劑，可以降低血中總膽固醇及低密度脂蛋白膽固醇，減緩血管粥狀硬化斑塊形成，降低心血管慢性發炎及疾病發生率，並可改善女性更年期症狀，例如：減輕熱潮紅、活化蝕骨細胞、抑制破骨細胞，防止骨質流失，預防乳癌、子宮內膜癌等疾病。

營養博士的提醒

安全性尚未獲得證實，為了安全考量，懷孕婦女、哺乳期女性請勿食用。若有服用抗雌激素藥物，需暫時停止食用相關植物性雌激素，以免干擾藥效。

適用症狀

更年期症狀、骨質疏鬆症、抵抗力低落、膽固醇過高、心血管功能不佳、癌症、慢性發炎痠痛、血糖不穩、血脂不穩。

天然好食物

- 植物性食物：黃豆、黑豆、毛豆、豆製品、味增、納豆、天貝、亞麻仁籽、苜蓿芽、甘草、山藥等。

每日建議攝取方式

一般建議攝取每天50～100毫克。

菸鹼醯胺腺嘌呤二核苷酸（還原態）

NAD（Nicotinamide Adenine Dinucleotide）

延長細胞壽命活性酶

❶ 活細胞能量載體。
❷ 延緩老化。
❸ 維持肌膚含水量。

菸鹼醯胺腺嘌呤二核苷酸是體內一種輔酶，屬於能量載體，精準來說是氫離子型式，身體為維持健康細胞功能會產生所需能量，NAD擔任運輸及貯存工具，參與一切活細胞的能量生產，是菸鹼素衍生物。

生理學研究，NAD是組成輔酶I（NAD+）與輔酶II（NADP+）重要成分，經糖酵解（Glycolysis）與檸檬酸循環（TCA Cycle）作用，再轉變為還原態的菸鹼醯胺腺嘌呤二核苷酸（NADH）及NADPH。但隨著年齡增長，NADH及NADPH濃度含量會耗竭，40至60歲時，NAD已減少近50%。近來有研究發現，補充體外培養的轉移酶，可以增加細胞內兩者濃度。

日前《Cell Metabolism》發表一篇動物實驗研究，將平均餘命兩個月（相當人類壽命六年）的老年小鼠，補充細胞外菸鹼醯胺磷酸核糖基轉移酶（eNAMPT），結果壽命延長至四個多月，將近2.3倍，eNAMPT是β-菸鹼醯胺單核苷酸主要成分，顯示NADH與延長餘命相關，經常補充，可能有重返青春之效。

營養博士的提醒

研究發現運動可以提升NADH輔酶濃度，運動時肌肉會分泌合成eNAMPT菸鹼醯胺磷酸核糖基轉移酶，可提升NADH濃度。此外，脂肪細胞也會分泌合成eNAMPT，雖然肥胖是萬病之首，但是BMI值也不能低於20，才有益於健康。

適用症狀

皮膚老化、衰老引起的慢性發炎、血糖不穩、血脂不穩。

天然好食物

- **動物性食物**：肝臟、肉類、魚、蛋、牛奶、乳酪。
- **植物性食物**：豆類、芝麻、花生、核桃、糙米、咖啡、香菇、紫菜、蘆筍、番茄、綠色蔬菜。

每日建議攝取方式

依產品配方型式之建議量補充。

促進型 □保健食品 ☑保健食品成分

精胺酸

（Arginine）

促進血液循環的胺基酸

❶ 抗疲勞。
❷ 放鬆血管。
❸ 預防循環疾病。

精胺酸是合成蛋白質的胺基酸，屬於有條件必需胺基酸，人體可自行合成，但在發育階段或特殊狀況下，例如營養不良、成長緩慢或有敗血症、創傷出血時，身體合成的精胺酸可能會不敷使用，需從外界補充。

近代研究發現，精胺酸對於人體健康有顯著意義。它是人體一氧化氮的前驅物質，一氧化氮可以作用於各種組織，在腦部扮演神經傳導物質；在免疫系統是重要的調節物質；在循環系統是擴張血管物質，能幫助供給血液的動脈平滑肌鬆弛，有促進血液循環，改善因循環異常而出現的身體疲倦、大腦疲勞，還有降血壓的作用，增加大腦血流量。精胺酸也是促進成長荷爾蒙生成原料，有助於荷爾蒙分泌，可保護精子免受氧化損傷，增加精子活力和數量。

營養博士的提醒

基於安全性考量，懷孕婦女、哺乳期女性、肝腎功能不良者皆不建議食用。有低血壓、過敏體質或有氣喘問題者建議先諮詢醫事人員。精胺酸會影響血壓，若有手術行程，至少三週前就需停用。服用精胺酸可能會導致頭痛或輕度腹瀉，通常幾小時後就會消失。另外，當疱疹病毒擾亂健康，出現紅腫熱痛症狀時，需避免服用含有精胺酸食物或產品，精胺酸會促使疱疹病毒生長，必須切斷供給。

適用症狀

血液循環不良、血壓異常、血脂異常、性功能障礙、免疫功能低落。

天然好食物

- **植物性食物**：南瓜子、花生、葵花子、黑豆、黃豆、芝麻、腰果、全穀類。
- **動物性食物**：紅肉、禽肉、明蝦、草蝦、虱目魚、白帶魚、吳郭魚、蛋黃、乳製品等。

每日建議攝取方式

人體每日精胺酸需求量為117毫克/公斤，依成人60公斤計算，每日為7.02克；三餐飲食均衡即可攝取足量精胺酸，如果飲食習慣偏向高油多炸物，就需額外補充。

 **促進型** ☐保健食品 ☑保健食品成分

辣椒素
（Capsaicin）

消除體脂肪及提振精神

1. 加速新陳代謝燃燒脂肪，避免肥胖。
2. 有助癌細胞自然凋亡的功效。
3. 排除體內老舊廢物，提振精神。

存在辣椒中的種子及部分雌蕊，有辛辣口味的成分是辣椒素，日本人稱為唐辛子，是一種二級代謝物。對辣椒來說，這是保護自己的一種植物化學素，用在人類身上，不僅是有助口慾的辛辣食材，還具有分解脂肪、促進血液循環、排除體內毒素的保健食品。

辣椒素具有減肥作用，與促進交感神經作用，加速新陳代謝有關，能夠增加能量消耗，促進中樞交感神經活性，提高肝臟及肌肉中肝醣的分解，有助燃燒體內脂肪，還能促進飽足感，避免肥胖及肥胖引起的致病因子。辣椒素對於癌細胞的粒線體具有摧毀作用，導致癌細胞自然凋亡。此外會加速血液循環，提高皮膚溫度，能改善肩膀痠痛及手腳冰冷症狀，由於血液循環變好，能有效排除體內老舊廢物，提振精神。

營養博士的提醒

很多人以為多吃重口味的麻辣鍋、泰國菜、四川菜，就可以吃進含量高的辣椒素，還會有減肥效果，兩者之間大不相同。辣椒味道重的菜餚多是高油、高糖、高鹽的料理，與單獨辣椒素成分不一樣，千萬不能混淆，應避免吃太多的辣椒，反而引起身體的不適。

適用症狀

體脂肪蓄積過多者、血液循環不良，引起肩膀痠疼和手腳冰冷、血壓過高。

攝取方式

可將含辣椒素的辣椒與大蒜一起食用，更能發揮提升熱量代謝，幫助身體排除廢物的作用。

天然好食物

- 植物性食物：辣椒。

每日建議攝取方式

依產品配方型式之建議量補充。

 促進型 □保健食品 ☑保健食品成分

鯊烯
（Squalene）

深海魚特有的攜氧物質

❶ 提高耐氧力，改善細胞缺氧狀態。
❷ 具清除自由基功效，延緩細胞老化。
❸ 增強免疫系統，預防癌症，滋潤皮膚。

鯊烯常和一般的魚肝油、魚油混為一談，鯊烯為萃取自深海鯊魚肝臟的油，魚肝油則為萃取自鱈魚、比目魚或其他魚類的肝臟油，魚油則是由深海魚提煉而成。

鯊烯雖然是鯊魚肝臟的油，但是從化學結構來看，卻不屬於肝臟類油脂，也沒有魚油的腥味，是鯊魚在深海中生存的特有攜氧物質，以確保其在海底浮游時的生命需求。

鯊烯的供氧能力很強，因鯊烯本身是一個極親氧的化學結構，意即很容易與氧結合，有強力的攜氧作用，能夠迅速改善細胞缺氧狀態，提高耐氧力，促進血液氧的輸送和細胞利用，增強體力，消除疲勞之效。

鯊烯還有清除自由基功效，可以讓人體細胞避免遭受自由基的攻擊，延緩細胞老化，並能增強免疫系統功效，有預防癌症作用。鯊烯有很高的滲透性，皮膚極易吸收，具有活化皮膚細胞及滋潤功效，幫助抵抗輻射自由基的傷害，又因外觀透明、無色、無味，常用來製成化妝品基底，調和其他原料。

營養博士的提醒

鯊烯對人體雖有某些保健效果，然而鯊魚屬於食物鏈頂端的生物，對於生態平衡具有舉足輕重角色，由於利用價值很高遭到人類的濫捕、濫殺，站在生態角度，若非合法捕撈之舉，是有權利拒絕食用，站在保健角度，若需食用，則要食用來源合法的鯊烯。

適用症狀

常有氧氣不足需求者、慢性疲勞、體力不支、抵抗力差、皮膚乾糙。

天然好食物

- **動物性食物**：鯊魚肝臟。

每日建議攝取方式

一般保健攝取量大約為每天1～3公克。

類黃酮素
(Flavonoid)

保護血管的優質植化素

❶ 抗氧化。
❷ 抗發炎。
❸ 預防細胞受損。

植化素是植物為自我保護而生的演化物質，會呈現繽紛的色彩以吸引昆蟲協助繁衍，而類黃酮素(Flavonoid)為其中之一。

類黃酮素是黃酮類化合物，有稱維生素P，包含四千多種化合物，譬如黃酮醇(Favonol)、黃酮類(Flavone)、黃烷酮(Flavanone)、花青素(Anthocyanins)、黃烷-3-醇(Flavan-3-oil)、類黃酮聚合物(Polymeric Flavonoid)、原花青素(Proanthocyanidin)、花青素、兒茶素、槲皮素(Ouercetin)、檸檬黃素(Citrin)、芸香素(Rutin)、芹菜素(Apigenin)等。

花青素可加速視紫質再合成，促進視覺敏銳度、改善夜盲症；槲皮素有強效抗氧化、消除自由基的能力；芸香素可減緩肥大細胞釋放組織胺速度，舒緩過敏問題，有抗發炎、抗病毒、抗菌等作用；檸檬黃素可降低血中膽固醇、避免脂肪堆積及預防血管硬化；芹菜素是芹菜所含植化素，具有抑制血小板凝集和阻止血栓生成的功效。

營養博士的提醒

類黃酮素跟維生素C有良好的搭配性，可提高生物利用率、吸收率，也可以搭配維生素E、類蘿蔔素、酚酸類植化素達到加乘的效果。

適用症狀

新陳代謝症候群、抵抗力低落、心血管功能不佳、癌症、膽固醇過高、慢性發炎痠痛、血糖不穩、血脂不穩。

天然好食物

- **植物性食物**：茄子、洋蔥、葉菜類、青椒、柳丁、蘋果、柑橘、梨子、茶、莓果、葡萄等。

每日建議攝取方式

一般保健建議每天攝取1,200毫克。

 促進型　☐保健食品　☑保健食品成分

藻油DHA

（Algal oil-DHA Formula）

植物性DHA

❶ 維護及提升視力。
❷ 提高學習力及記憶力。
❸ 預防老人失智，延緩退化。

海藻是海洋食物鏈中最底層的生物。

過去微細藻保健食品訴求全營養，近年來研究發現海藻有許多生物活性成分，包含多醣類、蛋白質類、脂質類、色素類、酚類、褐藻多酚類等，有助提升人體健康，應用層面愈趨細膩，藻油DHA就是近期研製的應用型保健食品。微細藻含有油脂，但不同種類所含脂肪酸有所差異，例如紫球藻含有ω-6不飽和脂肪酸 ARA（花生四烯酸），寇氏隱甲藻為異營藻類含有ω-3不飽和脂肪酸 DHA（二十二碳六烯酸）。目前應用型保健食品藻油以DHA（二十二碳六烯酸）為主，有植物性DHA之稱。

DHA是ω-3多元不飽和脂肪酸的一員，具有重要生理功能的長鏈多元不飽和脂肪酸，是構成細胞及細胞膜的主要成分，視網膜、大腦及神經細胞均含有大量DHA，是胎兒發育重要的營養成分，胎兒在母體成長時，DHA即開始累積於大腦中，出生前後速度激增，因此孕期或哺乳的媽媽需要充分攝取，有助寶寶的大腦發育、變得更聰明。DHA對於提升老人記憶力、減緩因大腦功能退化形成的失智症也很有效。

營養博士的提醒

藻油來自深海藻類，可能有重金屬污染問題，挑選時要認明國際第三方檢驗單位的報告，也要確認非使用化學有機溶劑萃取，避免遭到污染。另外大部分藻油主要是補充DHA，並沒有EPA，若要同時補充DHA、EPA，可挑選其他油脂，例如：魚油、磷蝦油。

適用對象

經常用腦人士，包括學生、上班族；注意力不足、健忘或關節發炎痠痛、慢性過敏體質、懷孕及哺乳的媽媽。

每日建議攝取方式

一般建議每日攝取200毫克，孕婦可增加攝取量，世界衛生組織建議為300毫克。

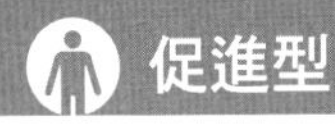

☑保健食品 □保健食品成分

大麥苗

(Young Barley Grass)

具有造血功能的綠色嫩芽

1. 協助血紅素製造及血液循環。
2. 促進新陳代謝，平衡體內酸鹼值。
3. 預防與氧化傷害相關的慢性疾病。

大麥是全球依賴的穀物，屬於生長季節短，早期成熟的農作物，具有耐旱、耐冷、耐熱的特性，能夠適應全球各地氣候，從西伯利亞的極地區到亞熱帶均有生產，主要產國包括俄國、澳洲、德國、土耳其和北美洲。

大麥苗則是大麥種子的嫩芽，所含的維生素、礦物質成分比大麥高，是全球矚目的營養補充品，被稱為綠色精靈，特別受到素食及樂活族群的推崇與喜愛。

大麥苗所含的葉綠素豐富，結構與人體血液中的血紅素類似，兩者差異在於血紅素攜帶的是氧離子，葉綠素為鎂離子，具有協助血紅素製造及血液循環，促進體內新陳代謝，也有降低血膽固醇、改善貧血、強化細胞、解毒、整腸、消炎、抗癌等功效。

大麥苗亦含有豐富礦物質，其中的鉀可幫助體內的鹽分排出，防止血壓上升。鎂能防止血小板凝結，並維持骨骼正常代謝。銅則能維持血管壁健康，促進血紅蛋白合成。為鹼性食物，可以平衡體內酸鹼值，有回復體力，減少疲倦感，並有助尿酸排泄，對降低痛風發作方面很有幫助。所含抗氧化成分可預防與氧化傷害相關的慢性疾病，包括心血管疾病、糖尿病、癌症。

營養博士的提醒

新鮮的大麥苗汁或粉都是鮮綠色，易氧化而失去活性，宜儘速食用。為保持大麥苗的新鮮，每次食用後，需立即放入乾燥、無光線照射的櫥櫃或冰箱冷藏室保存。過量攝取大麥苗，對有限鉀飲食的需求者，宜注意其中含有較高的鉀離子，需節制。

適用症狀

過敏體質、免疫力低，經常感冒、高脂血症、高尿酸血症等。

每日建議攝取量

依產品配方型式之建議量補充。

 促進型　☑保健食品　☐保健食品成分

月見草油

(Evening Prinrose Oil)

推薦給女性的最佳保健食品

❶ 緩解經前症候群不適症。
❷ 改善皮膚炎及組織發炎症狀。
❸ 具降低凝血反應，可預防血栓。

月見草是生長在北美洲的草本植物，花期很短，傍晚開花，天亮凋謝，所以稱為月見草，因顏色和櫻草花的淡黃色相同，又有晚櫻草之稱。數百年前，印地安人就發現月見草具有許多神奇功效，並廣泛應用在醫療保健，隨著美洲與歐洲的貿易展開，月見草種子飄洋至歐洲大型港口的附近城市。近年來，月見草最受推崇的是由種子萃取而成的月見草油，對人體有種種效用。

月見草油含有7.5%濃度的γ-次亞麻油酸（GLA），屬於ω-6不飽和脂肪酸，製造前列腺素（PGE_1）的重要物質，當前列腺素減少時，會出現荷爾蒙失調，引起經前症候群，補充月見草油會緩解經期腹痛、頭重等問題，以及皮膚乾燥、過敏等現象。而γ-次亞麻油酸是構成皮膚表皮細胞的必需成分，臨床試驗證明，月見草油具有緩解發炎的效果，可有效提高體內抗發炎內生物質Dihomo-γ-linolenic Acid（DGLA）在體內的濃度，對發炎症狀有明顯改善效果，故適當補充的話，則會改善異位性皮膚炎及組織發炎等症狀，並具有降低凝血反應、預防血栓形成的作用。

適用症狀

血壓不穩定、血脂黏稠、關節疼痛、過敏症狀、異位性皮膚炎、有經前症候群的女性朋友。

營養博士的提醒

攝取月見草油時，可與深海魚油、維生素E一同食用，魚油所含的成分EPA會提升GLA的效用，而維生素E抗氧化能力高，可以減低月見草油的氧化破壞。

每日建議攝取方式

月見草油含有豐富ω-6不飽和脂肪酸，宜注意適量補充量，以維持膳食的ω-6與ω-3的比例，一般建議不要超過4：1。

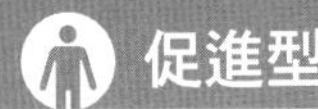

☑保健食品 □保健食品成分

瓜拿那果

(Guarana)

來自亞馬遜河的鎮痛、興奮神經食材

❶ 刺激心血管和神經系統，提振精神、強壯體力。

❷ 有助減重、具抗氧化作用。

瓜拿那果是生長在亞馬遜河流域的蔓藤灌木植物，果實很小、顏色亮紅，成熟後會裂開，裡面是黑色種子。很早以前，美洲印地安人將其煮成果醬食用，並視為具有治療腹瀉、鎮痛藥材及興奮劑，爾後經研究人員發現含有咖啡因、茶鹼、兒茶素、可可鹼，是鎮痛、興奮神經的物質，目前瓜拿那的成分陸續被揭露，對身體健康有很大的助益，在巴西還被製成瓜拿那飲料。在美國被當作消除疲勞、增加肉體耐力及增強熱量的保健食品，很受歡迎。

瓜拿那果所含的茶鹼、兒茶素類、單寧、可可鹼均具有刺激心血管和神經系統作用，能夠放鬆支氣管肌肉、刺激中樞神經、強化心肌，並發現能夠提振精神、強壯體力。其中的茶鹼是影響脂質代謝的成分，有助減重。而含有的咖啡因、兒茶素能夠調節大腦認知系統的能力，提高注意力及記憶速度。且最近有研究發現，服用瓜拿那果還可抑制血小板凝集。另外，單寧成分具有抗氧化效果，保護組織細胞不受自由基的攻擊。瓜拿那果做成的泥糊，對肌膚亦有收斂效果和清爽感，所以也被運用在身體保養上。

適用症狀

疲倦、體力不支、注意力不集中、記憶力衰退、健忘、腸道機能不佳、有熬夜需求。

營養博士的提醒

具有刺激性，心臟功能不佳、胃潰瘍、十二指腸潰瘍、癌症患者切勿食用，避免引起副作用。而懷孕初期婦女，一樣要暫時避免使用瓜拿那果。

每日建議攝取方式

一般建議每天攝取約為1～3公克。

印加果

（Sacha Inchi Oil）

新興的植物油

❶ 促進脂質代謝。
❷ 改善胰島素敏感性。
❸ 滋潤皮膚、改善乾燥膚質。

印加果樹是生長在亞馬遜流域熱帶雨林的植物，主要成分包含蛋白質、脂質、維生素、甾醇等生物活性物質，蛋白質含量豐富約26～33%，僅次於大豆，由18種胺基酸組成，所含必需胺基酸非常均衡，有8～9種是必需胺基酸。

自印加果提煉的印加果油，油脂含量高達96.5%，脂肪酸主要由棕櫚酸、硬脂酸、油酸、亞油酸和α-次亞麻油酸組成，多元不飽和脂肪酸含量亦高，ω-3不飽和脂肪酸占46.4%、ω-6不飽和脂肪酸占35.6%，兩者比例是1.2：1，和一般植物油的比例相較，有益人體的飲食保健。研究指出，該比例油脂屬於健康好油，可促進脂質代謝、降低血中膽固醇，預防心血管疾病，還可以保護視力。其維生素E含量遠高於橄欖油，有助降低不飽和脂肪酸的氧化，保持油脂品質，減少體內自由基產生。

美國食品藥物管理局（FDA）認定萃取後的印加果油是安全（GRAS）食物成分，可以天天食用，也是素食者攝取ω-3不飽和脂肪酸的很好來源。

營養博士的提醒

食用後有可能出現過敏反應，如頭暈、皮疹、發癢、熱腫脹、呼吸急促、喘息、流鼻涕、呼吸道和喉嚨緊縮、腹部絞痛、嘔吐、腹瀉等（因體質而異），應立即停止食用並就醫，不宜拖延。

使用方式

印加果油可以生食或淋在生菜沙拉，也可以拌飯、拌麵，做蘸醬。婦女懷孕期或生產後，可以做為補充營養食品，有助健康。

天然好食物

- 植物性食物：印加果油。

每日建議攝取方式

外塗、內服皆可，均勻塗抹肌膚有滋潤肌膚，有改善乾燥效果；口服安全劑量建議每天攝取約1,000～3,000毫克。

亞麻籽及亞麻籽油
(Flax Seed & Oil)

富含必需脂肪酸的保健食品

❶ 維持人體健康的營養來源。
❷ 緩解各種炎症，降低膽固醇及減少三酸甘油酯含量，可預防肥胖。

亞麻籽的外觀與芝麻類似，看起來很普通，可是所含的亞麻油酸含量極高，亞麻籽油非常獨特，含有兩種人體不能自行合成的必需脂肪酸，一是屬於ω-3不飽和脂肪酸的α-次亞麻油酸，另一項屬於ω-6不飽和脂肪酸的亞麻油酸。

亞麻籽所含的蛋白質容易消化，是維持人體健康的營養來源，又含ω-3不飽和脂肪酸，具有抗炎因子及抗氧化作用，有緩解風濕性關節炎、過敏及發炎性疾病的病症，可降低血液膽固醇及減少三酸甘油酯含量，稀釋血液黏稠度，預防心血管疾病。

研究發現α-次亞麻油酸對於乳房細胞具有防護作用，有防止腫瘤生長的作用。亞麻籽含有豐富木質素，是膳食纖維質的優良來源，可增加飽足感，預防肥胖，又能促進腸道蠕動，可以增加糞便體積，促進糞便排出，並可降低憩室病及大腸癌的發生率，且具緩和飯後血糖上升速度及有益於腸道益生菌的繁殖。

適用症狀

便祕、關節發炎及痠痛、過敏症狀、膽固醇過高、肥胖、血壓不穩定、血脂過高、學習力及記憶力不佳、老人失智、經常感到疲憊、懷孕及哺乳中的婦女。

營養博士的提醒

由於亞麻籽油含有ω-3脂肪酸，有別於來自深海魚或其他動物來源的ω-3脂肪酸製品，是素食者攝取ω-3脂肪酸的主要來源。

每日建議攝取方式

亞麻籽油含有豐富ω-3脂肪酸，補充時宜注意與其他膳食食物來源的ω-6脂肪酸的攝取比例，一般建議ω-6脂肪酸與ω-3脂肪酸的攝取比例不要超過4：1。

促進型 ☑保健食品 □保健食品成分

刺五加

(Acanthopanax Senticosus)

提高含氧量的寒帶植物

❶ 其成分可促進膽固醇的排泄。

❷ 可提高含氧量，安定情緒，改善血液循環。抗氧化功能高，可抗自由基攻擊。

刺五加是生長在寒帶地區的有氧植物，產區包括中國大陸東北地區、前蘇聯西伯利亞、日本北海道、韓國。與人蔘同屬五加科，俗名有西伯利亞人蔘、刺五加蔘、南五加皮、刺五加、五加、坎拐棒子、刺拐棒。

刺五加全身都是寶，但對人體最具功效的部位為根莖部，多半以刺五加作為保健食品的原料，皆從根莖部位萃取而來。在前蘇聯被視為生命之根，1980年，學者Fulde提出在莫斯科舉辦的奧運會，前蘇聯選手因經常補充刺五加萃取物，因而體能超凡，勇奪金牌，為刺五加的功效再添一樁記載。

含有7種刺五加苷（Eleutheroside A～G）配醣體，其中刺五加苷A為胡蘿蔔苷，人蔘也含這類成分，作為促進膽固醇的排泄，預防高血液總膽固醇含量。

刺五加苷B為紫丁香素，是一種類黃酮素，能夠提高含氧量，促進新陳代謝、提振精神、安定情緒、抗疲勞、提高抗壓力、抗輻射作用，同時具有改善血液循環、增強性功能，所具有的超氧化物歧化酶（Superoxide dismutase, SOD）複合物，效用與人蔘皂素相似，具有良好抗氧化功能，可以增進人體免疫以及抵抗自由基攻擊的效果，延緩老化。

營養博士的提醒

刺五加可以生吃，也可以製成各種錠狀、膠囊狀、粉狀的型態，也可以添加在飲料、茶包中，雖然刺五加對身體具有調節機制，但仍需注意每天的均衡飲食，切勿過分依賴刺五加的功效。

適用症狀

疲勞倦怠、老化、體力不支、精神不濟、抵抗力弱、常感冒、壓力大、情緒不穩定、性功能衰退、經常痠痛，有補充體力及滋養身體需求。

每日建議攝取量

一般建議攝取量以生藥換算，每天攝取約為3公克。

玫瑰果

(Rose Hip)

含有豐富維生素C的天然果實

1. 消除自由基、延緩老化。
2. 滋潤皮膚、修復疤痕。
3. 預防感冒、抗壓。

玫瑰果是歐洲地區生產的野玫瑰果實，又稱為玫瑰實或薔薇果，口感微酸，含有豐富的維生素C、生物類黃酮。從古以來，在歐洲國家就被視為花茶飲，特別是用於預防感冒的冬季熱飲。玫瑰果實可萃取油脂，多為不飽和脂肪酸，具有親水性，有滋潤肌膚效用，目前常被使用在化妝品基礎油上。

玫瑰果含的維生素C比檸檬、柑橘都來得高，是抗氧化物，可消除自由基、延緩老化，促進鐵質吸收，有促進傷口癒合的效果，還含有維生素E、β-胡蘿蔔素，在抵抗力、抗壓及協助排出毒素的作用上，所含的維生素B群參與許多生理功效，能促進新陳代謝、提振精神、消除疲勞。

坊間有許多玫瑰果茶的商品，若是整顆的玫瑰果，可將其壓碎，浸泡在熱水中5～10分鐘使其釋出香味，如喜歡較濃醇強烈香味，則可使用較多量玫瑰果，也可調混其他飲品飲用。

適用症狀

疲勞倦怠、體力不支、創傷、排除體內毒素、肌膚乾燥粗糙。

營養博士的提醒

玫瑰果常被用來製成維生素C錠劑、粉劑使用；也有製成茶飲，可以搭配蜂蜜或其他花茶如朱槿花茶一併泡茶飲用別有一番風味。

每日建議攝取方式

市售製品有添加富含鈣的魚骨粉，是提供人體維生素C及鈣，是最佳的營養輔助食品，一般補充建議成人每天攝取約為140公克。

促進型 ☑保健食品 □保健食品成分

洋車前子

(Psyllium Husk)

膳食纖維的良好來源

❶ 預防便祕，促進排便量。

❷ 預防胰島素分泌不足所引起的糖尿病。

❸ 降低血液低密度脂蛋白膽固醇含量。

洋車前子是前車科植物，主要在歐洲地中海地區和印度溫帶地區栽培生長，種子的外皮稱為洋車前子，由於含有豐富的水溶性纖維及不可溶性纖維，在吸收水分後，可膨脹30至40倍，自古以來即被視為防止便祕的食物，即使到現在，洋車前子仍是熱門的養生食物，不僅是促進腸道蠕動的好食物，還能降低現代文明疾病的發生率。

洋車前子對人體最大的作用為整腸，由於種子的外皮所含的非水溶性膳食纖維具有吸水膨脹的機轉，能夠促進腸道蠕動，增加糞便體積，促進排便量。另外所含纖維質強力吸水作用後膨脹的體積具有飽足感，可降低食物的攝取量，因而有減肥作用，並能抑制血糖值的急速上升，預防胰島素分泌不足所引起的糖尿病。

同時有提高膽固醇代謝物膽酸的排泄量，透過糞便有效排出，可促進血液中膽固醇移至肝臟代謝為膽酸，以彌補由糞便所排失的膽酸，並可降低飲食中膽固醇酯在腸道之消化吸收率，而降低血液中的膽固醇含量，預防心血管疾病。

營養博士的提醒

- 洋車前子有吸收水分的特性，攝取時一定要多喝水，但攝取過多又會引起胃脹及腹瀉，所以需以適量為原則。通常補充7公克的洋車前子的同時，要喝約200～300公克的水。
- 洋車前子有抑制鐵及脂溶性維生素吸收的作用，需同時補充，避免缺乏。

適用症狀

便祕、肥胖、膽固醇過高、血脂黏稠、血糖不穩定、血壓不穩定、腸道機能不佳。

每日建議攝取量

每日建議攝取量約為7公克。

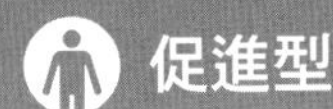

☑保健食品 □保健食品成分

海狗油

(Fur Seal Oil)

北極動物的珍貴油脂

❶ 降低高血壓和膽固醇，防止血管硬化。
❷ 促進腦部發育，維護視力。
❸ 預防和治療癌症。

海狗是海獅的一個品種，屬於海洋哺乳類動物，海狗油則是海狗的油脂，備受矚目的原因在於經過多年的研究證實，愛斯基摩人生活在氣候惡劣的大自然，幾乎沒有植物性食物可以食用，僅僅靠著捕獵深海魚類、海狗、海豹為生，卻少有罹患生活在大都會城市的心血管疾病、新陳代謝症候群、癌症，與這類食物含有ω-3不飽和脂肪酸有關，海狗油因而被大眾認知。

營養博士的提醒

- 海狗一度因皮毛柔軟、漂亮，成為獵人濫捕獲取暴利的目標，爾後嚴格的國際法令保護下，數目逐漸回復。然而，又因過度保護而大量繁殖，加拿大政府因此批准有計劃獵殺，讓海狗成為類似牛肉、豬肉的動物資源，選購時，宜確認來源取得是否為合法。
- 服用降血糖或降血壓藥的患者，若有合併食用需求，只要身體出現不適應症，需暫時停用。

海狗油含有DHA、EPA、DPA等多元不飽和脂肪酸，尤其是DHA是長鏈不飽和脂肪酸，是腦組織與神經細胞的主要成分，有助嬰幼兒的腦神經及視力發展。DPA、EPA有抑制血小板凝集，降低血液中的膽固醇，防止血管栓塞，維護心臟健康及預防血管粥狀硬化與中風。海狗油亦含有鯊烯，有助提高免疫力，並可保養皮膚。

適用症狀

動脈硬化、血壓不穩定、血脂過高、學習力及記憶力不佳、老人失智者、關節發炎及痠痛、保護眼睛。

每日建議攝取量

以安全劑量建議每天攝取約1,000毫克，懷孕及哺乳的婦女約2,000～3,000毫克，心血管疾病高危險族群約2,000毫克。

 促進型 ☑保健食品 □保健食品成分

海豹油
（Seal Oil）

來自海洋哺乳動物的油脂

❶ 降低高血壓和膽固醇，防止血管硬化。
❷ 促進腦部發育，維護視力。
❸ 增強免疫力。

海豹是生長在海洋的哺乳類動物，和人類一樣，屬於高等哺乳類動物。海豹油便是由海豹身上的脂質萃取而得的。

海豹油的ω-3多元不飽和脂肪酸含量很高，包含DHA、EPA、DPA三種不飽和脂肪酸，攝入身體後，油脂在小腸中經膽汁乳糜化，再經解脂酶作用分解為游離狀態的脂肪酸，容易被人體吸收、利用。

ω-3脂肪酸是調節免疫力不可或缺的必要成分，有助提升免疫系統，DHA更是腦細胞膜、眼睛需要的脂質，有助孩童的智力發展及視力維護。海豹油含有天然抗氧化劑，即使在高溫下仍具抗氧化特色。含有少量的鯊烯，具有活化細胞功能，有預防和治療癌症作用。但後一作用，目前僅停留在動物實驗上，尚無明確的人類臨床試驗結果。對於癌症病患或癌症癒後，不妨將其當作一種保健食品食用，更不適合定位為輔助或取代治療的角色。

營養博士的提醒

近年來海豹油的來源常被環保生態人士所垢病，指責是以濫殺無辜海豹手段取得。因此，選購時宜確認來源取得是否合法。

適用症狀

動脈硬化、血壓不穩定、血脂過高、學習力及記憶力不佳、保護眼睛、經常感到疲憊者。

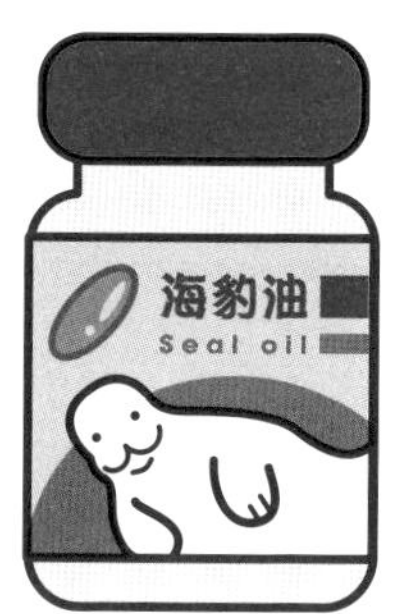

每日建議攝取方式

以安全劑量建議每天攝取約1,000毫克，懷孕及哺乳的婦女約2,000～3,000毫克，心血管疾病高危險族群約2,000毫克。

琉璃苣油

(Borage Oil)

γ-次亞麻油酸濃度豐富的好油

❶ 減少血液凝結引起的栓塞，降低心血管疾病發生率。

❷ 阻止過敏反應及舒緩經前症候群。

琉璃苣是草本植物，原產地在地中海沿岸，屬於藥用植物，葉子、花及種子皆富含營養素可入菜食用，最常用來做生菜沙拉。

從古至今，琉璃苣都是藥草專家稱譽的植物，古代人認為這是一種能讓人愉快的藥用植物，現代醫學認定具有改善憂鬱症之效。琉璃苣油所含的脂肪酸以ω-6多元不飽和脂肪酸為主，其中的γ-次亞麻油酸（GLA）濃度高達25～30%，由於對身體健康具有助益，近年來被視為優良養生好油。

琉璃苣油所含的γ-次亞麻油酸，是人體製造前列腺素PGE_1的脂肪酸前驅物質，能夠抑制血小板凝集結塊，減少血液凝結所引起的栓塞危險，並具有幫助血管擴張，促進血液循環，減低肝臟膽固醇合成 ，降低心血管疾病發生率。還能減少免疫細胞的增殖及組織胺的分泌，阻止過敏反應，有助對抗發炎，減輕疼痛，舒緩經前症候群的不適症狀。

適用症狀

關節發炎及痠痛、過敏症狀、膽固醇過高、肥胖、血壓不穩定、血脂過高、憂鬱、經前症候群、免疫力差。

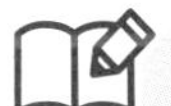

營養博士的提醒

琉璃苣的根莖、花朵、葉子含有植物鹼（PAs），對於植物有保護作用，但進入動物體內會產生毒性，長期食用會有傷害肝臟之虞，出現噁心、腸胃不適等症狀。但琉璃苣種子卻不含PAs，因此選購琉璃苣產品，宜注意成分標示。

每日建議攝取量

琉璃苣油含有豐富ω-6不飽和脂肪酸，宜注意適量補充，以維持膳食的ω-6與ω-3的比例，一般建議不要超過4：1。

魚油
（Fish Oil）

血管清道夫＋眼睛營養素

❶ 降低血中膽固醇，減少血中發炎物質。
❷ 預防動脈、關節的慢性發炎。
❸ 有助眼睛健康，促進學習力、記憶力。

魚油是指鮭魚、鮪魚、沙丁魚、秋刀魚等深海魚類身上的油脂，這類魚生活在極低溫水中，脂肪都不會凝固，依舊呈現液態，富含EPA、DHA等二種多元不飽和脂肪酸。由於具有促進脂質代謝功效，並能降低血液過多的膽固醇及三酸甘油酯，因此有血管清道夫的稱號。

事實上，除了清血之外，魚油還有其他對身體有益的功效，諸如可減少血中發炎物質，預防動脈、關節的慢性發炎、降低老年性黃斑部病變、乾眼症、青光眼的發生率，有助眼睛的健康。此外，DHA是腦細胞的營養素，特別是腦神經的突觸部分，且與神經傳導有重要關聯，可以促進學習力、增加記憶力。

適用症狀

改善動脈硬化、有高血壓及高血脂高危險族群、自體免疫疾病、學習記憶力不佳、過敏反應、憂鬱症狀等。

每日建議攝取量

以安全劑量建議每天攝取約1,000毫克，懷孕及哺乳的婦女約2,000～3,000毫克，心血管疾病高危險族群約2,000毫克。

營養博士的提醒

- 從魚類等食物中取得魚油，不用太擔心食用過量的問題，若服用保健食品，需詳閱營養標示的攝取量。由於魚油具易氧化特性，宜與有抗氧化作用的維生素E及β-胡蘿蔔素一同攝取，避免氧化。此外，有血液凝固問題者，需注意攝取量。有些市售魚油的EPA及DHA是酯化型，會溶解保力龍或塑膠杯，坊間常以此判定魚油的品質或作為對人體血管作用的判斷，但這是一種不相關，更是不科學的訛傳。
- 正在服降血糖藥或降血壓藥的病人，合併食用魚油時，若身體有不適應症，應停止使用。

紫蘇油

(Perilla Oil)

富含ω-3多元不飽和脂肪酸的食用油

❶ 減輕組織發炎，降低過敏發生。
❷ 有促進記憶力及學習力提升之效。
❸ 幫助胎兒腦部及視網膜的發育。

紫蘇是日本人日常食用的養生蔬菜，但在中國已有兩千多年的栽培歷史，從葉子到梗、種籽都有特別的效用，種子富含油脂，屬於ω-3系列脂肪酸，所含的α-次亞麻油酸是植物油含量最高的。

紫蘇油所含的α-次亞麻油酸是多元不飽和脂肪酸，有助減輕組織發炎反應，並能促使微血管擴張，降低過敏發生。經體內代謝轉換，α-次亞麻油酸會經代謝產生EPA和DHA，可以降低膽固醇，減少心血管疾病發生以及多種的保健功效。

而α-次亞麻油酸也是人體細胞製造相關類激素化合物之類二十碳酸，其參與種種的生理作用。如果類二十碳酸嚴重缺乏，許多的生理功能都會受影響。

適用症狀

關節發炎及痠痛、過敏症狀、異位性皮膚炎、血壓不穩定、膽固醇過高、血脂黏稠、健忘、學習力不佳、記憶力衰退。

營養博士的提醒

紫蘇油並不普遍，但紫蘇卻是很普遍的養生食材，紫蘇葉可涼拌、炒食、燉煮，還可以浸酒、製醬、製粉，同樣可以攝取到紫蘇的營養。

每日建議攝取量

紫蘇油含有豐富ω-3不飽和脂肪酸，宜注意適量補充，以維持膳食的ω-6與ω-3的比例，一般建議不要超過4：1。

蜂王漿

(Royal Jelly)

養顏美容延緩老化的保健食品

❶ 消除疲勞、提振體力、延緩老化。
❷ 防止皮膚粗糙，使肌膚亮麗。
❸ 改善自律神經失調，舒緩更年期症狀。

蜂王漿是女王蜂的食物，工蜂將採集的花粉、花蜜咀嚼後混合而成，由於女王蜂每天都要生產2,000個以上的蜂卵，因此蜂王漿的營養成分很高，包括蛋白質、醣類、脂質，以及維生素A、E、C、D、B_1、B_2、B_6、B_{12}、泛酸、菸鹼素、葉酸、生物素和肌醇、乙醯膽鹼，另外含有特殊的癸烯酸（蜂王酸）。

蜂王漿含有多量維生素B群，有助消除疲勞、提振體力、鎮靜神經痛、延緩老化。所含的蛋白質、肌醇對肝組織的損傷有修復作用。維生素A、鋅有防止皮膚粗糙，回復肌膚亮麗。其所含獨特蛋白質Royalisin及癸烯酸（10 hydroxy-2-decenoic Acid, 10-HDA），就是有效延長蜂王生命的主要營養素。Royalisin亦具抗菌作用可抑制細菌的生長，另所含獨特的類唾液腺荷爾蒙、癸烯酸有活化女性卵巢功效，並有類似雌激素作用，舒緩因荷爾蒙下降引發的更年期不舒服症狀及改善自律神經失調症。

蜂王漿亦具有抗發炎，促進糖尿病傷癒速度的功能。另外，對於毛細孔容易因為發炎或細菌感染而引發的面皰、青春痘也具有改善及預防效果。

適用症狀

更年期不適症、疲倦、肌膚老化、體力衰退、有養顏需求、大腦老化、自律神經失調、常有失眠問題、抵抗力低落。

營養博士的提醒

蜂王漿是少量使用就會有效果的食品，一次無須大量攝取。若購買新鮮的蜂王漿，因含水量高，容易氧化變質，最好保存在冰箱裡，開封後盡量在三個月內食完。

每日建議攝取量

一般建議每天攝取約為2～3公克。

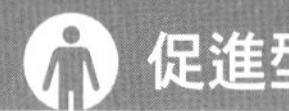

☑保健食品 □保健食品成分

蜆精
(Essence of Clam)

維護肝臟的保健食品

❶ 促進新陳代謝、增強體力。
❷ 滋養補身、消除疲勞，保護肝臟。

蜆是蜆科的水生軟體動物，在台灣俗稱蜊仔，廣東人稱為黃沙大蜆。台灣蜆屬於河蜆，喜歡棲息淡水、鹹河流及池塘、溝渠內，特別是江河入海處的鹹淡水交匯處的沙質或泥質內，河蜆外殼顏色偏黃，肉質肥美，一瓶蜆精可是聚集幾百顆蜆的濃縮菁華。

蜆精主要成分為蛋白質、腺嘌呤、醣類、脂質、維生素B_{12}、鈣、磷、鈉、鉀、鋅，是滋養補身、開胃的好食物，可以促進新陳代謝、增強體力。蜆精富含肝醣成分，肝醣主要貯存在肝臟和肌肉，身體需要時，會經由代謝轉換為葡萄糖，維持血糖濃度及能量來利用。

在中國古代和日本江戶時代的文獻裡，就有用蜆治療黃疸的記載，其歷史非常悠久。一般能促進肝功能運作的主要成分有腺嘌呤、牛磺酸、甲硫胺酸和胱胺酸等物質，可幫助腸內脂質乳化分解的膽汁順暢流通，因為若是流通膽汁的膽管被阻塞住，膽汁就會流進血液中，造成黃疸。

營養博士的提醒

- 坊間有將蜆精視為壯陽補品，是促進生殖器官血液循環的一種營養，其實蜆精不過是一般促進身體健康的營養補充品，並沒有坊間或網路流傳的誇大作用。
- 市售蜆精含有高鈉成分，若有高血壓、腎臟病、肝病及限制鈉食用的患者，應請教有關專業人員，妥適食用。

適用症狀

食慾不佳、疲勞倦怠、體力不支、精神不濟、抵抗力弱、保肝需求、有補充體力及滋養身體需求。

每日建議攝取方式

一般建議每天攝取以1～2瓶為度，每瓶60毫升。

酪梨油
（Avocado Oil）

高油脂亦富含養分的保健食品

❶ 減少低密度脂蛋白膽固醇，以及緩和血糖升高。

❷ 抑制敏感肌膚的發炎，使肌膚光滑。

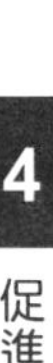

酪梨油是從酪梨果實提煉而來的植物油，酪梨原產南美洲北部、中美洲及墨西哥，台灣亦有種植，所含油脂高，質地似奶油，有「窮人奶油」之稱，由於形狀如梨，果肉如乳酪，台灣稱為酪梨，但日本人是以外皮像鱷魚，稱為鱷梨，中國大陸是以果實含黃色脂肪，稱為牛油果或黃油梨。

酪梨不僅含有油脂，並有多種維生素、礦物質，在金氏世界紀錄中，被列為世界上營養最為豐富的水果。

營養博士的提醒

- 油脂經過加熱冒煙後，就會開始變質，但是酪梨油耐高溫不易氧化，可以加熱食用。
- 若食用酪梨時，要注意攝取量，避免油脂過量。
- 市售酪梨油製品，更有添加亞麻仁油、琉璃苣油、酵母萃取物、亞麻仁萃取物、青花菜苗萃取物、藻類胡蘿蔔素、金盞花和維生素E等多種成分，是為理想的營養輔助食品。

台灣原本不產酪梨，由日本引進栽培後，目前產地主要分布在台南、嘉義等地。

酪梨油中有一定成分比例的脂肪酸，包括63～77%的油酸、6～11%的亞麻油酸，少量的棕櫚酸，是屬於富含單元不飽和脂肪酸的油脂，其中的油酸為ω-9不飽和脂肪酸，具有抗氧化作用，並能緩和血糖的升高，亦有減少低密度脂蛋白膽固醇，降低罹患心臟病的風險。

該油脂亦有用在皮膚保養方面，幫助肌膚細胞重建，有柔軟光滑之效，抑制敏感肌膚的發炎。

適用症狀

皮膚乾糙、過敏肌膚、血糖不穩定、膽固醇過高、血脂黏稠。

每日建議攝取方式

每日建議攝取量約為15公克。

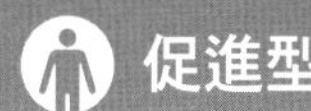

☑保健食品 □保健食品成分

瑪卡

（Maca）

秘魯威而鋼

❶ 促進骨質健康。
❷ 改善精子品質，促進生殖系統功能。
❸ 緩解更年期。

瑪卡是秘魯傳統十字花科植物，生長海拔四千至四千五百公尺的安第斯山脈胡寧（Junin）和帕斯科（Pasco）地區，因兼具食用及藥用特性，幾世紀以來被視為珍貴食物。兩千多年前，瑪卡已被馴化為當地農作物，形似蘿蔔的根莖可以做為主食，也可做飼料。含有豐富多樣的生物鹼，能夠幫助男性維持活力，有秘魯威而鋼、秘魯人蔘等稱號。外觀上有白、黃、紫紅、黑四種顏色，但以黃色、紫紅最常見。

瑪卡富含蛋白質、醣類、脂肪酸、膳食纖維、二十種胺基酸，包含骨骼肌胺基酸的支鏈胺基酸，鈣、鐵、銅、鋅等礦物質及多種維生素，有提升運動表現及肌肉能量，改善學習記憶、緩解更年期、促進骨質密度等作用。現代研究發現，瑪卡另含有硫代葡萄糖苷（Glucosinolates）、生物鹼類、多酚、甾醇類化合物等生理活性成分，有提高性能力和生育能力、調節內分泌的作用。

目前市售瑪卡食品類型很多，有些是乾燥切片，可以搭配其他食材燉湯食用。另有茶包型式，沖熱水即能成為茶飲，方便飲用；或萃取製成複方保健食品，有粉末、膠囊型態，可直接吞服。

營養博士的提醒

瑪卡生理活性成分強，有甲狀腺亢進者、肝腎疾病者或孕期哺乳中的女性，建議由醫師評估後再食用。服用抗荷爾蒙者也需謹慎；因瑪卡富含維生素K可能影響凝血，服用抗凝血藥物者也不宜食用。

適用對象

工作疲累者、想要提升體力者、有更年期困擾者、經期不順的女性、有勃起障礙的男性。

每日建議攝取方式

一般建議每日攝取500～1,000毫克。

 促進型 ☑保健食品 □保健食品成分

蜜棗（棗精）

（Prune）

促進排便的神奇果實

❶ 促進腸道蠕動，預防便祕。
❷ 消除疲勞、提高熱量代謝。
❸ 維護視力，改善貧血。

蜜棗屬於西洋李，梅李科落葉喬木，果實呈紫紅色，原產地在黑海和裏海間的高加索地區，該地區的人以長壽著稱，有「生命之果」之稱，由於營養豐富，將之視為神奇果實。爾後，曬乾的蜜棗乾經由商隊攜入歐洲，並在法國南部廣泛栽培，成為法國著名農產品。蜜棗又被引進至美國加州，經過改良後，已是獲得全球人士推薦的養生水果。

蜜棗有洋李、棗精之稱，含有豐富纖維，能夠促進腸道蠕動，增加糞便體積，有預防便祕作用。所含維生素B群參與各項生理活動，具有消除疲勞、提高熱量代謝，有助身體機能的發展，提升免疫力。所含的β-胡蘿蔔素是維生素A的前驅物質，亦是視網膜上柱細胞感光的重要成分，有維護視覺功效，可提高眼睛視網膜的功能，對夜盲症及一般眼疾的預防、症狀的改善也很有效。其所含多種抗氧化成分，包括新綠原酸（Neochlorogenic Acid）等的抗氧化力，高居百果之冠。另外也含豐富的鐵，對改善貧血具有功效。所含的鉀能幫助排泄體內的鈉，還能利尿，一般認為對腎臟有利。但對限制鉀攝取量的腎臟病病人則需多加注意。

適用症狀

更年期不適症、疲倦、肌膚老化、體力不支、貧血、眼睛不適症、便祕、腸道障礙、有排毒需求。

營養博士的提醒

市售蜜棗有分蜜棗乾及萃取濃縮的蜜棗精，各有其特色。前者的膳食纖維高，可改善便祕，後者食用方便容易吸收，有助吸收能力虛弱者食用，可依個人需求攝取。

每日建議攝取方式

以市售棗精保健食品為例，一般建議每天攝取約為55公克。可直接食用或沖泡冷、溫水中飲用，亦可加入菜餚活用於日常飲食中，食用至為方便。

 促進型　☑保健食品　☐保健食品成分

辣木

(Miracle Tree)

全方位的神奇植物

❶ 改善胰島素敏感性。
❷ 活化免疫細胞，增強免疫力。
❸ 對血壓有穩定作用。

辣木又稱鼓槌樹，原產於印度北部、非洲東北部、喜馬拉雅山麓及紅海沿岸，約有十四個品種，目前有三種可食用，分別是印度傳統辣木、印度改良種辣木及非洲辣木樹。辣木含有維生素C、E、B_6，鈣、鉀、鐵等多種維生素礦物質及蛋白質、皂苷、黃酮類、植物固醇、脂質等，被當地居民視為傳統草藥，廣泛應用於皮膚病、貧血、風濕性疾病、痛風的治療上。有研究發現，長期食用有增強免疫力、抗老化、解熱等作用，對於高血糖、高血壓、高血脂、潰瘍、過敏等慢性病，以及肝病、癌症也有改善功效。

辣木從葉子、樹幹、花朵、種籽都富含營養價值。樹幹可淨化水質、嫩葉可入菜或曬乾保存或製成茶葉，花朵可以釀蜜，種籽可萃取出富含單元不飽和脂肪酸油酸的油脂，含量比例65～85%，是乳化劑、膠凝劑、固化劑的油相原料，常添加於護髮、保濕產品。因為維生素E含量高，常被加入食品中，作為天然抗氧化劑。

營養博士的提醒

因食用安全性尚未獲得證實，懷孕或哺乳期婦女、肝腎功能不佳者請謹慎食用。服用控制血糖相關用藥者，也需避免使用以免影響藥效。若食用後有過敏或不適反應，應立即停止食用。

適用症狀

高血壓、高血脂、高血糖、糖尿病、肥胖、胃潰瘍、脂肪肝、便祕、骨質疏鬆、免疫力低落等。

天然好食物

- **植物性食物**：辣木油、辣木茶、辣木粉。

每日建議攝取方式

- 辣木粉：口服安全劑量建議每日至少1.6～2.2公克。可以用熱水沖泡飲用，或與奶油拌勻做麵包抹醬。
- 辣木油：適合肌膚、頭髮保養，少少用量就有保濕、護髮效果。

 促進型 ☑保健食品 □保健食品成分

磷蝦油

（Krill Oil）

來自南極海域的健康油

❶ 降低血液中低密度脂蛋白膽固醇。
❷ 提升高密度脂蛋白膽膽固醇。
❸ 促進大腦認知及記憶功能。

磷蝦是海洋無脊椎動物，外型近似蝦，目前商業捕撈的磷蝦來自南極海域。磷蝦位居食物鏈的下層，為鯨、海豹、企鵝、魷魚、魚及海鳥的食物。富含ω-3脂肪酸，與魚油相似，加上是小型海洋生物，不易有重金屬污染殘留問題，近年來被列為優質健康好油。

磷蝦油脂肪酸結構有過半的EPA、DHA，以磷脂質（Phospholipid）型式存在，由於磷脂質是細胞膜主要結構，具有親水性和親脂性乳化劑功能的兩親分子（Amphiphiles），易於親水關係，所以被視為有益人體利用率的油脂。

磷蝦油有增加解脂酵素活性，提高脂肪分解速率，降低血液過多的膽固醇及三酸甘油酯的功效，可減少血中發炎物質，改善關節炎發生率。所含蝦紅素屬於強抗氧化物質，提供大腦、神經系統與眼睛抗氧化的功能，有助維護眼睛健康、促進學習力與記憶力。磷蝦油脂肪酸有部分是與膽鹼結合，以磷脂醯膽鹼型式存在，是構成生物膜的重要成分，也有促進肝臟功能，幫助脂質代謝與毒素排出，有助記憶及神經傳導物質的合成。

營養博士的提醒

選購磷蝦油時請注意磷脂質含量，挑選40%以上為佳。由於磷蝦是企鵝、鯨魚等海洋生物的主食，請適量食用，避免海洋資源濫用；基於生態永續，應選擇有海洋之友標章的品牌。因安全性尚未獲得證實，懷孕及哺乳期婦女、肝腎功能不佳者宜謹慎食用。內含蝦青素等海鮮成分，易對海鮮過敏族群也不適合食用。

適用症狀

類風濕性關節炎疼痛、退化性關節炎、經前症候群、肥胖、糖尿病、代謝症候群、學習不佳、記憶力差等。

每日建議攝取方式

視磷蝦油ω-3脂肪酸含量而定，23%左右的磷蝦油安全劑量，以2,000～3,000毫克為參考依據。

促進型 ☑保健食品 □保健食品成分

雞精

(Chicken Essence)

全雞營養好食品

❶ 容易吸收，迅速補充體力。
❷ 可促進傷口癒合。
❸ 增強抵抗力。

雞肉是很好的蛋白質來源，因此常是國人補身的好食物，尤其是經由長時間燉煮的雞湯，所含蛋白質已經變成小分子的短胜肽和胺基酸，身體很容易吸收，可迅速補充體力。但傳統燉煮雞湯很費時間，且這種雞湯多為水分，除含較多脂質成分外，其他營養成分含量並不多。

雞精是科技及技術提升萃取而來的營養補充品，不用再費力燉煮，一樣可以喝到全雞的營養，而且食用非常方便。

雞精蛋白質分子小，容易被人體消化吸收補充體力，又含有鈣、鉀、鐵、磷、鎂等礦物質，可以達到滋補效果。蛋白質具有建造新的組織及修補組織作用，促進傷口癒合，蛋白質是身體各種酵素、荷爾蒙的主要構成分，可以合成抗體，增強抵抗力，防禦病菌入侵體內之效。

一般說來，補充雞精可以滋養強壯、消除疲勞和恢復體力、抗壓力、降血糖，增強記憶力及改善成人病、高血壓，並可提升身體抵抗力。

營養博士的提醒

許多人將雞精視為每天可以補充的營養品，市售一瓶雞精的鈉含量約35～170毫克之間，有高血壓的人，要注意其含鈉量。雞精含有鉀離子，腎臟病患者對排泄鉀離子有障礙，宜小心食用避免造成血鉀過高。雞精也是中高普林食物，有痛風或高尿酸血症的人宜謹慎食用。

適用症狀

食慾不佳、疲勞倦怠、體力不支、精神不濟、抵抗力弱、用腦過度、有補充體力及滋養身體需求、產後哺乳的婦女。

每日建議攝取量

一般建議每天攝食一瓶，每瓶60毫升。

改善型 □保健食品 ☑保健食品成分

γ-胺基丁酸
(γ-aminobutyric Acid, GABA)

放鬆身心維持正常神經傳導物

1. 鬆弛緊張情緒，提升睡眠品質。
2. 具有降血壓的功效。
3. 改善更年期情緒及失眠障礙。

γ-胺基丁酸簡稱GABA，是體內一種重要物質，由麩胺酸代謝所合成，存在於動物、人體的腦部及眼睛，為天然的鎮靜劑及抗恐懼的元素，作用與煞車系統相同，扮演身心調節系統，當神經細胞被激發時，表現在外的症狀有情緒焦躁、血壓升高、抗壓力差、喘氣、疲憊、不耐疼痛等，這時候人體會分泌γ-胺基丁酸進行調節，以維持正常的神經傳導，若長期耗損，無法啟動調節機制，就會出現各種不適症狀。

γ-胺基丁酸能夠提升神經細胞膜對氯離子的通透性，能夠降低神經的興奮度，協助精神放鬆、鬆弛緊張，並具有良好抑制血管升壓素轉換酶（ACE）活性的作用，此酵素為催化合成血管收縮素II，可抑制血管舒張物質舒緩激肽之生成，促進血管收縮及促進留鹽激素的釋出，增進胃小管對鈉的再吸收，而增加細胞外液以提升血壓，故γ-胺基丁酸可抑制此酵素之活性。對於降血壓有適當功效。進入深沉睡眠時，體內γ-胺基丁酸含量會升高，有助提升睡眠品質，改善更年期因荷爾蒙降低的情緒低落及失眠障礙。

適用症狀

緊張、精神亢奮、情緒不穩、更年期障礙、壓力型及緊張型失眠、焦躁、憂鬱、生理期緊張及情緒低落。

營養博士的提醒

許多天然食物如紅麴、發芽米、糙米、納豆、甲魚和黃耆都含有γ-胺基丁酸，可以從食物中獲得。茶葉中的含量也不少，但不能從茶飲中攝得，需經科技萃取才能獲得，或可由此類保健食品的補充得到。

天然好食物

- **植物性食物**：紅麴、發芽米、糙米、納豆、甲魚和黃耆。

每日建議攝取量

一般保健建議每天攝取4毫克。

三萜類

(Triterpenes)

靈芝活性重要成分

❶ 抑制癌細胞的增生，降低高血壓，預防腦中風。

❷ 降低過敏反應、提高肝臟解毒功能。

三萜類是一種化學物質，又稱靈芝酸，普遍存在植物中，如牛樟芝、靈芝、巴西蘑菇、苦瓜等。植物屬性不同，三萜類含量就不同，活性也不盡相同，目前已分離出100多種不同結構的三萜類。

根據研究，靈芝三萜類的含量很高，苦味成分來源就是三萜類，亦是有效成分之一，但因培養條件、成熟程度不同，苦味層次自然不同，其中牛樟芝的含量又較靈芝多，有十數種為牛樟芝所獨有。由於三萜類具有多種調節功能，已被視為具有療養功能的保健食品。

三萜類化合物的生理活性很強，具有阻斷癌細胞傳遞訊號作用，抑制癌細胞的增生，對於組織胺釋放作用亦有抑制效果，能夠降低過敏反應，並能抑制血管收縮素轉化酶的活性，達到降低血壓，預防腦中風的發生。又從臨床研究得知，對於抑制大腸桿菌、金黃色葡萄球菌的效果亦佳。還有促進損傷肝細胞的再生及修復能力，提高肝臟解毒功能。此外也有報告顯示，三萜類對自律神經失調症、月經不順、更年期障礙、泌尿器官等疾病及過敏都有相當的功效。

適用症狀

肝炎、肝功能衰退、癌症、腫瘤、提高免疫力、高血壓、心血管功能不佳、內分泌失調、肌膚老化及下垂、新陳代謝功能不佳、體力差。

天然好食物

- **植物性食物**：牛樟芝、靈芝、巴西蘑菇、苦瓜。

營養博士的提醒

三萜類是靈芝主要成分，生理活性強，孕婦或正在服用藥物者，食用前宜徵詢醫藥專業人員。

每日建議攝取方式

可依不同產品標示建議攝取。

改善型　□保健食品　☑保健食品成分

大蒜素

(Allicin)

來自土地的疾病惡魔剋星

❶ 具抑制及殺菌作用，可提振精神。

❷ 能降低血膽固醇，使血液循環流暢。

❸ 有安定神經、改善焦慮的功能。具抑癌、防癌作用。

不論是生吃或烹煮大蒜、洋蔥、青蔥時，都會吃到一股辛辣味，這就是大蒜素的分解物，主要是來自揮發性的烯基硫化物（DADS）物質，由於會刺激體內熱和痛的受體分子，讓人有灼熱及刺痛感覺。大蒜素必須在蒜瓣、洋蔥被切碎後才會釋放出來，大蒜素所含的烯基硫化物包括丙烯基及氧化硫基，活性很高，與蛋白質一起作用時，會對人體產生很大的作用。

大蒜素有抑制及殺菌作用，可與維生素B_1結合，使維生素B_1轉換成蒜硫胺素後，更能提高吸收率，對消除疲勞、提振精神有很大幫助。

大蒜素等硫化物會抑制肝臟中與膽固醇合成有關的酵素活性，進而降低體內膽固醇的合成。另外，大蒜素等大蒜含硫成分有增加血管內皮細胞之一氧化氮生成作用和阻斷鈣離子通道等作用，來達到血管鬆弛和降低血壓的作用。亦有報導，大蒜素可抑制血小板凝集而降低血栓形成，可降低心血管疾病的發生率。又大蒜素含硫化物可抑制致癌物亞硝胺致活酵素的活性而有抑癌、防癌作用。

營養博士的提醒

- 辛香料中的大蒜、洋蔥、青蔥、韭菜均含有蒜素，可以直接從食物中攝取，但不宜多吃，會刺激腸胃，甚至有潰瘍之虞。
- 消除蒜素氣味的方法有二：與蛋白質豐富的食物一起吃或是喝牛奶、咖啡、茶、水果，去掉氣味；立即刷牙漱口。對於不喜歡蒜頭氣味者，可以考慮食用大蒜精等保健食品。

適用症狀

癌症、腫瘤、高血壓、動脈硬化、糖尿病、肥胖、消化不良、腹脹、性功能不良。

天然好食物

- 植物性食物：大蒜。

每日建議攝取方式

一般保健建議每天攝取20～30毫克。以市售大蒜片製品為例，每錠約含有大蒜素6毫克，所以每日建議補充量約為4錠（片）。

改善型　☐保健食品　☑保健食品成分

大蒜精

(Garlic Essence)

具有辛香味的天然抗生素

❶ 抑制和殺菌作用，治療傷口與感染。
❷ 阻斷脂質過氧化形成，干擾致癌物質。
❸ 提高肝臟解毒功能，保護肝臟。具抑癌、防癌作用。

大蒜精是濃縮大蒜活性成分而來。自古以來，大蒜就被人類視為補充耐力、體力及天然抗生素來源，常被用來治療傷口與感染。現代醫學證實，大蒜含有豐富的維生素B群、硫、硒及烯基硫化物等成分。

食用大蒜需經咬碎才會產生有效的大蒜素，因而會有蒜臭味，令許多人卻步。然而，大蒜精是含有大蒜營養成分的保健食品，直接用吞的，不會有蒜味，效果一樣。

大蒜精中的大蒜素，為大蒜特有的臭味成分，具有明顯的抑菌和殺菌作用，並可預防流感和腸道感染。能驅除赤痢菌及寄生蟲，連對霍亂菌及傷寒菌等強菌也很有效果。且大蒜能輔助維生素B_1提高其效力，有助於消除疲勞。含有的硫化合物有干擾致癌物的活性，並有阻斷脂質過氧化的形成，預防細胞突變，阻止癌症形成，能提高人體淋巴T細胞、巨噬細胞，增強免疫功能。硒能抑制癌細胞，降低癌症發病率。硫化合物具有抗肝病毒作用，可提高肝臟解毒能力，保護肝臟功能。

此外，大蒜精中的另一活性成分Scordimin能擴張末梢血管使血流暢通，並幫助降低血膽固醇。

適用症狀

食慾不振、消化不良、精神不佳、疲勞、血液污濁、降低膽固醇、免疫力低落、肝功能不佳、癌症、腫瘤。

天然好食物

- **植物性食物**：大蒜。

營養博士的提醒

選擇大蒜精最重要的原則，就是產品是否標示所含的活性大蒜素及其前驅物質的劑量。

每日建議攝取方式

市售大蒜精製品品質良莠不一，選購前應注意其有效成分的標示含量。大蒜精製品多為膠囊型態，容易直接用水或其他飲品搭配服用。

改善型 ☐保健食品 ☑保健食品成分

玉米黃素

(Zeaxanthin)

搭配葉黃素預防黃斑部病變效果佳

❶ 預防視網膜黃斑部的退化。
❷ 消除自由基，增強免疫力，預防癌症。
❸ 增強皮膚及黏膜組織。

玉米黃素是類胡蘿蔔素之一，與葉黃素共同存在，亦是眼睛視網膜中含有兩種類胡蘿蔔素中的一種，視網膜中的黃斑部以玉米黃素為主，其他部分則以葉黃素為主。玉米黃素含在紅椒、枸杞、蔓越莓、山桑果等這類富含類胡蘿蔔素的食物，枸杞所含的玉米黃素含量很高，100公克約有5毫克，因此枸杞備受中國人的愛用，具有明目效用。

玉米黃素與葉黃素同是視網膜色素的主要成分，有預防視網膜黃斑部退化效用。黃斑部是視網膜的中心，是人類可以看到光、顏色及影像的區域，一旦黃斑部功能衰弱，視力會逐漸變差，最後有可能導致失明。

玉米黃素主要效用是消除自由基的抗氧化功能，避免身體受到自由基攻擊產生視力退化、血管脆弱的可能，還可增強免疫系統，預防癌症及腫瘤的發生，以及具有抵抗紫外線傷害身體功能。

營養博士的提醒

多吃橘色、橘紅色植物就可攝取到玉米黃素，不妨與其他蔬果製成精力湯飲用，可以吃進更為豐富的營養成分，可補充相關保健食品，玉米黃素與葉黃素同屬脂溶性營養素，在用餐時或餐後食用，有助提高其吸收率。

適用症狀

減少老年性視網膜黃斑部病變、減少白內障、乾眼症、近視、視神經功能不佳、血糖不穩定、長期用眼、皮膚乾燥、癌症及腫瘤。

天然好食物

- **植物性食物**：玉米、枸杞、蛋黃、蔓越莓、紅椒、山桑果。

每日建議攝取方式

一般建議每天攝取6～10毫克。

改善型 ☐保健食品 ☑保健食品成分

多酚

（Polyphenol）

對身體有多重益處的植化素總稱

❶ 具抗氧化作用。
❷ 抑制動脈硬化、胃潰瘍與白內障。
❸ 穩定血糖，降低血中膽固醇。

多酚是指一組植物中化學物質的統稱，種類超過4000種以上，是數個氫氧（羥）基的總稱。由於結構不同，因而有各樣式種類，是植物分類的重要指標。為了能夠輕易辨別，又分為單元體多酚及聚合體多酚。每種多酚都有特定功用，或許是顏色轉換、抗曬、防寒、驅蟲，但共同作用是抗氧化，避免植物受到外界干擾凋亡。目前已知的多酚有單寧酸、鞣酸、花青素、可可亞多酚、綠原素、類黃酮素、兒茶素等。

抗氧化是多酚的最大作用，又因種類各異有不同功效，綠茶多酚對於消去活性氧自由基、抑制癌症發生有適當功效。葡萄的皮、肉、種籽含有多種不同的多酚，經研究有抑制動脈硬化、胃潰瘍與白內障。芭樂葉多酚可阻止醣類轉換為葡萄糖的酵素活化，有助穩定血糖濃度，降低糖尿病發生率。其他還有預防胃潰瘍、降低血中膽固醇等效果。

此外，綠茶多酚可提高肝臟中解毒酵素的活性，降低多種具肝毒性藥物的副作用及致癌的可能性。在心血管疾病的預防方面，亦具抑制血管平滑肌增生、抑制血栓形成。使其在心血管疾病的預防上，扮演著重要的角色。綠茶多酚可提高人體的基礎代謝速率，故也有用作減肥的輔助素材。

營養博士的提醒

食用多酚食物或保健食品時，同時攝取具抗氧化作用的維生素C、維生素E、β-胡蘿蔔素，會有加乘效果。

適用症狀

癌症、腫瘤、血糖不穩、心血管功能不佳、老化、體力差、血壓不穩、胃潰瘍、膽固醇過高。

天然好食物

- **植物性食物**：綠茶以及紫、紅色水果。

每日建議攝取方式

一般保健建議每天攝取1,200毫克。

 改善型　□保健食品　☑保健食品成分

卵磷脂

(Lecithin)

有了它，大腦變靈活

❶ 增進智慧，預防老年失智症。
❷ 活化新陳代謝，避免細胞提早老化。
❸ 降低血膽固醇，改善動脈硬化。

卵磷脂是人體細胞膜的主要成分，每個器官、組織細胞都有它的存在，尤其是腦神經、血液系統、心臟及肝臟等重要組織中，含量十分豐富。人體卵磷脂是由肝臟製造，食物中的蛋黃、大豆、小麥胚芽、花生、向日葵亦含有豐富的卵磷脂。卵磷脂是由不飽和脂肪酸、膽素、甘油及磷四種重要成分構成，有助人體健康。

卵磷脂所含膽素成分，與乙醯基結合後會產生乙醯膽鹼物質，乙醯膽鹼為神經傳導物質，作用於神經交接處，使電位傳遞正常，以幫助神經電流的傳導，尤其是維護神經髓鞘的健康。膽素也是構成磷脂質的主要成分，有促進胎兒腦細胞生長，又可預防老年失智，也能促進細胞正常，活化體內新陳代謝、避免細胞提早老化。

卵磷脂的乳化特性，可以幫助血液中脂質的運送，預防脂質堆積在血管壁及肝臟中，改善動脈硬化、降低血液黏度，促進血液循環，降低膽固醇以及避免脂肪肝、肝硬化的發生率。

營養博士的提醒

蛋黃、大豆均含有豐富卵磷脂，可以從飲食中獲取，但蛋黃食用過量時，有血膽固醇升高之虞，故需注意不能過量，或者改食大豆卵磷脂保健食品。另有市售的蛋黃油，亦含有卵磷脂等磷脂質成分。

適用症狀

腦力需求、學習力降低、老人失智、膽固醇過高、脂肪肝、動脈硬化。

天然好食物

- 植物性食物：蛋黃、大豆。
- 動物性食物：肝臟、牛奶、蛋黃。

每日建議攝取方式

以大豆卵磷脂為例，安全劑量建議每天攝取470毫克，產後哺乳期的婦女每日至少補充1,600毫克。

改善型　☐ 保健食品　☑ 保健食品成分

皂素

(Saponin)

會形成泡沫的抗氧化物質

1. 具去垢、清潔及抗菌效果。
2. 降低總膽固醇，具抗氧化作用。
3. 抑制癌細胞血管增生。

皂素是植物的二級代謝物，又稱皂甙或皂苷，在水中搖振時會產生類似肥皂的持久泡沫，所以有皂素之稱，普遍存在高等植物中，特別是根、莖、葉、花、種籽等養分充足的組織，如莢豆類的黃豆、豌豆以及其他蔬果，包括苜蓿、無患子、人蔘、菠菜、番茄、馬鈴薯、大蒜、甜菜、蘆筍、茶葉、印加麥等。皂素屬於配糖體，一樣存在藥草植物內，是重要且具療效的主要成分。

皂素具有親水性，又能改變細胞膜的通透性，發揮去垢、清潔及抗菌效果，常被作為清潔品的基礎物質，又能與膽酸結合並排出體外，降低體內總膽固醇。具有抗氧化作用，可以抑制體內過氧化脂質的生成，並有消除自由基作用，降低心血管疾病發生率，還能抑制癌細胞血管增生，使癌細胞凋零，避免形成腫瘤。近來研究發現，去除醣基的皂素比未去除醣基的效果要好，主要是分子小吸收快，身體利用率也較高。

營養博士的提醒

皂素來源的植物很廣泛，可以從食物中攝取，若要攝取到高濃度的皂素，則可以考慮食用含皂素的保健食品。

適用症狀

膽固醇過高、抵抗力差、癌症及腫瘤。

天然好食物

- **植物性食物**：黃豆、豌豆、苜蓿、人蔘、菠菜、番茄、馬鈴薯、大蒜、甜菜、蘆筍、茶葉。

每日建議攝取方式

依產品配方型式之建議量補充。

 改善型 ☐保健食品 ☑保健食品成分

兒茶素

（Catechins）

可延緩老化的綠茶多酚成分

❶ 具抗氧化之效，可減緩老化。
❷ 降低心血管疾病及慢性發炎症狀。
❸ 具抑制及殺菌效果，預防糖尿病。

兒茶素類又稱黃烷醇類，不論紅茶或綠茶，都是含量最多的多酚類成分，約占總含量的75～80%，喝茶時的苦澀味就是兒茶素。一般稱兒茶素類係指134種的總兒茶素，不過最具抗氧化功能的成分只有4種，分別是表兒茶素（EC）、表沒食子兒茶素 （EGC）、表兒茶素沒食子酸酯（ECG）、表沒食子兒茶素沒食子酸酯（EGCG），總含量以夏茶最高，依序為春茶、秋茶、冬茶。

兒茶素類會因氧化遞減，綠茶屬於不發酵茶，兒茶素比半發酵茶或全發酵茶為高。

最受矚目的保健功效是抗氧化作用，可以保護細胞膜，減緩老化，達到抗衰老目的。同時具有消除自由基作用，降低自由基攻擊正常細胞所產生的心血管疾病、慢性發炎症狀。由於兒茶素類容易有與各種物質結合的性質，因此對金黃色葡萄球菌、霍亂弧菌、大腸桿菌及肉毒桿菌等有抑制或殺菌效果。同時，可抑制腸道內澱粉分解酵素的活性，延緩飯後血糖上升，有預防糖尿病效果。

營養博士的提醒

- 綠茶成分具有抗凝血作用，會加強抗凝血處方藥，如warfarin等的藥效，若平時有服用預防血栓藥物時，或有其他不易凝血之顧慮情況時，宜避免或降低兒茶素之食用劑量。
- 空腹喝綠茶易傷胃，飯後飲用最適合。飲用時，可添加含維生素C的柳橙汁、檸檬汁或維生素C錠，提升兒茶素的吸收率。

適用症狀

血糖不穩、動脈硬化、關節發炎、癌症、腕隧道症候群、抗菌、殺菌、抵抗力低落、感冒。

天然好食物

- 植物性食物：綠茶茶飲。

每日建議攝取量

一般保健建議每天攝取100～250毫克。

□保健食品 ☑保健食品成分

果膠

(Pectin)

促進糞便軟化的膳食纖維

❶ 增加糞便體積，促使糞便柔軟。
❷ 降低血中膽固醇含量，穩定血糖。
❸ 降低大腸癌發生率。

蔬果多半不會只有水分，還有膳食纖維，是植物細胞間質重要成分，果膠為其中之一，屬於半乳糖醛酸的天然高分子聚合物，存在蘋果、柑橘、花椰菜、胡蘿蔔、南瓜等蔬果，未成熟蔬果的果膠是以非水溶性果膠存在，成熟後，受到酵素的水解作用，轉變為具有凝膠作用的水溶性果膠，保水性很高。果膠有形成厚凝膠狀溶液功用，常被應用在果凍、果醬、糖果的增稠性質上。

果膠為水溶性纖維，可增加糞便體積，使糞便變軟，促進腸道蠕動，改善便祕及降低大腸癌發生率。可與膽酸及膽鹽結合並排出體外，降低血中膽固醇含量。此外，更有預防便祕的作用，並能防止食物殘渣或糞便長時間滯留在特別薄的腸道之處造成的局部壓力，預防憩室形成和憩室病的發生。

果膠可吸收水分，提高飽足感，降低食量，因此也對減肥有幫助，又可使吃下的食物在胃的移動變慢，延緩胃排空時間降低腸道消化吸收速率，可以抑制血糖急速上升，防止胰島素大量分泌，因此也可預防因胰島素分泌或作用低下所造成的高血糖症，降低糖尿病發生率。

適用症狀

大腸癌、血糖不穩定、糞便太硬、便祕、憩室病、血膽固醇過高。

天然好食物

- **植物性食物**：蘋果、柑橘、花椰菜、紅蘿蔔、南瓜、洋菜、寒天。

每日建議攝取量

一般保健建議每天攝取10～15公克。

營養博士的提醒

果膠有助排便，亦會造成排氣，為了避免排氣造成日常生活的負擔，服用含有果膠食物或保健食品時，可以從低劑量慢慢增加。

 改善型 □保健食品 ☑保健食品成分

玻尿酸

（Hyaluronic Acid）

天然保濕聖品

❶ 使肌膚具有彈性減少皺紋。

❷ 修復肌膚，抑制病菌及抗炎。

❸ 促進軟骨間的滑動，保護軟骨細胞。

玻尿酸又稱醣醛酸或透明質酸，之所以命名為玻尿酸和美國哥倫比亞大學眼科教授米勒（Meyer）從牛眼睛玻璃體（hyaloid）分離玻尿酸結晶有關，因而得名。

玻尿酸是一種多醣類，主要存在人體細胞與細胞之間跟組織結構，尤其是皮膚真皮層膠原纖維蛋白和彈性纖維蛋白的空隙中，具有很強的保水性，是人體肌膚保濕成分，同時也是眼球水晶體及關節囊液的主要成分，但會隨著年齡增加而遞減，出現肌膚乾燥、皺紋、眼球及關節老化問題。

營養博士的提醒

目前玻尿酸的使用多為注射治療，注射後可能會有腫脹、發紅、疼痛、搔癢症狀，甚至會有頭痛現象，不過這些症狀通常在注射後1～2週會自動減輕。但玻尿酸注射也曾發生過敏或感染的副作用，因此哺乳中婦女、對藥劑成分過敏及服用肌肉鬆弛症藥劑者要請教相關專業人員。

玻尿酸會攜帶充足水分增強皮膚保水能力，是天然保濕因子，讓肌膚具有彈性，減少皺紋，並能促進膠原蛋白及彈性蛋白構成水狀膠質，為皮膚細胞提供一個良好環境，促進細胞吸收及利用營養物質，並有修復肌膚、抑制病菌及抗炎作用。

玻尿酸還能促進軟骨間的滑動及吸震，並達到潤滑、保護軟骨細胞的效果，對於緩解退化性關節炎有一定的效果。

適用症狀

皮膚乾燥、肌膚老化及下垂、退化性關節炎、關節疼痛。

注射玻尿酸的劑量，各安全劑量如下：

玻尿酸名稱	劑量	注入位置	維持期
薇絲朗（Restylane Touch）	0.5ml	真皮淺層	6～12 個月
瑞絲朗（Restylane）	1.0ml	真皮中層～下層	6～12 個月
玻麗朗（Perlane）	1.0ml	真皮下層	6～12 個月

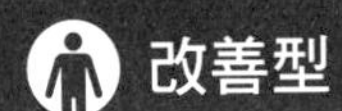

☐保健食品 ☑保健食品成分

紅麴

(Red Yeast)

有千年歷史的健康發酵物

❶ 調節體內膽固醇，降低血壓，預防中風、心肌梗塞。

❷ 抗發炎，抗氧化物質。

紅麴是長在熟米糠上的紅麴菌，所形成的一種發酵物。千年以來，市井小民常用的紅糟醬就是紅麴發酵後的食品添加物，在各種紅麴料理隨處可見，如紅糟肉、紅糟魚、紅糟雞。紅麴原本為醫食同源的概念，兼有食用及藥療效用，目前已轉向預防重於治療的預防醫學，不再只是單純的食品添加物。

紅麴中含有天然成分的紅麴菌素K，是膽固醇合成酵素抑制劑，其作用類似高脂血症的治療藥中含有司他汀類藥劑，會抑制體內製造膽固醇，有降低低密度脂蛋白膽固醇，提高高密度脂蛋白膽固醇，減少中性脂肪，預防腦中風、心肌梗塞作用。除紅麴菌素K外，另含有抗發炎物質、防癌物質、抗氧化物質，有降低慢性發炎、抗老化作用。此外，紅麴有效成分中的γ-胺基丁酸（GABA）是中樞神經系統重要抑制性神經傳遞物質，適量補充可降低血壓。

營養博士的提醒

- 紅麴是發酵物，發酵過程中，有可能會產生毒性的橘黴素，對動物及人體的肝、腎臟有害，食用時若發生異狀，需停止食用，避免中毒。
- 服用司他汀類（statin）降血脂藥物者，因紅麴具有相同成分，可能有加強藥效及提高副作用的發生率，宜加以注意。

適用症狀

癌症、腫瘤、血糖不穩、心血管功能不佳、老化、體力差、血壓不穩、膽固醇過高。

天然好食物

- **植物性食物**：紅麴醬。

每日建議攝取量

依市售保健食品已調整好的每天攝取量作補充。

 改善型　☐ 保健食品　☑ 保健食品成分

茄紅素
（Lycopene）

中年男子的最佳保養品

❶ 消除自由基作用，降低膽固醇減少心血管疾病。並有增強免疫力、預防癌症。
❷ 阻擋紫外線對皮膚及眼睛的傷害。

自然界類胡蘿蔔素有600多種，茄紅素是類胡蘿蔔素之一，為黃色到橙色的脂溶性色素。約有1/10的類胡蘿蔔素具有維生素A活性，茄紅素雖沒有維生素A的活性，卻是所有類胡蘿蔔素中抗氧化能力最強的植化素。人體不能自行合成茄紅素，需由外界攝取，進入人體後，會經淋巴管運送到血液，最後被送到人體許多組織及器官中。如皮膚裡的茄紅素能保護肌膚，預防肌膚因紫外線的傷害形成黑斑。

茄紅素是抗氧化物質，有消除自由基作用，能夠抑制攜運膽固醇的低密度脂蛋白被自由基氧化，減少血管阻塞，並有助降低血小板的凝集，減少血栓、心臟病和中風的發生率，可保護免疫細胞白血球細胞膜及體內物物質受到自由基的攻擊，還可以保護淋巴球的DNA，增強免疫力效果，並有抑制腫瘤活性及增生癌細胞作用，降低癌症發生率，尤其是對前列腺肥大及癌變的預防特別顯著。

營養博士的提醒

- 茄紅素廣泛存在含量高的天然紅、橙色蔬果及製品中，番茄、木瓜、西瓜、紅辣椒、芭樂、草莓、櫻桃等，特別是番茄、西瓜，顏色愈鮮紅，含量愈高。茄紅素為脂溶性營養素，需與油脂一起烹煮，才會釋放出更多的茄紅素。
- 飲用番茄汁來攝取茄紅素時，有限鈉飲食療養者，要注意其鈉含量。另市售有番茄萃取物，要注意茄紅素標示含量。

適用症狀

高血壓、癌症、膽固醇過高、心血管疾病、皮膚衰老、老化、維護視力。

天然好食物

- 植物性食物：番茄、西瓜、木瓜、粉紅色葡萄柚。

每日建議攝取方式

一般保健建議每天攝取10～20毫克。

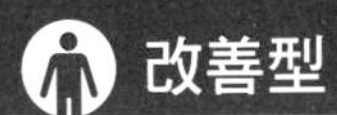

□保健食品 ☑保健食品成分

原花青素

(Oligo Proanthocyanidin)

抗氧化效果強

❶ 具抗氧化作用，降低動脈硬化可能引起的疾病，並能消除自由基，保護皮膚。

❷ 減低糖尿病所造成的視網膜病變。

原花青素與花青素看似相同，其實是兩種不同物質。同屬類黃酮類，但前者為活性成分，稱為寡聚合物，又稱為前花青素，一般簡稱為OPC；後者是植物色素，存於許多蔬果中，如藍莓、櫻桃、草莓、葡萄，其中以紫紅色矢車菊色素、橘紅色天竺葵色素及藍紫色飛燕草色素三種最為常見。原花青素最早在花生皮中發現，目前則是在松樹皮及葡萄籽中發現有大量的成分。

原花青素的抗氧化力很強，能夠抑制氧化型低密度脂蛋白的生成，進而阻止膽固醇囤積在血管壁，以及維護血液的順暢，並可降低動脈硬化所引起的中風發生率，並能減低糖尿病造成的視網膜病變，消除自由基的能力很高，可以抑制脂質過氧化作用，延緩細胞老化，並有抑菌、抗發炎及預防腫瘤等效果，其中蔓越莓中的原花青素就有預防泌尿道感染的效果。同時，還具有增進皮膚彈性、光滑程度，並能保護皮膚避免受到紫外線的損傷。

營養博士的提醒

紫色、紫紅色、橘色、藍紫色的蔬果含有原花青素及花青素，若要吃到濃度高的成分，可服用保健食品。市售葡萄籽萃取物製品宜注意其有效成分濃度才是品質的關鍵，也就是OPCs含量百分比及每粒（或每份）毫克總含量，可用冷開水沖泡飲用，吸收效果佳。

適用症狀

糖尿病引起的視網膜病變、血糖不穩、動脈硬化、關節發炎、癌症、泌尿道感染、抗菌、殺菌、抵抗力低落、皮膚乾糙、皮膚老化、胃潰瘍。

天然好食物

- **植物性食物**：藍莓、櫻桃、草莓、葡萄。

每日建議攝取方式

一般保健建議每天攝取50～100毫克。

 改善型 ☐保健食品 ☑保健食品成分

異黃酮

(Isoflavone)

有植物性雌激素之稱

❶ 舒緩女性更年期身心不適症。
❷ 抑制骨質流失，增加骨質密度。
❸ 清除體內自由基，減少細胞病變。

異黃酮是一種植物多酚化學物質，廣泛存在植物界，結構類似人體的雌激素，又有植物性雌激素之稱，可發揮類似人體雌激素的調節作用，由於植物性雌激素會被身體當成荷爾蒙利用，目前多被利用為預防更年期的保健食品。植物中的紅花苜蓿、大豆、山藥、地瓜及菇蕈類中皆有含量，其中以大豆、紅花苜蓿最為豐富，尤其是大豆胚芽，100克約含有200～400毫克的異黃酮。

異黃酮可發揮植物雌激素作用，舒緩女性更年期身心的不適症。女性停經後，雌激素分泌急遽降低，蝕骨細胞活性增強，每年骨質顯著流失約2～5%，異黃酮有抑制骨質流失，增加骨質密度作用，並有降低血中總膽固醇及低密度脂蛋白膽固醇，減緩血管粥狀硬化斑塊形成，還能阻止血小板凝結，減少血管中血塊形成，降低心血管疾病發生率。

此外，抗氧化能力強，可清除體內自由基，減少細胞病變，抑制新血管生成，阻斷癌細胞的氧氣和養分供應，促使癌細胞凋零。

營養博士的提醒

攝取異黃酮的最好方式為食用大豆及製品，如豆漿、豆腐、豆干等，若大豆食物攝取不足或有痛風、尿酸過高等症狀時，可以攝食大豆異黃酮保健食品。另有研究發現，在對更年期不適症狀的改善方面，使用來自不同植物的複方成分較單一異黃酮成分的效果更佳。

適用症狀

更年期症狀、骨質疏鬆症、骨密度流失、膽固醇過高、抵抗力差、癌症、老化。

天然好食物

- **植物性食物**：大豆、紅花苜蓿、山藥、番薯、菇蕈類。

每日建議攝取量

一般建議每天攝取50～100毫克。

 改善型 □保健食品 ☑保健食品成分

硫辛酸

(Alpha Lipoic Acid)

改善新陳代謝的保健幫手

❶ 提高細胞的修復力，具抗氧化功能。

❷ 有助於糖尿病之神經病變的病情控制，並降低眼睛受到紫外線傷害。

硫辛酸是一種輔酶，存在於細胞粒線體中，人體會自然產生，類似維生素的物質，與輔酶Q_{10}類似，有抵抗自由基攻擊的抗氧化作用，因兼具水溶性和脂溶性的雙硫結構特性，經腸道吸收進入細胞後，可以抵達身體裡的任何組織，清除各種不同的自由基，提高細胞的修復力。另外硫辛酸的抗氧化功能比一般抗氧化劑高，一般抗氧化劑是在還原狀態時，才有多餘的電子進行自由基的捕捉，經氧化後就失去活性，不再發生作用，但硫辛酸即使氧化之後，仍有中和自由基的功效。

研究發現，白內障與眼睛水晶體抗氧化低落有關，補充硫辛酸可以降低白內障發生率，硫辛酸的抗氧化功能一樣具有改善中樞神經受傷引起的老年失智症、創傷或中風引起的記憶喪失，對於糖尿病患者引起的神經病變，硫辛酸具有防止糖分與蛋白質結合作用，因此有改善新陳代謝的作用，能夠提高神經傳導作用，供維持神經系統功能，並能保護胰臟蘭氏小島β細胞不受炎症反應的攻擊，提高細胞對胰島素的敏感度。

營養博士的提醒

- 硫辛酸可以提高第2型（非胰導素依賴型）糖尿病患者細胞對胰島素的敏感度，對已在服用降血糖藥物者有可能需要調降劑量，且要經常做好血糖監測，以避免發生血糖過低的情況。
- 人體內的硫辛酸量非常少，又會隨著年齡遞減，一定要從外界攝取，像菠菜、高麗菜、酵母、牛肉、動物內臟等，但食物的含量仍不高，可從保健食品中獲取。

適用症狀

新陳代謝不良、血糖不穩定、神經系統退化、多發性神經病變、動脈硬化、肝功能失調、記憶力衰退、健忘、糖尿病、腕隧道症候群、口腔灼熱感病變。

每日建議攝取方式

一般保健建議每天攝取50～100毫克。

改善型　☐保健食品　☑保健食品成分

軟骨素

（Chondroitin）

維護健康軟骨就靠它

❶ 健康軟骨的基礎材料。
❷ 舒緩膝蓋和腰背的疼痛與發炎。
❸ 刺激醣蛋白的生成。

軟骨素是構成軟骨和結締組織的多醣類成分，軟骨素是由胺基半乳醣及葡萄糖醛酸結合成的大分子蛋白，普遍存在關節韌帶、骨骼、角膜、心臟瓣膜、血管壁及皮膚，尤以關節與關節之間的軟骨最多。健康軟骨基質必須包含醣蛋白及膠原蛋白纖維，前者是潤滑和滋養骨細胞的一種黏液，有黏著作用，後者是膠原蛋白纖維，會將醣蛋白固定在適當位置，有支撐及固定作用，二者均有讓軟骨產生良好的彈性和避震性，軟骨素和葡萄糖胺就是形成醣蛋白的原料。

關節的連接部分就是軟骨，會隨著年齡增加或過度使用而耗損，甚至會引起軟骨磨擦的痠痛。補充軟骨素，可以吸收體內生成的關節液，可舒緩膝蓋及腰背的痛楚和發炎症狀，並能抑制部分破壞軟骨的酵素作用，保護軟骨，並有刺激黏多醣、幾丁質、軟骨母細胞的生成，製造成新的軟骨。最近有一些報告提出軟骨素在動脈硬化防治之作用，可降低急性冠心病的發生率。

營養博士的提醒

木耳、海帶、蘆薈、珊瑚草含有醣蛋白質，有維護關節健康的作用，可同時搭配軟骨素保健食品補充。但因市售軟骨素製造過程複雜，成本很高，所以多半添加葡萄糖胺成分，正因如此，選購軟骨素保健食品時，需詳視營養成分標示軟骨素的比例。

適用症狀

退化性關節炎、關節健康需求、關節痠痛、運動傷害、因意外導致骨頭關節受傷、五十肩、腕隧道發炎、媽媽手、網球肘。

天然好食物

- **植物性食物**：秋葵、納豆、蘆薈、珊瑚草。
- **動物性食物**：動物軟骨、魚翅。

每日建議攝取方式

一般保健建議每天攝取1,200毫克。

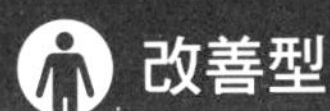

□保健食品 ☑保健食品成分

絲胺酸磷脂質

(Phosphatidylserine)

活化腦部的重要營養素

❶ 提高大腦記憶力，提升學習力。
❷ 改善記憶衰退，降低老人失智症。

絲胺酸磷脂質是腦磷脂的一種，人體細胞均有它的蹤跡，但主要存在大腦神經細胞膜，和熱量代謝、神經傳導物質釋放、神經突觸的訊息傳遞相關，有「腦部營養素」封號。

腦細胞會隨著年齡的增長，逐漸出現傳導障礙、代謝衰退、腦內神經訊號失靈等問題，進而導致大腦的記憶、判斷、思考、專注及平衡感出現問題。根據研究，將絲胺酸磷脂質營養成分帶入細胞，能夠改善年齡增長出現的腦部障礙。

絲胺酸磷脂質能夠增加腦細胞膜葡萄糖的濃度及管理神經分泌反應，提高大腦學習力，記憶力、判斷力、集中力等，對失眠、缺乏情感、自閉等症狀的改善也都有研究報告。絲胺酸磷脂質同時能夠幫助腦細胞新陳代謝，如對大腦α波週期的提升，促進正常化，改善記憶衰退、注意力不集中、學習力下降、判斷力差的現象。有報告指出，若要輔助增強記憶力，可將雙萜烯內酯與補充大腦營養素的DHA一同攝取較有效果。

適用症狀

腦力需求、學習力降低、注意力不集中、判斷力差、老人失智症、失眠、健忘。

天然好食物

• 植物性食物：大豆。

營養博士的提醒

大豆含有豐富絲胺酸磷脂質，可以從飲食中獲取，若需高濃度劑量，可補充保健食品。以往市售的絲胺酸磷脂質多從牛腦萃取，但狂牛症猖獗後，已採大豆生產。

每日建議攝取量

一般保健建議每天攝取100～200毫克。

 改善型 □保健食品 ☑保健食品成分

葉黃素

(Lutein)

預防黃斑部病變的重要營養成分

❶ 預防視網膜黃斑部的退化。
❷ 消除自由基，預防癌症及腫瘤。
❸ 增強皮膚及黏膜組織。

葉黃素是一種類胡蘿蔔素，在自然界與玉米黃素共同存在，又稱植物黃體素，是構成蔬菜、水果、花卉植物色素的主要成分，普遍存在深綠色的蔬菜，如菠菜、青花菜、多種深綠色水果，這些都含有不同濃度的葉黃素。人類眼睛視網膜的中心區塊為黃斑部，含有高量的葉黃素成分，對於視網膜上皮層細胞密度的發展與維持非常重要，但人體無法製造，必須藉由外界攝取。

葉黃素與玉米黃素是人類視網膜上的色素斑點黃斑色素的主要成分，研究發現葉黃素能預防視網膜黃斑部的退化。黃斑部是感光細胞聚集之處，負責視覺的顏色及形狀，如果黃斑部功能喪失，視力功能會逐漸損壞，甚至有失明之虞。存在於黃斑部的葉黃素，主要是吸收紫外線及含較多自由基的輻射光源，以保護細胞不受傷害。對於視網膜因為長期紫外線及光害刺激所造成的老化性黃斑病變之惡化，有明顯的保護作用，葉黃素的抗氧化能力很強，能夠消除自由基，降低心血管疾病發生率，還能增強免疫系統，預防癌症及腫瘤，更有增強皮膚及黏膜組織抵抗紫外線功能。

營養博士的提醒

多吃深綠色植物就可以攝取到葉黃素，不妨與其他蔬果製成精力湯一起飲用，可以吃進更為豐富的營養成分，或者補充保健食品。尤其是每天必須面對螢幕超過3小時的族群，和眼睛開始老化的40歲以上族群，都建議宜補充葉黃素。

適用症狀

減少老年性視網膜黃斑部病變、減少白內障、乾眼症、近視、視神經功能不佳、皮膚乾燥、癌症及腫瘤。

天然好食物

- **植物性食物**：菠菜、青花菜、綠色蔬菜。

每日建議攝取量

一般保健建議每天攝取6～10毫克。

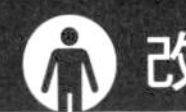

改善型 ☐保健食品 ☑保健食品成分

葉綠素

(Chlorophyll)

類似人體血紅素的綠色色素

❶ 促進細胞新陳代謝，加速傷口復原。

❷ 具解毒功能，消除臭味。

葉綠素存在植物細胞、藻類和藍藻中的葉綠體中，葉綠素的綠色是反射綠光並吸收紅光和藍光，因此會使植物呈現綠色，是植物參與光合作用的主要色素，透過太陽能將二氧化碳轉換為氧氣和醣類，成為可供動物利用的重要生存要件。

葉綠素有許多種型式，最重要的是「葉綠素a」。葉綠素分子構造和人類血液血紅素類似，被人體吸收利用之後，可促進血紅素的生成，將人體所需的氧帶到體內的每一個細胞，因此有綠色血液之稱。

由於與人體血液中的血紅素構造類似，因此可以協助血紅素作用，促進細胞新陳代謝，促使腐敗、發炎、長膿的傷口加速復原，並有排除細胞廢棄物的作用。葉綠素有抑制胃蛋白酶的活性，保護胃壁，並對受損胃黏膜有保護及修復作用。

葉綠素具有解毒功能，並有附著有毒物質作用，隨著糞便排出體外，進而減輕肝、腎的負擔。葉綠素對於臭味（如口臭、狐臭、腳臭、女性生理期間的異味）有淨化作用，可改善空氣品質。

營養博士的提醒

- 多吃綠色植物就可以攝取到葉綠素，建議不妨與其他蔬果製成精力湯飲用，可以吃進更豐富的營養成分，或者補充含葉綠素的小麥草、大麥嫩芽或麥苗精和綠藻等保健食品。
- 有些市售製品含脫鎂葉綠素鹽，有研究報告指出，會引起皮膚疾病之虞宜多加注意其補充劑量。

適用症狀

排毒、身體異味、胃潰瘍、全身倦怠、便祕、肝功能不良、青春痘。

天然好食物

- **植物性食物**：綠色蔬菜。

每日建議攝取方式

依產品型式而定。

葡萄糖胺

(Glucosamine)

守護關節健康的保健成分

❶ 刺激軟骨細胞生成膠原蛋白與黏多醣。

❷ 修護受損軟骨組織，保有水分潤滑與舒緩關節。

葡萄糖胺是存在軟骨和其他結締組織的成分，尤其是關節液中玻尿酸的主要物質，人體可從攝入身體的營養成分中自行合成，並幫助關節代謝正常，讓關節活動自如。不過隨著老化，身體合成速度趕不上分解速度，常會影響關節細胞的新陳代謝，因而出現僵硬、發炎及疼痛症狀。另外，過度運動、勞動也會造成葡萄糖胺合成速度緩慢，讓軟骨遭到破壞。

葡萄糖胺可以刺激軟骨細胞生成膠原蛋白及黏多醣，修護受損的軟骨組織，如關節韌帶，使得軟骨再生，並促使關節軟骨素及關節液分泌的形成，保有足夠水分達到潤滑及緩衝作用，以舒緩關節與關節之間的摩擦、退化、發炎症狀，同時幫助關節代謝正常，可以使軟骨細胞保有足夠的水分以達到緩衝、潤滑的作用。葡萄糖胺同時有抗氧化作用，消除過多的自由基，降低發炎現象。

營養博士的提醒

要維持關節健康，可以補充含有軟骨素及膠原蛋白的食物，如豬腳、雞腳、雞翅、魚皮、海參，並搭配葡萄糖胺保健食品補充。

市售葡萄糖胺多半是硫化葡萄糖胺，其中又分含鈉及含鉀兩種不同的成分。若有心血管疾病者，宜選購不含鈉離子的葡萄糖胺；若有腎臟功能不良及限鉀離子飲食的患者，就不能選購含鉀離子的葡萄糖胺。請讀者務必先請教營養師該如何選購為宜。

適用症狀

退化性關節炎、關節健康需求、關節痠痛、運動傷害、因意外導致骨頭關節受傷、五十肩、腕隧道發炎、媽媽手、網球肘。

天然好食物

- **動物性食物**：豬腳、雞腳、雞翅、魚皮、海參。

每日建議攝取量

一般保健建議每天攝取1,500毫克的硫化葡萄糖胺或具鹽酸型製品。

輔酶Q_{10}
（Coenzyme Q_{10}）

保持身體活力的輔酵素

❶ 產生熱量保護細胞，消除疲勞。

❷ 增進心臟功能，具抗氧化作用。

輔酶Q_{10}是一種輔酵素，又稱為輔酵素Q_{10}、CoQ_{10}，又稱泛醌，存在人體所有細胞的粒線體中，其中以心臟、肺臟、肝臟、腎臟存在較多。主要作用為身體製造熱量的必需輔酵素，以及保護細胞不受自由基的傷害，隨著年齡增加，會逐漸遞減，40歲會比20歲約減少30%，到了80歲時約減1/3，且也會因壓力及偏食等原因導致缺乏，而必須由食物攝取。

從人體出生以來，輔酶Q_{10}就存在身體內，由於內臟及肌肉需要熱量才得以活動，輔酶Q_{10}就是負責產生熱量的元素，當血糖和脂肪酸要製造高能化合物ATP時，輔酶Q_{10}即擔任十分重要的角色，同時具有消除疲勞、改善年齡衰退所引起的肌膚老化、增進心臟功能、提高免疫系統及增強肌肉作用。輔酶Q_{10}尚有抗氧化功能，能夠抑制低密度脂蛋白轉化為氧化型低密度脂蛋白，預防動脈硬化等心血管疾病發生率。

營養博士的提醒

- 體內輔酶Q_{10}會隨著年齡遞減，需從食物中攝取，輔酶Q_{10}富含於牛肉、豬肉、沙丁魚、青花魚、花生、芝麻等，若無法從食物中有效補充，或身體合成功能不足時，可從保健食品攝取。
- 服用輔酶Q_{10}時，可以與維生素B群、C共同攝取，有助維持體內輔酶Q_{10}的濃度和作用。

適用症狀

心臟功能不佳、擴張性心肌病變、疲勞倦怠、體力不支、精神不濟、抵抗力弱、動脈硬化、肌膚老化、癌症患者的癒後調養、帕金森病患者。

每日建議攝取方式

一般人的保健劑量建議每天攝取30～60毫克。因輔酶Q_{10}為脂溶性營養素，與含油脂的食物或一般用餐時食用，可以提高功效。

蝦紅素
（Astaxanthin）

橘紅色的天然抗氧化物質

1. 消除自由基的抗氧化作用。
2. 降低新陳代謝症候群發生率。
3. 可阻擋紫外線，保護眼睛及減少肌膚皺紋。

蝦紅素是一種紅色、橘色的天然類胡蘿蔔素，存在於鮭魚、蝦、蟹、魚卵、鯛魚等紅、橘色魚類，以及紅、橘色的葉、花和水果中。魚類中的蝦紅素主要經由攝取藻類或紅酵母所形成，但人體無法自行合成，要間接由飲食攝取，色素會沉澱在皮膚及肌肉呈現橘紅色，蝦紅素是動物生長的必需營養素。蝦紅素具有強大的抗氧化作用，目前廣泛被應用在保健食品、化妝品以及日用品。

蝦紅素結構和β-胡蘿蔔素、葉黃素相似，具有抗氧化、清除自由基作用，降低正常細胞被自由基攻擊，同時具有在脂溶性和水溶性環境下的活性，能夠通過血腦障壁，活化腦部和中樞神經系統，並可降低糖尿病產生新陳代謝異常現象，降低新陳代謝症候群發生率。蝦紅素有阻擋紫外線能力，增強體內超氧化物歧化酶活性，保護眼睛避免受到紫外線傷害。

另外，蝦紅素還能對抗活性氧中的單線態氧，此自由基為當肌膚大量曝曬在紫外線下時，會生成於皮膚細胞的物質，故蝦紅素亦被應用於預防皮膚乾燥、皺紋及抑制黑斑生長。

營養博士的提醒

市售蝦紅素有萃取自藻類、甲殼類，素食者及對甲殼過敏者在使用蝦紅素產品時，需要瞭解其來源是否與自己體質相符合。

適用症狀

皮膚乾燥、肌膚老化及下垂、新陳代謝症候群、眼睛功能不佳、心血管功能不佳、癌症。

天然好食物

- **動物性食物**：鮭魚、蝦、蟹、魚卵、鯛魚。
- **植物性食物**：紅、橘色的葉、花和水果。

每日建議攝取量

一般保健建議每天攝取3毫克。

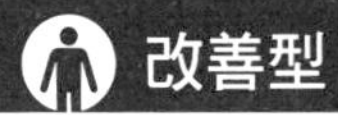

□ 保健食品 ☑ 保健食品成分

褐藻醣膠、褐藻素

（Fucoidan、Fucoxanthin）

來自海洋誘發癌細胞凋亡的黏稠物質

❶ 阻止癌細胞增生，提高免疫力。

❷ 保護胃黏膜，吸附幽門螺旋桿菌作用。

❸ 可降低血清膽固醇，抑制血糖上升。

幾百年來，昆布、海帶芽、水雲藻、羊栖菜等褐色海藻被視為天然營養品，是蛋白質、維生素及礦物質的最佳來源之一。褐藻醣膠是存在褐藻表面上的獨特黏稠物質，又名岩藻多醣、褐藻素或岩藻聚糖硫酸酯，屬於水溶性纖維，主要成分為岩藻糖的單醣類、多醣體及硫酸根。在不同的褐色海藻中，水雲的褐藻醣膠含量最多，也最容易萃取。

褐藻醣膠有誘導癌細胞凋亡的作用，其作用為抑制血管增生作用，阻止癌細胞的增生，還具有提高自然殺手細胞活性、提高免疫力作用。褐藻醣膠的黏稠物質為硫酸根特徵，有保護胃黏膜及吸附幽門螺旋桿菌作用，降低胃潰瘍，同時能夠協助發炎部位修復機能。褐藻醣膠是水溶性纖維有降低血清膽固醇，減少心血管疾病發生率，同時有飽足感，可減少食物攝取，抑制血糖上升作用，並有協助胰島素抑制澱粉酶活性，減少澱粉轉換成葡萄糖數量，有助調節血糖發揮恆定作用。

營養博士的提醒

每天長期食用昆布、海帶芽、水雲藻、羊栖菜褐藻類食物，除了可以攝取到褐藻糖膠外，還能夠吃進更豐富的營養成分。現有一種市售的醋浸水雲藻是方便攝入褐藻糖膠的食品。市面亦有褐藻醣膠保健食品方便使用。

適用症狀

癌症、腫瘤、膽固醇過高、血壓不穩定、血糖不穩定、心血管功能不佳、胃潰瘍、長期胃炎。

天然好食物

- **植物性食物**：紅昆布、海帶芽、水雲藻、羊栖菜。

每日建議攝取量

一般保健建議每天攝取1公克。

改善型 □保健食品 ☑保健食品成分

麩胱甘肽

(Glutathione, GSH)

避免細胞氧化傷害的主要物質

❶ 保護細胞避免氧化傷害，防止受到自由基攻擊。

❷ 抗老化、抗癌的輔助物質。

麩胱甘肽是人體細胞產生的小分子物質，由肝臟所合成，是由麩胺酸、半胱胺酸和甘胺酸三種胺基酸組成的三胜肽物質。主要作用與氧化還原相關，避免細胞因氧化而老化、死亡。

麩胱甘肽會以很多種方式保護細胞，同時會分布在血管組織、腦、心臟、免疫細胞、眼睛、肝臟、肺臟及皮膚不受到氧化。科學家早已意識到隨著老化，麩胱甘肽會降低，導致抵抗自由基的能力降低，透過長時間的實驗，研究出如何提高麩胱甘肽的數量，以及延緩細胞受到攻擊。

麩胱甘肽是保護細胞氧化的主要物質，在於防禦細胞受到自由基的攻擊，降低老化及增進壽命。以各種型式出現，例如還原型麩胱甘肽在麩胱甘肽過氧化酶催化之下，可將過氧化氫酶代謝生成的過氧化氫轉變為水，以防止氧化傷害，亦可藉麩胱甘肽硫轉移酶，協助肝臟解毒代謝。

另外，麩胱甘肽是抗癌物質，會使致癌物轉化為水溶性物質，並藉由皮膚及腎臟排出體外。

營養博士的提醒

麩胱甘肽並非抗癌用藥，目的在降低化療對肝臟、腎臟的傷害，屬於支持型輔助食品。但有研究發現麩胱甘肽不能直接進入細胞，因為其在胃酸裡就會被胃酸破壞降解，即麩胱甘肽需要在細胞內重新合成。目前市面有一種麩胱甘肽相關保健產品Riboceine，係以核糖結合附著胱胺酸的型式，攝入後在胃裡不易降解，容易被小腸吸收，再送入細胞內被利用合成麩胱甘肽。

適用症狀

免疫系統低落、經常感冒、肌膚老化、美白、抗癌、化療副作用。

天然好食物

- **動物性食物**：動物肝臟。
- **植物性食物**：麵包酵母菌、小麥胚芽。

每日建議攝取方式

依產品配方型式之建議量補充。

改善型 ☐保健食品 ☑保健食品成分

薑黃素

(Curcumin)

天然黃色的抗氧化物質

❶ 降低自由基攻擊形成的慢性病。
❷ 維護肝臟機能，降低胃潰瘍的發生。
❸ 抑阻癌細胞的血管新生作用。

薑黃是地下根莖植物，原產於亞洲，是印度醫學及中藥常見的草藥材，也是辛香食材，為咖哩常見的黃色成分，俗稱鬱金。除了被用來作為飲食之用，還是一種染劑，常用於染布原料。薑黃素是薑黃的主要成分，是由薑黃素、去甲氧基薑黃素、去二甲氧基薑黃素組合而成。

薑黃素為多酚類化合物，有強效抗氧化作用，能夠抵抗紫外線產生的自由基，延緩皮膚老化。薑黃素對抗自由基有兩種方式，一為直接捕捉自由基，一為抑制自由基生成酵素活性，間接減少自由基的產生，因而能夠降低因自由基攻擊形成的動脈硬化症、糖尿病、關節炎、白內障、老化、癌症等慢性病。尤其在癌症方面，亦可透過抑阻癌細胞之血管新生作用來抑制癌細胞之增殖。薑黃素有促進膽汁分泌，肝臟的解毒功能，維護肝臟機能，並有刺激胃部分泌黏蛋白效用，保護胃黏膜受到傷害，降低胃潰瘍的發生。

營養博士的提醒

- 薑黃素存在薑黃、咖哩、薑、黃芥末的料理中，薑黃的苦味很重，所以有將薑黃發酵，除能緩和它的苦味，還能提高其抗氧化作用。
- 薑黃素有刺激子宮作用，習慣性流產、懷孕及有子宮疾病婦女最好避免食用。

適用症狀

血糖不穩、血壓不穩、肝功能不佳、抵抗力差、預防癌症、動脈硬化、肌膚老化、腸胃虛弱、胃潰瘍、關節炎、肌肉痠痛。

天然好食物

- 植物性食物：薑黃、咖哩、薑、黃芥末。

每日建議攝取量

一般建議每天攝取200毫克。市售保健食品有粉末狀及顆粒狀，也有飲料型，亦可飲用生薑黃汁。

改善型 ☐保健食品 ☑保健食品成分

蟲草素

（Cordycepin）

參與保護遺傳密碼的珍貴物質

❶ 保護遺傳密碼。抑制腫瘤細胞生長分裂。
❷ 調節免疫能力，修復損壞細胞和增進運動能力。

蟲草素是具有抗菌活性的核苷類物質，從北蟲草或冬蟲夏草萃取的成分，最早是在20世紀中期由學者強寧漢姆（Cunningham）從蛹蟲草原液中分離而來的一種晶體，逐漸被大家所認知。

由於對核多聚腺苷酸聚合酶的抑制作用很強，有良性操作體內的基因遺傳及調控異常基因細胞分裂作用，目前已有許多學術及醫學機構進行基因遺傳及抑制癌細胞等研究，並運用在藥理作用。

研究指出，蟲草素能抑制腫瘤細胞的生長及分裂、促使癌細胞凋零，還能干擾癌細胞內mRNA的製造，有促進T細胞作用，並可保護遺傳密碼，直接影響癌細胞內蛋白質合成，並能促進骨髓造血功能，調節免疫能力，修復損壞細胞，促進新陳代謝。蟲草素有強大消除自由基作用，降低心血管疾病及抗老化。又據日本的研究，持續補充蟲草素能有效抑制造成疲勞物質的乳酸，及代謝物質丙酮酸的上升。另外，活動肌肉所需的三磷酸腺苷（ATP）也能因持續補充蟲草素而增加肝臟中ATP的貯存量，而增進運動能力。

適用症狀

癌症、腫瘤、血糖不穩定、心血管功能不佳、老化、體力差。

天然好食物

- 植物性食物：北蟲草。

每日建議攝取方式

依產品配方型式之建議量補充。

營養博士的提醒

蟲草素生理活性高，通常與大多數保健食品和藥品多無交互作用，如擔心影響慢性疾病控制藥物的藥效，可與藥物間隔2～3小時再食用。食用市售蟲草素萃取物，宜注意蟲草素成分的含量。

改善型 □保健食品 ☑保健食品成分

類胡蘿蔔素

(Carotenoids)

全面性抗氧化物質

❶ 降低自由基攻擊細胞，增強免疫能力。
❷ 減少心血管疾病發生率，抗老化。

類胡蘿蔔素是有機色素的總稱，存在天然植物、部分行光合作用的藻類、細菌和真菌類中，目前已知的類胡蘿蔔素有超過600種，可分為兩大類，一是含碳氫結構分子的胡蘿蔔素，如α-胡蘿蔔素、β-胡蘿蔔素、γ-胡蘿蔔素、隱黃素等，另一類則多了氧分子結構，稱為含氧類胡蘿蔔素，如葉黃素、黃體素、蝦青素等。其中有50種類胡蘿蔔素可於體內轉變為維生素A，為維生素A前驅物質（維生素A先質）。

類胡蘿蔔素是全面性抗氧化物質，有消除自由基作用，降低自由基攻擊正常細胞造成身體的疾病。具有保護白血球的細胞膜及淋巴球的DNA，免受自由基的傷害，增強免疫能力及抑制腫瘤活性和癌細胞增生。可降低血清脂質過氧化作用，減少中風、急性心臟冠狀動脈疾病、血管硬化的發生率，並能有效預防輻射作用，保護肌膚避免受到紫外線的傷害及老化。

營養博士的提醒

多吃紫色、紫紅色、橘色、藍紫色的蔬果，以及含有豐富類胡蘿蔔素的藻類，可以攝取到多種的類胡蘿蔔素成分，以提供保健功效，若要濃度高的成分，則需服用保健食品來加強。

適用症狀

癌症、關節發炎、心臟功能不良、抵抗力低落、皮膚乾糙、老化、全身倦怠、眼睛黃斑部病變。

天然好食物

- **植物性食物**：番茄、玉米、柑橘類、芥藍菜、花椰葉、菠菜及藻類。

每日建議攝取方式

一般保健建議每天攝取5～10毫克。

改善型 ☑保健食品 □保健食品成分

七葉膽
（Fiveleaf Gynostemma Herb）

有南方人蔘的封號

❶ 提高白血球數量，具抗炎效用。
❷ 可避免肝細胞發炎，保護肝臟。
❸ 調節脂質代謝、預防高脂血症發生。

七葉膽學名為絞股藍，又稱五葉參，為多年生植物，分布區域很廣泛，其中又以中國雲南地區的種類最多，台灣地區六百至兩千公尺的山谷亦有生長。《本草綱目》對七葉膽的記載，有促進新陳代謝、生津止渴功效。近數年來，研究人員從七葉膽發現含有84種皂甙（苷）化合物，並證實有5種與人蔘皂甙的化學結構完全相同，因此七葉膽又有南方人蔘的封號，媲美人蔘的保健作用。

七葉膽所含的皂甙在動物實驗中，能夠有效提高白血球的數量，增加白血球的細菌吞噬功能，具有抗發炎效果。亦可中和自由基能力，防止細胞的氧化傷害，能夠有效抑制肝臟脂質過氧化反應，避免肝細胞發炎、壞死，進而達到保護肝臟作用。在體內可有調節脂質代謝的作用，降低三酸甘油酯、膽固醇含量，預防高脂血症的發生率而降低心血管疾病的罹患。

適用症狀

疲勞倦怠、體力差、抵抗力弱、心血管功能不佳、老化、關節炎、慢性痠痛發炎、肝功能不佳、血脂過高、膽固醇過高。

營養博士的提醒

坊間的七葉膽常以茶包販售，因沖泡容易，常被當成茶飲，但並非人人適合天天飲用。七葉膽含有皂素，不建議正值懷孕、哺乳期或有婦科疾病的女性飲用，避免副作用發生。有過敏體質者宜謹慎食用，以及身體不適時需停止飲用。

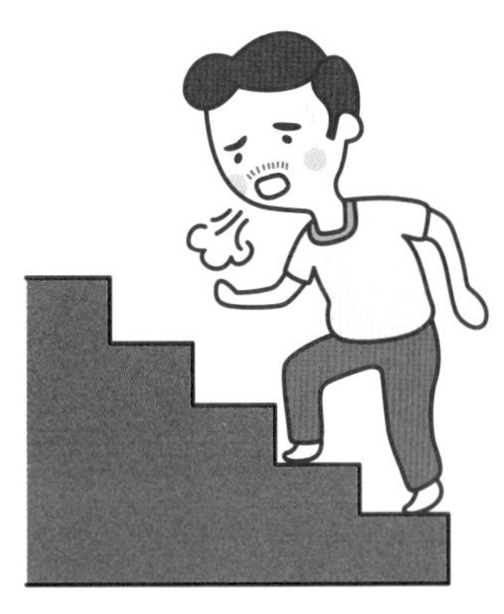

每日建議攝取方式

依產品配方型式之建議量補充。

☑保健食品 □保健食品成分

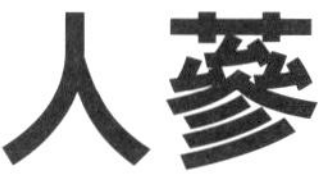

人蔘
(Ginseng)

具有調節全面體質的珍貴植物

❶ 抗氧化及強化免疫力。
❷ 調節、抑制雙向神經作用。
❸ 有穩定血糖作用。

人蔘在中醫藥草的應用至少有四千餘年歷史，目前仍被列為藥用效果絕佳的植物。屬於五加科植物，有萬寧丹稱號。可分為亞洲人蔘及美國人蔘，前者產地在韓國、中國東北、蘇俄西伯利亞地區，有高麗蔘、吉林蔘、長白蔘、東洋蔘；後者主要來自美國及加拿大，有西洋蔘、花旗蔘等。

田七和人蔘同為五加科植物，生長在雲南和廣西交界處，取名為田七人蔘。由於栽種土地、緯度及氣候迥異，不同地區所生產的人蔘效果也有所不同。人蔘所含的成分相當複雜，包含人蔘甙（苷）、人蔘多醣體、多酚化合物、維生素、礦物質，其中皂

是人蔘的活性成分，具抗氧化作用甙，而且具有雙向作用，能夠幫助身體承受外在壓力及化學、物理或生物的不良刺激，抑制神經過度興奮，又能調節神經過度的抑制作用，提振神經，可謂影響人體多重的代謝通路。用於糖尿病方面，既能降低高血糖，又可調節高血糖至穩定狀態。人蔘多醣體具有抑制癌細胞血管生成，有效抑制癌細胞生長，並可強化免疫力。

營養博士的提醒

人蔘是具有藥理的珍貴草藥，為中藥治療及一般藥膳料理最常使用，但因藥材具有藥理性，並不適合每個人；若有高血壓、動脈硬化、高血脂、皮膚炎、經期紊亂、巧克力囊腫、子宮肌瘤等病痛的人，應謹慎食用，避免出現反效果。

適用症狀

免疫力低落、老化、體力差、倦怠、慢性疲勞、沉重壓力、血糖不穩定、情緒不穩定、癌症。

每日建議攝取方式

以人蔘皂甙（苷）安全劑量建議每天攝取15～30毫克。通常以泡煮方式攝食，其效果最佳，市售人蔘製品有茶包、錠狀飲用劑等型態，均能方便飲用。

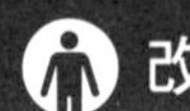

改善型 ☑保健食品 □保健食品成分

山桑果

(Bilberry)

維護眼睛健康的天然食物

❶ 具抗氧化物質，保護眼睛與預防夜盲症。
❷ 有效抑制癌細胞及致癌物質的變異作用。
❸ 改善女性月經症狀。

山桑果又稱覆盆子、越橘、山桑子，與藍莓、蔓越莓都是酸澀的莓果，經常被用來製成果醬，成為甜美的食材。若製成原味果汁，必須稀釋來飲用。歐洲盛行的自然療法，其中強調運用自然藥草及順式療法進行身體的調養，而山桑果就是作為視力保養的天然食材，更有眼睛之果的封號。其實，山桑果作用不只對維護眼睛有助益，對人體也有多種好處。

山桑果最主要的成分為前花青素（OPC），是天然抗氧化物質，具有保護微血管作用，眼睛所含的微血管最細、密度最高，可以提供養分及氧氣給眼睛的上皮細胞使用，加上山桑果含有維生素A前驅物質，有預防夜盲症功效，能夠有效提升視網膜視紫質功能，舒緩眼睛的疲勞。在歐洲的自然療法醫生，經常將山桑果萃取物用於改善乾眼症、青光眼、眼睛分泌物過多、預防老年人視力減退、退化性黃斑部病變的臨床用途上。

山桑果含有鞣花酸，一樣具有抗氧化作用，能夠有效抑制癌細胞及致癌物質的變異作用，減少癌病變發生機率。山桑果的成分還能改善女性月經週期紊亂及經期症候群。

營養博士的提醒

台灣並不是山桑果的產地，加上山桑果不耐久放，故很難吃到新鮮的山桑果，常以果醬或食品加工物、保健食品等型態出現，如果汁、茶包、膠囊、錠狀，可依照個人喜好使用，但為求好的保健效果，宜注意前花青素（OPC）含量。

適用症狀

視力退化、眼睛疲倦、老年人視力障礙、免疫力低落、老化、體力差、倦怠、生理痛、月經紊亂、生殖器搔癢、味覺障礙、預防癌症。

每日建議攝取方式

市售山桑果產品需視產品濃縮規格而有不同，以含25%OPC標準萃取物的山桑果萃取物來說，一般建議量每天約80毫克。

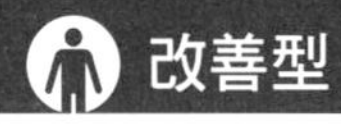

☑保健食品　☐保健食品成分

天麻

(Gastrodia Elata Bl.)

改善腦部功能的草本植物

❶ 增加腦血流量、提高腦細胞抗缺氧。

❷ 改善眩暈、耳鳴，鎮靜頭痛。

天麻在中國草本植物典籍被列為具有預防效用的上品草本植物，已有兩千年入藥史。成熟的植物體為塊莖及花莖，主要分布在海拔四百至三千兩百公尺的森林間隙及林邊，中國大陸的四川、西藏、雲南、貴州、尼泊爾、台灣及日本皆有生長。

近年來，已有大量人工栽培的天麻被使用，不限於野生摘採。彙整草本植物典籍的描繪，天麻主治頭痛、眩暈、神經衰弱、失眠。

根據中國大陸與台灣研究單位，如中央研究院、台灣大學和國立中國醫藥大學的研究人員所做的動物實驗，從天麻萃取出小分子化合物證實對腦部功能障礙有減緩作用。

天麻所含的天麻素及天麻苷元成分有擴張腦血管作用，能夠增加腦血流量，提高腦細胞抗缺氧能力，減少腦血管血流阻力及消除因供血不足引起的眩暈、耳鳴等平衡障礙症狀，同時有保護腦神經細胞作用。目前研究，對於神經衰弱、神經衰弱血管神經性頭痛具有鎮靜、安神的幫助，有延長記憶力的作用。

適用症狀

憂鬱、難以入眠、頭痛、眩暈、癲癇、肢體麻木、記憶力衰退、年長者失智。

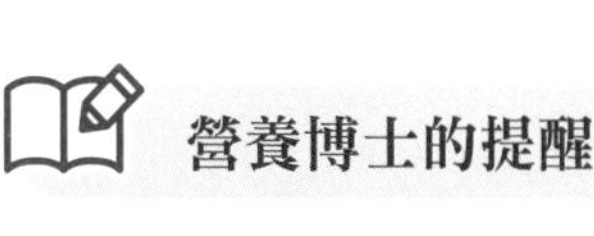

營養博士的提醒

天麻生理活性強，有些人會出現頭暈、噁心、胸悶及搔癢等過敏反應，若連同鎮痛劑、抗憂鬱等藥物服用時，有可能會發生副作用，需與醫師確認後再行服用較為安全。

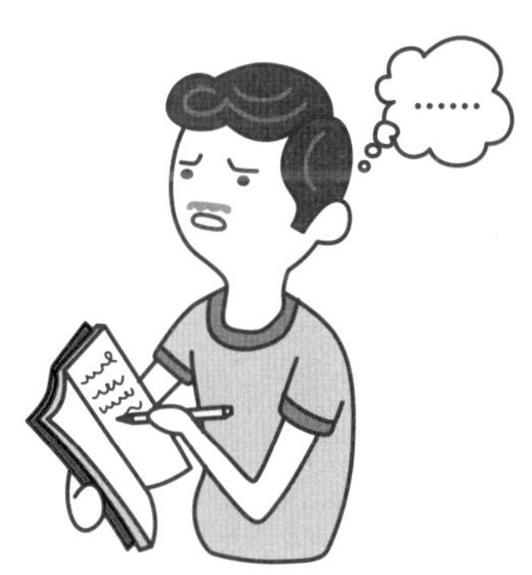

每日建議攝取方式

依產品配方型式之建議量補充。

 改善型　☑保健食品　☐保健食品成分

巴西蘑菇
(Agaricus)

維持身體健康的神奇蘑菇

❶ 高纖低熱量的天然營養食材，有助血糖穩定、改善便祕、抑制食慾及控制熱量。
❷ 增加免疫系統功能，減少心血管疾病。

巴西蘑菇原產於巴西皮耶達堤高地（Piedade），此區為著名野馬培育地區，馬糞供應菇類生長。菇體粗壯，且會散發非常濃郁的香味，類似杏仁口味，肉質甘甜，口感極佳。在日本稱為姬松茸，又有神奇蘑菇封號。在台灣及中國大陸皆有栽培，皆屬大規模人工培育，風味雖不及野生蘑菇，但對身體的作用不減。

巴西蘑菇含有豐富蛋白質、亞麻油酸、磷脂質、膳食纖維，營養價值高，是高纖維低熱量的菇類，有助血糖穩定、改善便祕、抑制食慾及控制熱量，是健康食材。一般食用的蘑菇是屬「子實體」狀態，這是蘑菇為繁殖而形成的物體；其保健功效成分中最特殊的成分為β-D聚葡萄糖，這是一種多醣體，能夠提高巨噬細胞的吞噬能力，增加免疫系統功能，同時是抗氧化物質，可以清除自由基對人體細胞的攻擊，有降低體內總膽固醇量，減少心血管疾病發生率。還能提高益生菌數量，促進腸胃道功能。

適用症狀

抵抗力差、免疫系統低弱、心血管障礙、排毒需求者、腸胃道功能不良、癌症、抗腫瘤、血糖不穩定。

營養博士的提醒

巴西蘑菇普林含量高，高尿酸血症及痛風患者需要謹慎食用。栽種巴西蘑菇時，容易吸收土壤中的各種營養素，連對人體有害的砷、鎘、汞、鉛重金屬也列在其中，因此選購巴西蘑菇產品時，需注意重金屬含量標準是否合乎國家規定。

每日建議攝取方式

以市售含12.5%多醣體的標準萃取物製品為例，其一般建議量為每天800～1,000毫克。

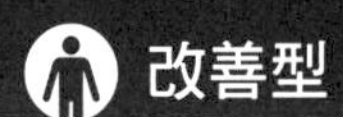

☑保健食品 □ 保健食品成分

冬蟲夏草

(Codyceps)

保健作用高的蟲草

❶ 促進細胞新陳代謝，具抗氧化物質。

❷ 維持血壓正常，提高免疫力，抑制癌細胞合成。

冬蟲夏草是中國傳統的珍貴草藥，是昆蟲及真菌的複合體，昆蟲是生於高山草甸土中的蝠蛾幼蟲，真菌是肉座菌目麥角菌科蟲草屬的冬蟲夏草菌，真菌會寄生在幼蟲裡面，直到幼蟲身軀僵化為止，夏季時，真菌會從蟲頭前長出一條長長子實體，以利再鑽出土面上，因此蟲草外觀可分成頭部及身部，身部是幼蟲子實體，頭部是蟲頭，但整個內部均為真菌菌絲。野生蟲草以青康藏高原為最大宗產區，目前約有四百種。

冬蟲夏草含有胺基酸、硒、鋅、錳、鐵、銅，可促進細胞新陳代謝，維持身體健康。硒含量高，是抗氧化物質，可抑制脂質氧化，避免細胞老化。最重要的特殊保健功效成分包括蟲草酸、蟲草素及蟲草多醣三種特殊成分，蟲草酸有降血壓，預防狹心症、心肌梗塞作用。蟲草素有促進骨髓造血，提高免疫力，抑制癌細胞合成。蟲草多醣體則有促進巨噬細胞功能，預防癌細胞擴散及增加白血球抵抗力。

營養博士的提醒

野生冬蟲夏草價格昂貴，又有很多偽造品，選購時需仔細辨識，避免吃虧上當。市售冬蟲夏草保健食品多為生技方式培育，選購時需詳閱保健成分標示，一般冬蟲夏草標準萃取物應該清楚標示含多醣體的百分比，通常至少15%。有將冬蟲夏草菌絲體乾燥直接磨粉，未經濃縮萃取過程的產品，其多醣體含量在等劑量膠囊之量則相對降低。

適用症狀

癌症、腫瘤、血糖不穩定、心血管功能不佳、老化、體力差。

每日建議攝取方式

以含多醣體15%的冬蟲夏草標準萃取物來說，每天攝食600毫克是基本的保健劑量。

☑保健食品 □保健食品成分

北美升麻

（Black Cohosh）

舒緩女性不適的傳統藥草

❶ 可改善更年期或荷爾蒙不平衡引起的不適症。

❷ 舒緩經痛，緩解風濕痛、蟲咬叮傷。

北美升麻有稱黑升麻，是北美地區生長的一種灌木，地下莖及根部具有藥效，在歐洲、美洲已經廣泛使用近百年，最早使用可推至印第安人，使用廣泛，常用於緩解風濕疼痛、蚊蟲咬傷。與中國升麻是近親品種，但效果不盡相同，加上北美升麻不易栽種，又為野生品種，在臨床研究具有調解荷爾蒙平衡作用。

北美升麻含有β-胡蘿蔔素、水楊酸、單寧酸、植物性雌激素等植物化學素，以及鉻、硒、矽、鋅等微量礦物質，臨床研究可用來改善更年期或荷爾蒙不平衡引起的盜汗、情緒低落、燥熱等更年期症狀，對於女性經前症候群的經痛、腰部痠痛均有緩解作用。民間普遍用在風濕痛、蚊蟲叮咬、毒蛇咬傷的治療。

營養博士的提醒

研究指出北美升麻短期具有緩解效用，但長期使用的安全性仍不確定，可能會有腸胃不適、頭痛現象，使用時仍需謹慎。懷孕、授乳期女性宜避免食用。

適用症狀

風濕腫痛、肌肉痙攣、肌肉神經痛、緊張、更年期引起的盜汗、情緒低落、骨質疏鬆、經期症候群的經痛、焦慮、不安、久咳不止。

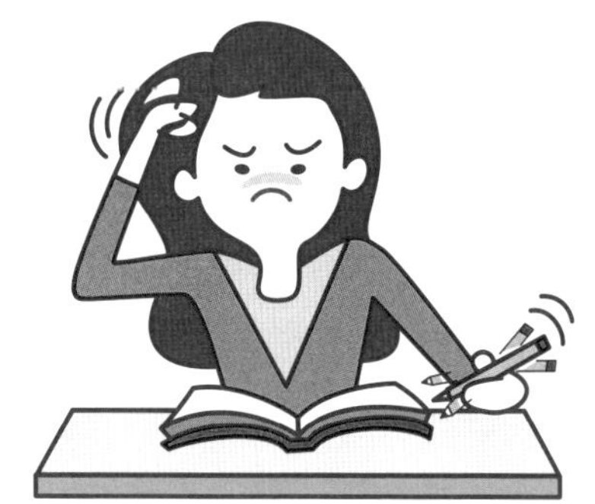

每日建議攝取方式

依產品配方型式之建議量補充。

 改善型　☑保健食品　☐保健食品成分

沙棘果
（Sea Buckthorn）

荒漠中的營養果

❶ 降低血糖。
❷ 提升體內抗氧化，降低心血管相關危險因子。
❸ 保護胃黏膜、抑制胃酸分泌。

沙棘果是與恐龍同期的古老物種，外觀為橘紅色的小果實，耐寒、耐熱（-40℃～40℃），含有三、四百種以上活性物質，自古就被視為具有保健效果的好食物。從種籽、果實、葉子到樹皮都含有獨特營養成分，包含人體無法自行合成的八種必需胺基酸、多種維生素（A、E、D、K、C）、類黃酮化合物、植物甾醇類化合物、酚類、有機酸類、不飽和脂肪酸類、醣類化合物。

沙棘油是整顆果實最珍貴的部分，可以分成三種：沙棘油，果實連同種籽一起榨取，比例最高；沙棘果油則是從果肉中榨取；沙棘籽油從種籽中萃取，比例較少。沙棘籽油主要成分是亞麻酸、亞油酸、單元不飽和脂肪酸ω-9以及多元不飽和脂肪酸ω-3、ω-6，其中ω-3不飽和脂肪酸與ω-6不飽和脂肪酸比例接近1：1，最獨特的是含有高比例ω-7（Palmitoleic acid）棕櫚油酸。根據臨床研究發現，內含高比例ω-7棕櫚油酸有改善三高、肥胖、糖尿病功效，並能抑制發炎反應、緩解代謝症候群，還有改善乾眼、保護胃壁、幫助消化、維護皮膚、頭髮、指甲的效果。

營養博士的提醒

沙棘油富含β-胡蘿蔔素、類黃酮素，色澤偏深黃、橘紅。食用後，尿液若出現深黃或橘紅色，屬正常現象。懷孕婦女、哺乳期女性、12歲以下兒童、肝腎功能異常者，需諮詢過醫師再食用。沙棘有抗凝血效果，有服用抗凝血劑藥物，請勿一起服用。低血壓患者或服用降血壓藥物者需先諮詢專業人員安全服用方法。

適用症狀

乾癬、異位性皮膚炎、心血管疾病、糖尿病、乾眼症、肥胖者，調節免疫系統、保護肝臟對抗發炎症狀。

每日建議攝取方式

外塗、內服皆可，塗抹肌膚表面可以達滋潤、改善乾燥效果；口服安全劑量建議攝取約6,000毫克。

改善型 ☑保健食品 □保健食品成分

松樹皮萃取物

（Pycnogenol）

來自松樹皮的珍貴物質

❶ 抗氧化作用強，可避免心血管病症。
❷ 保護微血管，減緩生理期不適。
❸ 可調節血壓，預防高血壓。

松樹皮的效果早在西元1535年就已經被發現，但直到四百年後的19世紀才被證實。法國探險家卡蒂爾船長在加拿大魁北克地區的聖羅倫斯河中航行探險，由於寒冬期間，河水結冰，船員困在美國一處印第安村落，相繼罹患壞血病，並有多人死亡，之後研究後才知道是維生素C攝取不足所引起。

可是在當時，當地的印第安人給船員喝一種由松樹的松針及樹皮熬煮的湯，每天喝數次，沒過多久，船員全都康復了，卡蒂爾船長將此過程記載在他的《加拿大之旅》著作中，19世紀的科學家深入研究之後，發現松樹皮上含有豐富的生物類黃酮，可維持身體的健康。

松樹皮含有多種類黃酮素，最重要的是前花青素，還有兒茶酚、生物鹼和存在於松樹皮中的多酚類化合物，都是構成松樹皮具生理活性的保健功效成分。有很強的抗氧化作用，能夠中和自由基，降低血管內氧化型低密度脂蛋白膽固醇生成物的堆積，避免引起心血管疾病、癌症、視網膜病變、糖尿病等生活習慣病及關節炎，同時可以透過舒張動脈及抑制血管收縮素轉換酶對血壓的升高作用，發揮調節血壓的功效。還能與膠原質和彈性蛋白結合，填充血管細胞之間的大部分縫隙，提高血管強度，並因能夠保護微血管，減緩引發經期疼痛的因素，降低子宮痙攣發生率。

適用症狀

血壓不穩、血栓症、免疫力低落、眼睛視網膜不適症、生理痛、子宮病變、更年期障礙、血糖不穩、與血液循環有關的病變、美膚需求。

營養博士的提醒

對松樹有過敏的人，可能會出現發疹現象，需要注意。

每日建議攝取方式

若是粉末或濃縮萃取物安全劑量建議每天攝取的量不要超過150毫克。

金盞花

（Marigold Gold）

兼具美容及健康的美麗花朵

❶ 具有抗氧化，預防眼睛老化作用。

❷ 消炎、抗菌、鎮靜及收斂效果，十分適合痘痘、敏感性肌膚。

金盞花是一年生的草本植物，原產歐洲南部、地中海地區，是歐美庭園裡常見的花卉，長得像金色小杯子，花色燦爛，花期很長，且防蟲效果佳，是園藝的首選花朵之一。

金盞花的英文由來與聖母馬利亞有關，Mary是聖母馬利亞的名字，自古羅馬時代，金盞花就是藥用植物，作為退燒解熱、清潔殺菌及皮膚收斂之用，沿用至現在，金盞花成分已應用在各種日用品的配方。

金盞花含有類胡蘿蔔素、類黃酮、植物固醇及皂素等成分，既能一圓美麗的夢想，又具健康效果。金盞花所含的皂素具有捕捉自由基能力，具抗氧化，延緩肌膚老化作用，類黃酮植化素具有消炎、抗菌、鎮靜及收斂效果，常被用來改善油性肌膚、青春痘或敏感性肌膚。

另外，金盞花花瓣富含葉黃素和玉米黃素，是一種抗氧化物質，會清除自由基而保護視網膜及黃斑部，對於視網膜因為長期的紫外線及光害刺激造成的老化性黃斑部病變，以及眼球水晶體老化而引起的白內障病變，在病徵未變化前具有明顯的保護作用。

適用症狀

青春痘、敏感性肌膚、油性肌膚、肌膚紅腫、眼睛疲勞、眼睛功能不佳。

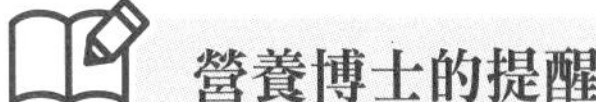

金盞花與萬壽菊（臭菊）十分類似，選購相關產品（如精油）時，常有誤將後者當前者的作法，但後者味道不佳，又有毒性，選購時要仔細詳閱標示，務必小心使用。

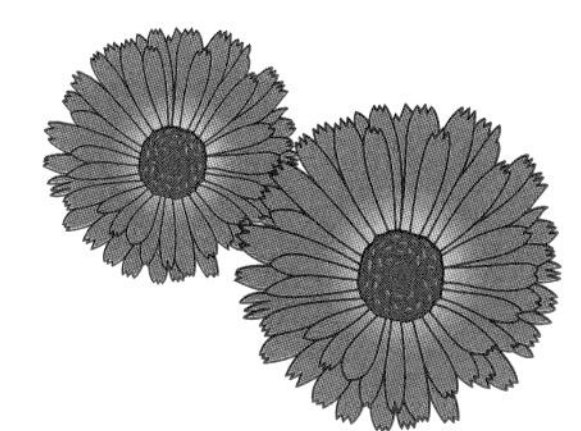

每日建議攝取方式

若攝取金盞菊所含的葉黃素的安全劑量，建議每天攝取量不要超過6～10毫克。

改善型 ☑保健食品 □保健食品成分

洋甘菊
(Camomile)

療效強大的藥草植物

❶ 緩解風濕、關節發炎、疼痛、感冒等。
❷ 調解免疫系統功能，抗過敏。
❸ 鎮定精神、緩解情緒，抗憂。

洋甘菊屬菊科草本植物，有很多品種，包括羅馬洋甘菊、德國洋甘菊，後者是最常被使用的一種。

自古就被喻為植物型的醫生，又稱大地的蘋果，無論新鮮或乾燥的洋甘菊均有藥效。古埃及人早就將洋甘菊納入至藥草療方中，歐洲人更將洋甘菊用來治療失眠、神經痛、背痛、風濕痛和腸胃這方面的疾病。德國人更將洋甘菊封為萬能花，是極具魅力的藥草植物。

洋甘菊所含獨特的內酯、內醇類植化素，有緩解風濕和關節發炎及疼痛、皮膚過敏症狀，對於因病毒引起的感冒症狀，也有其效用。

其中，德國洋甘菊成分具調解免疫系統功能，以及皮膚長期所引起的過敏反應具有療效。羅馬洋甘菊的花和精油則適合情緒緊張問題，尤其是突如其來的狀況，具有鎮定精神、緩解情緒及憂鬱，提升睡眠品質，甚至會緩解因情緒引起的腸胃不適問題。亦具有幫助消化、抑制噁心的功能。

適用症狀

身體緊繃、背痛、皮膚過敏、肌膚曬傷、急腹痛、牙周病、腸胃道潰瘍、消化不良、失眠。

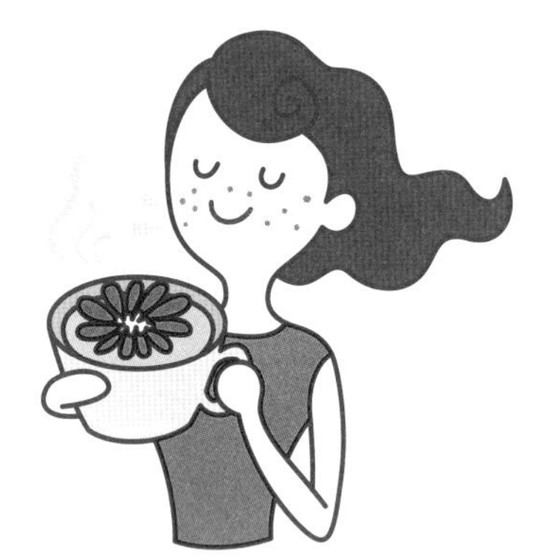

營養博士的提醒

基於安全性考量，懷孕或哺乳期的婦女對洋甘菊需謹慎食用。若有對菊類過敏反應者，也需注意。

每日建議攝取方式

依產品配方型式之建議量補充。

 改善型 ☑保健食品 □保健食品成分

紅景天

(Rhodiola)

提高氧氣的高山植物

❶ 增加血液攜氧能力，預防高山缺氧。
❷ 能提高免疫力。
❸ 具有抑制脂質過氧化及動脈粥狀化。

紅景天是多年生草本或灌木，全世界有90多種，大部分生長在海拔三千至五千四百公尺地區，屬於高緯度、天氣寒冷、氧氣不足、乾燥、紫外線強烈的雪域高原，如喜馬拉雅山脈、青康藏高原地區。

據瞭解，清朝康熙年間，康熙皇帝御駕親征葛爾丹，八旗軍一時難以適應高海拔環境，出現高山症反應，幸好藏族獻上紅景天藥酒，康熙於是賜名為仙賜草，訂定為御用貢品，禁止民眾任意採食。近年來，已變成新興保健食品，全株皆可應用，但以根和根莖為主要。

紅景天含有多種胺基酸、礦物質、維生素及紅景天元酷醇、天苷、香豆素、鞣質、黃酮類、多酚類等獨特化合物，有促進血液循環，增加血液攜氧能力，能夠改善缺氧時的疲勞及心跳緩慢，常用來預防高山缺氧症狀。並有提高T淋巴細胞數量、增強自然殺手細胞的活性和能力，能夠提升免疫力。鞣質、黃酮類、多酚類成分具有抗氧化效果，能抑制脂質過氧化，降低血液黏稠度及血小板凝集，預防動脈粥狀化的形成。

適用症狀

高山症引起的頭暈、頭重、嘔吐、心跳緩慢，長期疲勞、壓力大、體力差、心血管功能不佳、高血脂、老化。

營養博士的提醒

補充紅景天保健品具有提升體力作用，宜在飯前空腹時食用，早午餐之間服用效果最好，可提高白天活力及促進晚上睡眠品質。

每日建議攝取量

一般保健建議量為每天攝取200～300毫克。

 改善型　☑保健食品　☐保健食品成分

納豆

(Natto)

預防血栓形成的大豆發酵物

❶ 提高蛋白質消化吸收率，促進生長發育，活化腸道益菌。

❷ 防止血栓、提高免疫、預防骨質疏鬆。

納豆是一種黏性的發酵物，是將蒸好的大豆包在稻草梗中，藉由附著於稻草上的納豆菌發酵形成。為日本人自古以來愛吃的食物之一，但是因味道特殊，所以有喜歡與討厭的兩極化現象。

納豆之所以受重視與日本人長壽有關，不僅能夠保有大豆營養價值，包括優質蛋白質、卵磷脂、維生素及礦物質等。發酵過程中還多了許多生理活性物質，目前已轉向預防重於治療的預防醫學，不只為單純的發酵物，可以提高蛋白質消化吸收率，促進生長及發育功能。

納豆所含的納豆激酶，根據報告可以直接作用血液中的纖維蛋白原，防止血栓形成。納豆含有豐富納豆菌，不會被胃酸分解，可直達腸道能活化腸道益菌，抑制壞菌增生，減少有害物質及致癌物質，排出有害物質，改善便祕，促進腸道健康，減輕肝臟分解有害物質的負擔，維持身體機能。其次能強化腸道免疫功能，保護身體不受病原菌侵害。並含有豐富維生素B群，可以提振體力，鈣質及維生素K_2對於骨骼強壯有功效，可以預防骨質疏鬆。

適用症狀

血壓不穩、血糖不穩、心血管功能不佳、血液污濁、腸道功能衰弱、膽固醇過高、骨質疏鬆、骨密度不足。

營養博士的提醒

- 納豆不適合熱炒，以避免破壞效果，可直接放入熱食中食用，如炒飯、咖哩飯。
- 食用時，搭配白蘿蔔、油菜、小黃瓜，可提升適口性，亦可增加維生素和礦物質的攝食量。

每日建議攝取量

一般保健建議每天攝取50公克。

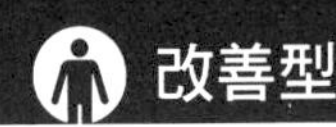

☑保健食品 □保健食品成分

紫錐花

(Echinacea)

菊科類的天然感冒劑

1. 殺菌，對急性感染十分有效。
2. 抑制玻尿酸酵素的活性，提高細胞抵抗力。
3. 促進免疫系統產生免疫物質。

原產於北美洲的菊科植物，全株都有活性成分，根部是活性濃度最高的部位。最早是美國印第安人用來治療蛇咬傷、牙痛、喉嚨痛、感冒及傳染病的藥草。19世紀傳到歐洲後，逐漸被大家重視，至今仍是風行全球的保健食品，特別是在增強人體免疫系統，預防感冒症狀方面的研究方興未艾。在德國，紫錐花是合法藥品，但在台灣，還是相對陌生的保健品。

紫錐花含有紫錐花多醣體、酚酸、烷醯胺等特殊物質，由於成分複雜，具有良好的協同作用，能直接殺菌、抗病毒，特別是對急性感染的治療有一定效用。紫錐花多醣體有抑制玻尿酸酵素的活性，該酵素主要存在蛇毒、水蛭毒、蛛毒及惡性腫瘤中，會分解破壞瓦解玻尿酸，降低人體細胞抵禦力，紫錐花多醣體具有抑制的效果。

紫錐花所含的部分多醣體，可促進體內免疫細胞，如中性白血球、淋巴細胞、自然殺手細胞、巨噬細胞等的吞噬和毒殺作用，調節細胞激素之分泌，亦有直接促進免疫系統產生內生物質，干擾素的生成作用及腫瘤吞噬作用。

營養博士的提醒

- 紫錐花可提高免疫力。但研究顯示，患有自體免疫性疾病，如紅斑性狼瘡、異位性皮膚炎、類風溼性關節炎、多發性硬皮症等患者，可能因其免疫功能不穩定導致不可預期的病情變化，宜加以注意。
- 紫錐花是菊科植物，對菊花過敏者需謹慎食用。

適用症狀

免疫力低落、感冒初期、流行性感冒、傷口癒合、尿道感染。

每日建議攝取方式

紫錐花萃取物，一般保健建議每天攝取劑量不要超過350～700毫克。

改善型 ☑保健食品 □保健食品成分

聖約翰草

（Saint John's Wort）

天然鎮靜抗憂草本植物

1. 緩解緊張、穩定情緒。
2. 舒緩生理各種疼痛。
3. 具抗病毒作用。

聖約翰草又名貫葉連翹或貫葉金絲桃，自古以來即是常用的藥用植物，花瓣會因為摩擦出現紅色液體。開花時期正值基督教施洗者聖約翰的生日，傳說聖約翰被砍頭之後，血流之處長出了這種植物，因而命名為聖約翰草。聖約翰草素有「驅逐惡魔香草」的稱號，直到《英國醫學》雜誌刊載30篇相關研究報告，證實其抗憂鬱功效不亞於藥物，且完全沒有副作用，因而大受重視的天然藥材。

聖約翰草最主要的活性成分為金絲桃素和偽金絲桃素，能夠透過血腦屏障進入大腦，以緩解精神緊張和穩定情緒，達到抗憂鬱之效。目前常被醫學中的自然療法視為抗憂鬱的處方草本植物，在德國已可當作天然抗憂鬱藥品。此係由於其活性成分具有調整神經傳導物質血清素的正常濃度，此作用與傳統使用的三環抗憂鬱藥、百憂解的作用機轉類似。但聖約翰草的副作用遠低於抗憂鬱藥。聖約翰草能提煉成聖約翰草油，經常塗抹在皮膚上，可舒緩肌肉痠痛、生理痛、風濕痛、坐骨神經痛、燙傷、創傷。近年來研究，對病毒亦有抵擋效果，有抗病毒作用。

營養博士的提醒

聖約翰草生理活性強，若與抗凝血劑、抗心律不整，以及鎮痛劑、抗憂鬱等藥物服用時，有可能會發生副作用，需與醫師確認後再行服用較為安全。

適用症狀

憂鬱、生理痛、風濕痛、坐骨神經痛、燙傷、割傷。

每日建議攝取方式

對輕微或中等程度憂鬱者來說，聖約翰草萃取物的安全劑量為每日600～900毫克。

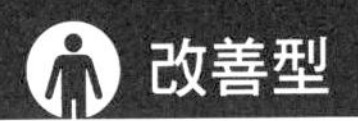

☑保健食品　□保健食品成分

葡萄籽萃取物

(Grape Seed Extract)

抗老化保健食品

❶ 減少記憶障礙，預防老人失智症。
❷ 降低動脈硬化，改善血液循環。
❸ 消除自由基，抑制脂質過氧化作用。

法國人與其他歐美人士一樣，大量攝取肉類及乳製品，但罹患心血管疾病比例較其他國家為低，經研究發現，與他們愛喝葡萄酒有關，因為葡萄籽所含的原花青素是高抗氧化物質，抗氧化力比綠茶、藍莓還要來得高，無論是用吃的或搽的，均可發現對抗自由基的效果。由於這方面的發表研究報告愈來愈多，葡萄籽相關產品也愈來愈多元化。

葡萄籽萃取物含有原花青素、花青素物質，是一種多酚，經研究可以減少記憶障礙和β類澱粉蛋白的神經毒素，對預防老人失智症有幫助；並能夠阻止膽固醇囤積在血管壁，擴張血管作用，改善血液循環，降低動脈硬化引起的中風發生率，以及能降低糖尿病造成的視網膜病變。而且，葡萄籽萃取物消除自由基的能力很高，有抑制脂質過氧化作用，有抗發炎、抗幅射、抗過敏及預防腫瘤效果。

此外，動物試驗中也發現，葡萄籽萃取物與具肝毒性的止痛藥成分乙醯胺酚同時服用時，會降低單獨使用乙醯胺酚導致肝細胞損壞的副作用發生。

營養博士的提醒

葡萄籽萃取物含有許多植物化學成分，包括抗氧化物，其中原花青素（OPC）是原花青素低聚物，是葡萄籽萃取物的成分之一，但不能將OPC與葡萄籽萃取物劃上等號，市售的葡萄籽OPC雖標示OPC，仍應詳閱比例多寡。

適用症狀

膽固醇過高、血液濃稠、免疫力低落、老化、慢性發炎引起的痠痛、健忘、記憶有障礙、癌症。

每日建議攝取方式

葡萄籽不宜直接食用，通常食用其萃取成分。以葡萄籽所含的原花青素（OPC）一般保健建議每天攝取50～100毫克。

 改善型 ☑保健食品 □保健食品成分

蜂膠

(Propolis)

抗菌抗炎的天然配方

1. 預防過敏反應，促進膠原蛋白合成。
2. 有效防止致癌物的產生。
3. 具抗氧化作用，預防心血管疾病。

蜂膠是大自然的傑作，當工蜂從各種樹皮中所採集的樹脂、蜂蠟及唾液分泌物混合後，會產生一種褐色黏稠狀物質，最常用在塗抹蜂巢內壁，作用為蜂巢殺菌、清潔及防疫，以保持蜂巢的無菌狀態。

隨著生物科技的進步，揭開了蜂膠所含有的多種特殊物質，包括類黃酮、有機酸化合物，如咖啡酸、安息香酸、維生素及礦物質，其中的類黃酮是效果最好的天然抗生素，特別是常被利用為抗菌的天然配方。

蜂膠所含的類黃酮具有抑制細胞釋放組織胺，可以預防組織胺引起的過敏反應及抗炎作用，還能抑制致癌原活化酵素的活性，有效防止致癌原的致癌作用。

類黃酮有促進膠原蛋白合成、組織再生，有效防止細菌入侵，所含的安息香酸、咖啡酸及香豆素都具有抑菌作用。另外蜂膠的類黃酮、單酚酸及雙酚酸成分具有抗氧化作用，可防止過氧化物的產生，預防心血管疾病的發生。

蜂膠是一種具保護性的天然保健食品，最近有萃取自台灣產的綠蜂膠的一種營養傳導質，根據實驗研究顯示，有助於將葉黃素、玉米黃素、花青素、DHA等輸送至視覺部位，幫助眼睛視力。

營養博士的提醒

蜂膠中的花粉也可能是過敏原之一，有過敏體質的嬰幼兒，不建議攝取。若是使用蜂膠塗抹傷口，需稀釋後再行使用，且不建議直接滴在傷口，避免皮膚灼傷。食用蜂膠時，務必依照標示服用，避免有毒性或過敏疑慮。

適用症狀

過敏反應、抵抗力差、細菌感染、緊張、傷口、提高免疫力、消化不良、癌症、身體疼痛。

每日建議攝取方式

依蜂膠產品型態建議攝食，以市售蜂膠滴劑為例，每次取15滴（約0.5～1.0毫升），再加入250～300毫升冷開水稀釋後飲用，一天2～3次。

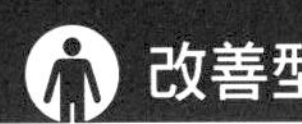

☑保健食品　☐保健食品成分

銀杏葉萃取物

(Ginkgo Biloba Extract)

擁有獨特抗氧化的億年老樹葉

❶ 含抗氧化物成分，可提高血管彈性。
❷ 促進全身血液循環，抑制血小板凝集。
❸ 改善腦部功能，預防老人失智症。

兩億多年前的侏儸紀時代，銀杏就已經存在，在地球上存活的年齡比人類歷史還要悠久，原產於中國，在18世紀時帶往歐洲。

目前已是歐美地區最重要的天然藥草，尤其在歐洲地區，更被當地居民視為有益人體健康的保健品。銀杏結的果實又稱白果，是亞洲人家庭喜愛的健康食物，既可作為菜餚，又可製成糕點，很可口。

銀杏葉主要的有效成分為GinKgolide的二十碳配醣體（簡稱EGb），另外還含有多種類黃酮及銀杏苦內酯，具有抗氧化作用，能夠保護及增強微血管，提高血管彈性，並有降低心血管疾病及腦細胞受到過氧化物的攻擊，延緩老化。後者是銀杏葉獨有物質，能夠輸送氧氣和養分至全身各組織器官，促進全身血液循環，包括腦部血管和末稍血管循環，並具有抑制血小板凝集，不易形成腦血栓。再者，人體體內的氧有20%為腦部所使用，銀杏葉能促進腦部血液和氧的循環，同時改善腦部功能，提高記憶力、集中力及思考力，預防老人失智症。

營養博士的提醒

未經加工處理的新鮮銀杏葉不宜直接使用，因其含量單寧酸及其他刺激性成分，攝食過量可能有副作用。一般濃縮的銀杏葉標準萃取物則已將這些有害物質去除，但銀杏葉製劑在台灣以藥品管理，衛福部規定不得以保健食品販售。

適用症狀

血壓不穩、血栓症、免疫力低落、經常感冒、健忘、記憶力衰退、心臟功能虛弱、癌症、高膽固醇、與血液循環有關的病變。

每日建議攝取量

有含24%EGA的銀杏葉標準萃取物產品，一般保健建議攝取量為每天120毫克。

 改善型 ☑保健食品 □保健食品成分

諾麗果

(Noni)

生命力強的天然珍果

❶ 能維持身體細胞正常活動。
❷ 有效抑制與對抗傳染性細菌。
❸ 延緩老化，對抗自由基。

諾麗是夏威夷當地居民對古老熱帶植物Morinda Citrifolia的暱稱，但生長地區廣泛，不限於夏威夷，在玻里尼西亞、馬來西亞、澳大利亞、印度及東南亞國家島嶼都有蹤跡。樹木品種有高有低，果實形狀有如馬鈴薯，外表有許多凹洞，卻很光滑且呈半透明，果實成熟時有股腐臭味，而凹洞處則包含著許多棕紅色種籽，蘊藏著很強的生命力，可以從一個島漂流數個月之後再到另一個島發芽生存。

諾麗果含有賽洛寧原生物鹼，是一種無色、味道多元稍有苦味的物質，賽洛寧原是轉換為賽洛寧的前驅物質，可活化身體的酵素，可以保護及維持身體細胞正常活動，讓身體的生化反應得以順利進行，同時是一種抗菌劑，可以對抗金黃葡萄球菌、大腸桿菌等傳染性細菌，並有效抑制因細菌引起的消化道疾病。所含的萜烯類化合物可增強細胞活力，提振精神。賽洛寧及維生素C可以捕捉自由基，延緩老化及對抗自由基氧化傷害導致的疾病，像心血管疾病、糖尿病、癌症、關節炎等。此外，諾麗果所含的東莨菪素有降低血壓、抗菌、鎮痛等作用。

營養博士的提醒

- 飲用諾麗果汁的效果最好，飯前半小時或飯後兩小時飲用最佳。
- 飲用諾麗果汁時，不宜與咖啡、酒類一起食用，會降低效果。
- 懷孕及哺乳期女性，因身體正值變化，需與醫師商量之後再決定能否食用。

適用症狀

疲勞倦怠、體力差、營養不良、衰老、血糖不穩定、心血管功能不佳、老化、關節炎。

每日建議攝取量

一般保健的建議量為每天攝取10～30毫升。

 改善型 ☑保健食品 □保健食品成分

貓爪草

(Cat's Claw)

清理腸胃的草本植物

❶ 促進腸道蠕動，改善腸道功能。

❷ 其成分具抗氧化功效，提高人體免疫力。

貓爪草是生長在秘魯的野生鈎藤屬草本植物，由於葉子的根部很像貓爪的刺，所以有貓爪草的稱號。其實在印加帝國時代，貓爪草籐就已是民間的藥草，並將樹皮烹煮飲用成為普遍流傳的飲食文化，已超過兩千年。近幾十年來，中國大陸的安徽、湖南、貴州、廣西，以及日本、台灣均有貓爪草的蹤跡。

貓爪草最常被用來清理腸胃，促進腸道蠕動，改善腸道功能，所含的生物鹼、三萜類、多酚及花青素成分，皆為很強的抗氧化物質，能幫助身體清除自由基，抑制自由基所造成的過氧化傷害，降低心血管疾病、糖尿病和肝炎等多種慢性疾病的發生率；貓爪草能夠幫助白血球細胞的吞噬功能，提高人體免疫力，並具消炎、消腫效果，還可以擴張血官、降低血壓，抑制血小板凝集，預防血栓形成的腦中風。

適用症狀

血壓不穩定、血栓症、免疫力低落、經常感冒、慢性發炎、急性發炎。

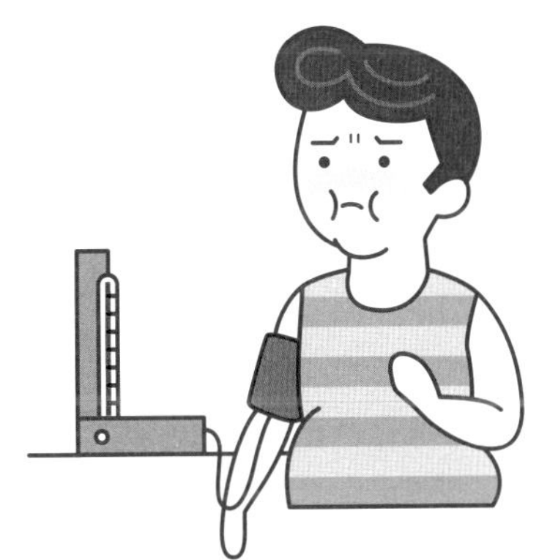

營養博士的提醒

貓爪草具有幫助擴張血管物質，若有與降血壓或抗凝血藥一起服用，會降低效果，兩者需分開食用。

每日建議攝取方式

一般保健建議每天攝取的量不要超過100～300毫克。

鯊魚軟骨
(Shark Cartilage)

維持骨關節健康的保健食品

❶ 強化骨骼及維護牙齒健康，並能與膠原蛋白結合，保持肌膚水分及彈性。
❷ 抑制癌細胞增生或轉移。

鯊魚在地球生存約有三億五千萬年到四億年之間，中國人認為鯊魚既然能夠在地球存活那麼久，體內必定具有特異物質，而鯊魚軟骨為大家所熟悉的魚翅，自古以來，即是高級養生食材，近年來經研究發現鯊魚軟骨中的某些特殊成分對癌細胞血管生成具有阻斷作用，可抑制癌細胞生長，但另有研究駁斥鯊魚抗癌之說，認為是無稽之談，直到目前為止，仍在爭議之中。

鯊魚軟骨含有鈣質、葡萄糖胺聚醣、軟骨素及骨膠原，均為軟骨重要成分。可以維持骨骼及牙齒的健康，同時存在體內細胞與細胞間的結締組織，負責調節水分，並能與膠原蛋白結合，保持肌膚水分及彈性，另外，對許多炎症及自體免疫性疾病而伴隨有血管異常增生的情況，如風濕性關節炎、乾癬、紅斑性狼瘡等，鯊魚軟骨可能有改善的效果，其所含軟骨素也被證實具有消炎止痛作用，故對關節炎也具有緩解作用。

目前動物實驗研究指出，所含的軟骨素與蛋白質的相輔相成，可抑制癌細胞的新血管形成，有防止癌細胞增生及轉移，因此被視為對各種新血管形成的疾病具有療效。但在人體的不確定和安全性評估，有待進一步科學的實驗證明加以佐證。

營養博士的提醒

直接食用鯊魚軟骨不易消化吸收，這類製品通常必須處理除去軟骨中不易溶解物質及不純物質。除此之外，對於有些特殊族群，如生長發育期兒童、孕婦及心血管疾病患者，需先請教醫事專業人員後再開始使用。

適用症狀

肌膚老化、慢性關節發炎、急性發炎、癌症、骨骼保健。

每日建議攝取方式

市售粉末製品，一般保健建議每天攝取量為每公斤體重50～100毫克。

改善型 ☑保健食品 ☐保健食品成分

藤黃果

(Garcinia Cambogia)

減肥瘦身最愛的天然食物

❶ 抑制脂質的合成，使脂肪細胞不再增大。
❷ 所含成分可降低食慾。

藤黃果主要生長在印度及斯里蘭卡熱帶雨林地區的果樹，果實的樣貌與橘子類似，味道酸澀。自古以來即被用來製作咖哩的調味料，同時也被視為藥草。數十年前，經研究發現藤黃果確實含有對人體有效的成分，其中最主要的成分是果皮上的羥檸檬酸（Hydroxy Citric Acid, HCA），目前最常被應用在減肥、塑身的相關產品素材。

所含的HCA主要為抑制脂肪酸合成酵素的活性而減少三酸甘油酯的合成，避免脂肪細胞不斷增大，也就是說，當身體攝取醣類時，會被分解為葡萄糖供身體利用，但當熱量的攝取量大於消耗量時，多餘的葡萄糖就會轉為脂肪貯存體內，身體脂肪貯存愈多，人就發胖。HCA能夠抑制葡萄糖轉換為脂質，且會促進葡萄糖轉換為較容易被身體利用的肝醣，當熱量被身體充分利用，就能預防肥胖。HCA並有刺激腦中樞神經飽食中樞讓人體不易有空腹感，降低食慾，食量自然就會減少。減少多餘的熱量攝取，轉變為脂肪積存體內。

適用症狀

有減重需求、肥胖、食慾太好、減重後的復胖。

營養博士的提醒

目前藤黃果最常使用的成分是羥檸檬酸，但在保健食品中的藤黃果萃取物，常會用HCA作為營養標示，且建議於餐前攝食效果較佳。用於減肥訴求時，如果能搭配飲食控制和運動，效果更佳。

每日建議攝取方式

500毫克的藤黃果標準萃取物，內含濃度約HCA250毫克，國外研究報告最佳攝取量為900～1,500毫克。

改善型 ☑保健食品 □保健食品成分

蘆薈
（Aloe）

可用來療養的植物

❶ 刺激健康皮膚生長以癒合傷口。
❷ 降低紫外線對皮膚的傷害，改善皮膚。
❸ 促進腸胃蠕動，增強腸道功能。

蘆薈的歷史悠久，在公元前20～30世紀的古埃及已記載為醫藥植物，醫學之父希波克拉底將蘆薈當作緩瀉劑，而在歐洲各國藥典收錄的效用還包括了天然癒合劑、組織修補者，還有人說有了蘆薈，就不需要看醫生，是相當神奇的外用草藥。

蘆薈品種很多，約共有300多種，目前被認為最具保健功效的是翠葉蘆薈，亦稱純種蘆薈或洋蘆薈或真蘆薈。蘆薈膠是蘆薈的營養所在，其中96%是水，4%的固形物卻含有30餘種的營養素及非營養素成分，包括蘆薈素、蘆薈大黃素、蘆薈焦羅素、蘆薈米秦、蘆薈秦、蘆薈布朗、皂素、黏多醣等，療養應用很廣泛。

蘆薈膠可促進各種傷口癒合，快速刺激健康皮膚細胞的生長，減少傷口結痂。蘆薈萃取物能夠吸收紫外光，降低紫外線對皮膚組織的傷害，並能夠改善皮膚各種症狀，如剉傷、粉刺、蚊蟲叮咬、過敏，以維持皮膚的健康。

蘆薈所含的蘆薈素成分，具有促進腸胃蠕動，幫助排除殘渣廢物，減少結腸部位蛋白質的腐敗，增強腸道環境之效。此外，對於消化性潰瘍也有很好的促進傷口癒合能力。

營養博士的提醒

蘆薈保健食品種類繁多，以蘆薈汁產品最為普遍，其他尚有以粉末萃取物為原料的錠片型態，成分比例都不同，應確認其標示，選擇適合的種類。台灣市售蘆薈汁飲品因未經特殊加工處理，尚含有導致輕瀉成分，飲用時需加以注意。另坊間有利用生蘆薈，作為緊急處理燙傷時使用。

適用症狀

燒傷、燙傷、刀傷、凍傷、曬傷、蚊蟲咬、皮膚癢、過敏、排毒、腸胃功能不佳、消化不良、牙痛、風濕痛。

每日建議攝取量

以市售蘆薈汁製品為例，一般保健建議攝取量為每日150～300毫升。

靈芝

（Ganoderma Lucidum）

增強免疫系統的養生菇菌

❶ 調節細胞新陳代謝，提高免疫力。
❷ 抑制癌細胞的增生，減少心血管疾病。
❸ 抗衰老及美化肌膚。

靈芝是一種真菌，在中國一向被視為上等的藥材，具有預防疾病、保持活力作用。在《神農本草經》記載靈芝有益心氣、益肺氣、益脾氣、補肝氣、益精氣、堅筋骨全身性的功效，近幾十年來的現代醫學及臨床研究發現，靈芝所含的多醣體、三萜類、麥角固醇具有啟動體內細胞作用，主要是調節細胞新陳代謝，提高免疫能力，促使臟器正常化。靈芝的種類很多，近年來所發現的牛樟芝是台灣特有靈芝，並經研究單位證實，具有藥理功效。

靈芝最明顯的作用是所含的多醣體、三萜類可增強身體免疫系統，前者可活化巨噬細胞及自然殺手細胞，提高巨噬細胞的吞噬能力，還能抑制炎症及過敏；後者有阻斷癌細胞傳遞訊號作用，抑制癌細胞的增生。抗氧化很強，可以清除自由基對人體細胞的攻擊，還有維護肝臟、降低肝臟機能損傷作用，減少有毒物質對人體的傷害，能夠增加血管血流量，減少心血管疾病發生率。靈芝排除體內有毒有害物質的功效不錯，有助新陳代謝正常進行，抗衰老及美化肌膚作用。

營養博士的提醒

一般人食用菌菇類亦可享受食物的美味，如以溫水浸泡，再加入菜湯燉煮的攝食方式，在營養保健上一樣有其功效。而經生化科技萃取的濃縮製品則含較高濃度的保健成分，且攝食方便。

適用症狀

癌症、腫瘤、提高免疫力、維護肝臟功能、肝炎、肝功能衰退、高血壓、心血管功能不佳、內分泌失調、肌膚老化及下垂、新陳代謝功能不佳、體力差。

每日建議攝取方式

以一般市面含12.5%多醣體的標準萃取物製品，每天約需補充800～1,000毫克的標準萃取物。

Part 5

營養博士告訴你保健食品的真相

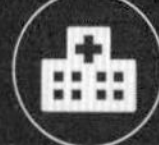

基礎篇

現代人生活緊湊、飲食西化、地球生態惡化等外在環境的轉變，加上人體內在環境的營養補給不足，保健食品的需求大量提升，甚至一般超市也都可見到保健食品，但對於身體健康的人、小孩子、病患來說，保健食品是否有其必要性？

Q1 吃保健食品能有效抵擋環境對人體的傷害嗎？要吃什麼？

A 現代人除了生活壓力愈來愈大之外，外在環境也愈來愈惡化，例如空氣污染、紫外光及輻射線都愈來愈強，所以需要服用保健食品來補救因環境惡化對身體所造成的傷害。如紫外光及輻射線會讓身體產生過多的自由基，除了加速老化之外，也會讓肌膚出現皺紋、斑點，眼球細胞也會受到傷害，建議可以補充抗氧化力較強的營養素，例如維生素C、E、蝦紅素、茄紅素，以及可保護眼睛的葉黃素等。

Q2 聽說飲食均衡就不用補充保健食品？

A 營養均衡是一種理想狀態，確實非常重要，但以現今的環境跟生活型態很難做到，尤其外食族比例愈來愈高，想要充分攝取身體所需的各種營養素更是困難，所以需要額外的保健食品來彌補飲食營養上的不足，才能讓身體機能維持更好的狀況。

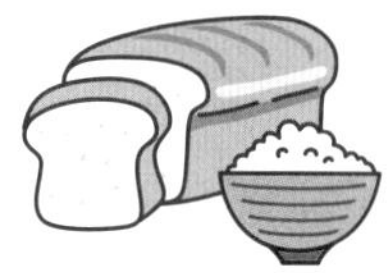

Q3 補充保健食品和土壤養分不足有關係？

A 現代的農夫不像從前有休耕的觀念，並使用有機肥料。今日食物是長在貧瘠的土地上，使用過多的化肥，土壤供給植物的養分明顯不足，營養成分跟以前比起來降低了很多，想要利用食物補足身體所需的營養素更顯困難。為了要補足身體的營養素，的確是需針對身體的需要額外補充保健食品。

4 現代人體質差，所以要吃保健食品？

A 現代人飲食西化，愛吃漢堡、薯條、炸雞、牛排，對蔬果的攝取量往往不夠，除了造成營養不均，也會導致體內產生太多的過氧化脂質，讓體內的自由基增加，不知不覺中已經讓體質產生了變化，種下了「亞健康」的因子。相較之下，現在年輕人的抵抗力及免疫力都比較差，而且容易疲勞，甚至出現血壓、血糖失控等情況。這些雖然不是大病，但身體機能或多或少已經受損，所以需要靠保健食品來調整體質。

5 什麼時候需要補充保健食品？有沒有程度之分？

A 我們的身體並非永遠都處於健康、理想的狀態，當身體出現狀況時，例如感染、手術、刀傷、燙傷、骨折等情況，都需要額外補充保健食品，才能滿足身體發生變化時的需求，光靠一般食物攝取得來的營養素是不夠的。

此外，有抽菸、喝酒習慣及生活壓力大的人，對營養素的需求也跟一般人不一樣，因此光靠飲食很難把體質調整回來。

生病、受傷或身體虛弱時，因為體質較差或吸收能力不好，對營養素的需求量一定比健康的人多，此時可以參考標示斟酌提高攝取量。

6 身體很健康，沒什麼病痛也需要補充嗎？

A 補充保健食品是沒有年齡、體質之分的，任何人都需要，沒有例外。身體要長期維持健康很不容易，營養攝取不均衡、身體疾病、工作性質、個人特殊的嗜好及習慣、外在環境惡化都會影響健康，所以人人都要針對個人需要補充適當的保健食品。

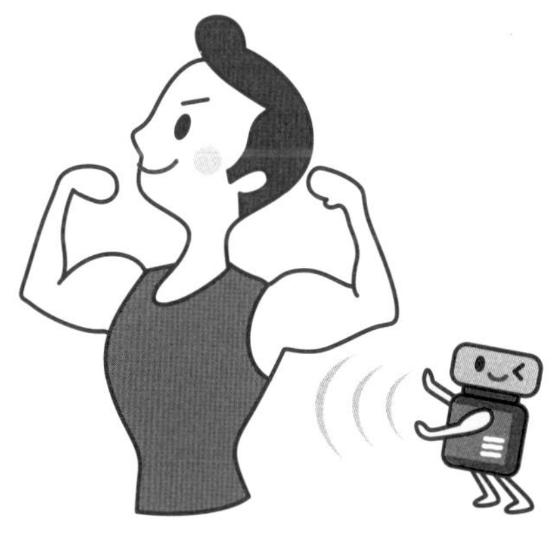

7 生病需立刻補充保健食品嗎？

A 對生病的人而言，保健食品可以調節體質、改善健康，況且生病時對某種營養素的需求可能會增加，一般飲食無法滿足這樣的特殊情況，所以更需要用保健食品來補強。不過保健食品是給一般人或體質較差者補充營養素和調整體質的，因此最好在還沒有病痛時就開始食用，才能達到增進健康、預防疾病的效果。

8 吃保健食品後身體變好了，還需要繼續吃嗎？

A 相信很多人都有這樣的經驗，當感覺到身體變差了，就開始服用保健食品，好不容易把體質調理好，卻馬上想要停用。其實應該平時就用保健食品來保養身體，而不是等到生病、身體出狀況才吃，因此建議好轉後還是要繼續服用，以長保健康。

9 小孩子需要吃保健食品嗎？

A 小孩子的身體機能非常好，並沒有服用保健食品的必要，不過可視情況給予營養補助品，例如食慾不佳時可以補充B群，因為B群能促進腸道消化、增進食慾，對經常吃不下飯的小朋友很有益處。

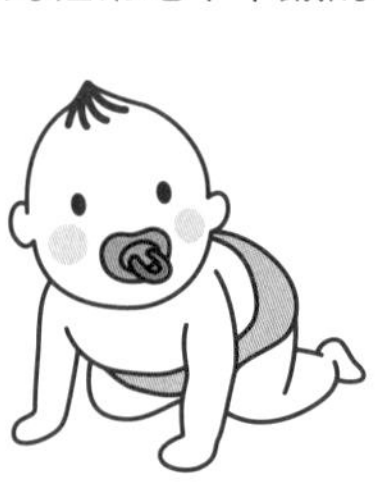

10 懷孕及哺乳的婦女可以吃保健食品嗎？

A 懷孕及哺乳期都是一人吃二人補，因此要特別注重營養素的補充，利用保健食品來調理孕期及哺乳期的體質，寶寶同時也可以吸收到更完整的營養，是非常理想的方式。不過也須特別注意，脂溶性的維生素A攝取過量容易囤積在體內，可能會造成胎兒畸型，因此須謹慎留意攝取量。

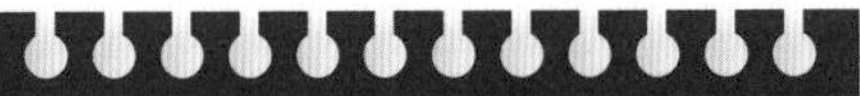

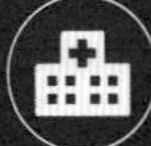

攝取篇

保健食品所含的營養成分依不同年齡層、性別的需求，製成所需的營養製劑，然而，多數民眾對於服用保健食品的觀念不清楚、不正確，或者是看到周遭的朋友服用而跟著服用。基本上，如何正確攝取與瞭解自己身體健康狀態有很大的關係。

1 保健食品究竟該怎麼補充？

A 我認為不管任何年齡層都需要補充保健食品，但該怎麼吃？要吃哪一種呢？則必須根據每個人身體及飲食型態的不同而有所調整。在購買保健食品前，請先審視自己身體的狀況、體質、疾病或飲食習慣，看哪一方面的營養素需要加強，再來做補充與調配。缺少什麼補充什麼，才是正確服用保健食品的態度，也才能避免浪費或造成身體的負擔。

2 保健食品需要天天服用嗎？

A 保健食品是一種營養補助食品，具有調整體質、預防疾病的功效，所以不能等生病了才吃，平常就要天天服用，才能幫助改善體質、降低疾病的罹患率。

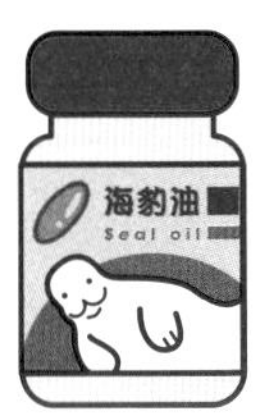

3 保健食品吃愈多對身體愈好？

A 很多人吃保健食品都存著有病治病、沒病強身，或多多益善的心態。保健食品雖然能調理體質，但還是需根據自身的生活型態來補充，並不是吃愈多愈好，所謂多食無益，或者聽別人說有效就跟著照單全收。任何營養素的補充，都應該秉持過猶不及的原則，才不會造成身體的負擔。

4 不同功效的保健食品，可以搭配服用嗎？會不會相剋？

A 保健食品是補充身體缺乏的營養素，讓身體發揮正常機能，比較不會有副作用產生，理論上多種保健食品一起服用並不會產生相剋的問題。不過，如果擔心多種保健食品一起吃效果不好，可以間隔半小時後再服用另一種。

5 消除脂質、控制體重的保健食品要在飯前吃？

A 坊間強調可以消脂及控制體重的保健食品，通常是以產生飽足感的方式來達到抑制食慾的效果，因此須在飯前服用，才能減少食物及熱量的攝取。

6 保健食品飯前還是飯後吃？

A 當我們吃完飯，胃裡有食物的時候，消化系統就會開始分泌消化液，此時服用保健食品會跟著食物一起被消化，吸收效果比空腹時好，尤其是脂溶性保健食品成分。因此，除非是有特殊說明的保健食品，一般而言都以飯後服用為宜。不過也不用因此過度拘泥服用的時間，因為人體是有機體，會自行調節，所以飯前或飯後服用效果不會相差太多。

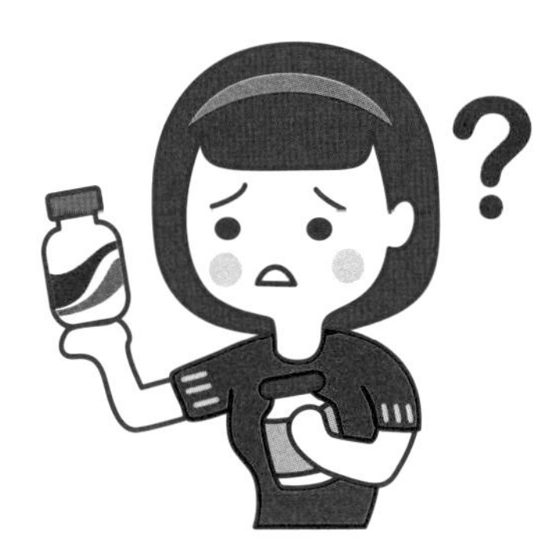

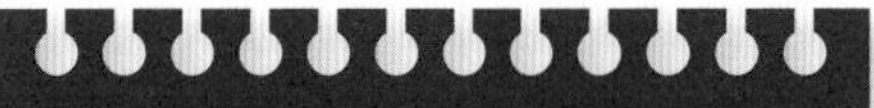

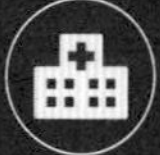

搭配藥物篇

生病的人若服用保健食品具有補強之效，是否就不需要再服用醫院所開的藥物？而在同時間服用，又有哪些注意事項等問題，在這裡都可為您解答。

1 藥物與保健食品搭配時，不能任意停止吃保健食品？

A 保健食品與藥物一起服用，會交互作用改善病情，醫生也會根據此時身體的情況，調整處方或藥量，如果隨意停止服用保健食品，或有時吃有時不吃，反而會誤導醫護人員的判斷，讓病情更不好控制，因此若同時服用藥物跟保健食品，兩者都不能隨便停掉。

2 吃了紅麴、魚油，就不用吃降血壓的藥？

A 「吃了降血壓的保健食品，就可以不用吃醫生開的降血壓藥？」相信這是很多人共同的疑問。坊間常見具降血壓效果的保健食品有紅麴跟魚油：紅麴可以抑制膽固醇生成，也具有降血壓的功效，而魚油中的EPA能清除血液中的膽固醇，保持血管彈性，所以能預防高血壓。這兩種保健食品都能維護心血管的健康，但建議高血壓患者還是先與藥物搭配服用，一段時間後再視改善情況決定。

3 服用降血壓藥的人，可以吃降血壓的保健食品嗎？如果有效果的話能停止吃藥嗎？

A 保健食品可以改善身體機能，例如降低血壓、血糖，但跟醫生開的藥劑比起來，作用還是比較緩和，效果也沒那麼立即，若跟藥物一起搭配服用，可以發揮相輔相成的功效，無須擔心藥效相剋的問題。保健食品和藥物搭配服用1、2個月後，若健康情況控制良好，醫院定期檢查的數據也穩定，就可跟醫生討論是否停藥。其實不只是高血壓，包括高血脂、糖尿病等疾病的處理原則都相同，一定要觀察一段時間之後再決定，千萬不要因為服用保健食品而驟然停藥。

選購篇

黑心食品、塑化劑事件、非天然等有害人體健康的字眼，對消費者來說，面對市面上林林總總的保健食品，是擔心與不安的；在台灣多數業者為使消費者能安心使用，將保健食品送至食藥署檢驗與認證，因此，選購篇教會您如何挑選有保障的產品。

Q1 如何查詢藥局推銷的牌子是否值得信任？

A 保健食品的種類及品牌非常多，品質也良莠不齊，不過衛福部對於營養標示有一定的法規，購買前請先仔細辨識是否有綠色橢圓標誌，以及「健康食品」、「衛部健食字號」等字樣，同時看清楚成分標示上的營養成分與功效，才能買到較有保障的保健食品。另外，選擇有品牌、有信譽的公司，也較能確保安全性。

Q2 親朋好友送來的保健食品，應該怎麼吃？

A 只要是包裝上有衛生署綠色橢圓標誌，以及「健康食品」、「衛生署食字號」等字樣，就是品管較嚴格、較可放心服用的保健食品。收到親友送的保健食品時，記得先檢查包裝是否完整，然後再看清楚成分標示與功效，按照包裝說明上指示的劑量服用即可。

Q3 有認證的保健食品一定有效？

A 經過認證的保健食品，代表具有衛生單位核准的保健功效，因此品質較有保障。至於該項保健食品有哪些功效，可以上「衛福部食品藥物消費者知識服務網」查詢或參考附錄四。

4 天然及人工合成的保健食品有什麼差別？人工合成對人體有害嗎？

A 我們經常聽到「保健食品天然比合成的好嗎？」、「人工合成的保健食品對人體有害嗎？」等疑問，而我也經常接到類似的問題。

不論是在健康講座或是在先前的著作中，我都一再強調，目前的科技已能製造出與天然食物成分相似的化學結構，因此合成保健食品的效用與天然相仿，對人體健康具有一定成效。天然與合成的保健食品各具特色，不能單純二分為「好」或「不好」，重點應該回歸到所吃的保健食品是不是符合身體所需及對身體健康有益。

5 天然的保健食品就等於健康、安全？

A 很多人以為天然的保健食品一定比人工合成的好，只要是天然的，就能跟健康、安全劃上等號，所以即使成分相仿，只要標榜天然，價格一定比合成貴上許多。其實天然的成分並非全然無害，有可能因為生長環境、農藥殘留、環境污染或缺乏標準化品管作業等因素而造成安全疑慮。想要吃得安心、健康，天然或合成並非主要考量的因素；選擇經過合格認證的保健食品，才更有保障。

6 膠囊型保健食品是葷的，吃素的人最好打開來吃？

A 市售保健食品的膠囊，大部分是以明膠（Gelatine，又稱魚膠或吉利丁）為原料，其主要來源是動物骨頭或結締組織，不過現在也有植物性膠囊，茹素者或很在意葷素問題的人，購買前可先詢問清楚，就可避免誤食。

7 聽說日本、美國、韓國的保健食品，品質比台灣來得好？

A 「國外購買的保健食品效果比較好！」這是很多人共同的迷思，其實不同國家製造的保健食品，在效果上並無差異。外國的保健食品除了價格可能比在國內買便宜外，也有較多種類可供選擇，所以經常有人喜歡託朋友從國外代購回來，但並不表示國內的保健食品品質較差。

8 保健食品有好多種劑型，有什麼不同？哪一種吸收效果好？

A 目前市面上的保健食品可分為粉狀、錠狀、膠囊以及口服液等劑型，但只是食用方式有所差異，功效上並無不同。口服液的吸收率較好，但因為有液體或水作為媒介，相對地濃度也較低。由此可見，各種劑型各有優缺點，應視個人的喜好及習慣來選購。

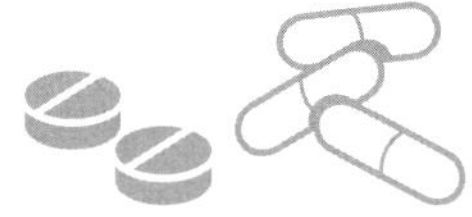

9 保健食品買小罐或大罐有沒有差別？

A 保健食品的包裝大小與品質並無直接關係，但大包裝的單價可能比較便宜，小包裝就稍微貴一些，因此很多人會選擇大包裝。不過須注意的是，保健食品開封之後接觸到空氣及濕氣，變質的可能性就會跟著提高，所以有時選擇小包裝的保健食品可以減少變質的機率。

10 保健食品不要經常吃同一個牌子？

A 更換品牌可以分散風險，也能避免身體產生抗藥性，因此可以每隔2～3個月換吃不同的廠牌，以獲得更好的保健效果。

11 保健食品的包裝不同，效果有差別嗎？

A 一般而言，怕光照的保健食品，可能需用有色玻璃瓶或不透光的材質來保存，才能確保穩定度及安定度。其他玻璃瓶、塑膠罐、袋裝、盒裝等包裝，在保存的功效上並無差異。

12 連市面上的大品牌都曾驗出含有塑化劑，購買時要怎麼挑選才安心？

A 塑化劑是因少數不肖業者道德淪喪才讓保健食品遭受污染的偶發事件，目前政府已加強把關，許多廠商也提出檢驗合格證明，只要審慎選購還是能買到令人安心的保健食品。

13 聽說挑選「品牌原料」比較有保障？

A 購買保健食品，無論是一般牌子或是已被消費者認識的品牌，都要確認有沒有完整標示、成分、製造廠商、地址、電話、消費者服務專線等資料，愈是清楚、詳細愈有保障。有標註原料來源的品牌，代表重視品質的製造商，以實際作法建立審核機制，盡到嚴格把關的責任。

14 什麼是「足量添加」？怎麼看？怎麼挑？

A 身體所需的營養素有其一定建議攝取量，過多或過少都會對身體產生不良影響，補充保健食品亦是如此。如果補充保健食品是為了身體所缺乏，當然要挑選有「足量添加」成分，才能達到補充目的。若平時已從飲食攝取，補充保健食品只是想額外補充不足時，倒是不用刻意挑選足量添加的保健食品。

15 什麼是保健食品檢驗報告、逐批檢驗？

A 在台灣，保健食品曾出現多次食品安全危害風險，為取得消費市場信任，生產者會提供單一原料、產品檢驗報告，以茲證明食品安全，但是仍然存在「萬年檢驗報告」風險——商品標榜通過檢驗，但實際可能只檢驗過一次，重複使用同份檢驗報告證明品質。相對的，逐批檢驗是每一批生產都會做原料及產品的檢驗，以達到從原料、生產、貯存都是「零污染」標準，沒有環境、加工、生產線、貯存條件等污染，以確保每批生產的食品安全。

5 選購篇

16 挑選保健食品時，專利技術比較好嗎？

A 不少保健食品的成分是萃取而來，其中牽涉到原料取得、貯存及高效率萃取等技術，生產廠商為能擁有市場競爭優勢，會申請專利技術，具有保護發明人在法定有效期限內，對其發明的技術內容享有獨占權，也就是一種高度保護業者的排他權利。挑選保健食品時，可以做為選購條件，如果認同生產廠商提供的專利技術，可以列為優先購買選項之一。

17 什麼是高濃度？買保健食品時要注意嗎？

A 高濃度、高吸收率是保健食品廠商對產品特性的一種描述，說明該產品的濃度高，營養成分比例高。產品濃度變高有許多原因，常見有製造技術改變或升級的關係。通常濃度低，一次補充需要好多顆，濃度高的產品，一次補充一顆就能達到身體所需的量，但絕不是濃度高就是最適合個人體質的產品。補充前，務必先行瞭解適不適合、會不會補充過量？避免造成身體負擔的問題。

18 什麼是高吸收率？需要重視嗎？

A 每天吃入人體的食物、食品，是不會全部被吸收的，究竟被人體吸收多少比例的數值就稱為吸收率。保健食品百百款，劑型也有很多種，一般人在補充保健食品時，都會重視成分含量的多寡，但是吸收率及生物可利用率也非常重要。數值愈高，代表人體吸收及利用的量愈多，有助身體健康。有些營養素分子較大，像蛋白質食物屬於大分子，吃進身體後，需要花三、四個小時，對於身體虛弱的人來說，不好消化及吸收，如果能夠補充經分解成小分子型態的營養保健成分的食品，就能提高吸收率。

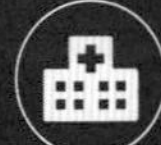

營養素篇

因每個人的體質不同、健康狀況不同、年紀大小、飲食習慣等因素，導致體內吸收的營養素不足或過多，保健食品正好補充人們每個階段所欠缺的營養素，適量服用更能發揮預防疾病的發生以及減輕不適感的功效。

1 吃葉黃素可以改善近視？

A 葉黃素是一種類胡蘿蔔素，為眼睛視網膜黃斑區的主要成分，具有過濾藍光、抗氧化、消除疲勞等功效，對於視網膜及水晶體都有保護作用。因為人體無法自行合成葉黃素，所以必須從飲食中來攝取，正常人一天若能攝取6～10毫克的葉黃素，對於預防近視、延緩視力的退化會很有幫助。

2 不愛吃蔬果的人罹患大腸癌的機率較高？吃保健食品可以改善嗎？

A 蔬果中富含的類胡蘿蔔素、維生素C，能幫助人體對抗自由基的攻擊，降低罹癌機率，而蔬果中的纖維質也能刺激腸胃蠕動、促進排便，將腸道裡的毒素及致癌物排出體外，所以能減少罹患大腸癌的風險。相反地，不愛吃蔬菜水果的人體內纖維質太少，會造成腸道菌相改變，分解膽酸（鹽）為致癌物質，延長有毒物質與腸壁接觸的時間，罹患大腸癌的機率相對增加。

另外，少了纖維質的幫忙，糞便形成速度慢，堆積在腸道中的殘渣會對腸壁產生局部壓力，形成憩室病，室炎、便祕及其他腸道疾病。

如果有排便不順的情形，不妨補充益生菌或寒天等含膳食纖維的保健食品，能促進排便、幫助體內環保，縮短致癌物停留在腸道的時間，有效減少大腸癌的發生率。

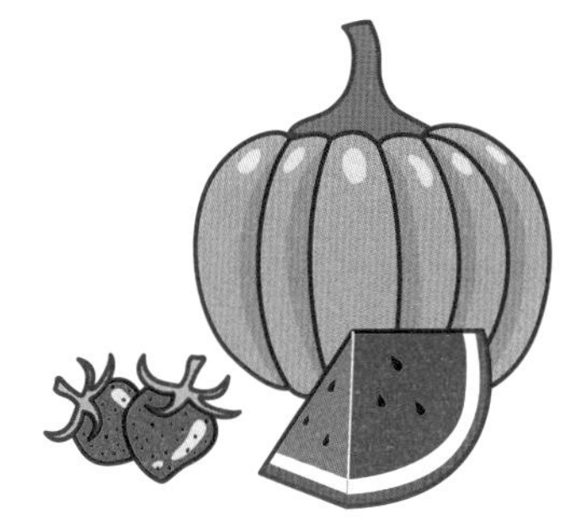

3 癮君子應該多攝取哪一種保健食品？

A 抽菸會消耗體內的維生素C，也會產生自由基，建議癮君子可多補充維生素C，才能避免老化、癌症的威脅。

4 大蒜可以抗癌或降血脂？生吃大蒜比吃大蒜萃取物有效嗎？

A 大蒜含有大蒜素、鋅、硒等成分，的確具有優異的保健效果，除了能抗癌，還可以殺菌、強肝解毒、促進血液循環、預防心血管疾病。此外，大蒜本身不但含有維生素B_1及其他B群，同時能夠提高維生素B_1的吸收率，具有促進代謝、消除疲勞等功效。

不過大蒜須在嚼碎之後，大蒜素才能與酵素一起發揮作用，但生吃大蒜對呼吸道可能太過刺激或讓胃部感覺灼熱、不適，因此服用大蒜萃取物是較理想、較有效的方式，例如大蒜錠不但保留了大蒜的保健效果，又不會對身體造成刺激。

5 銀杏、DHA、EPA真的能提升腦力或預防老人失智嗎？

A DHA（二十二碳六烯酸）是ω-3多元不飽和脂肪酸的一種，為腦細胞膜及神經傳導細胞的主要成分，可以維持腦部機能正常運作，有助於提升記憶力及學習力，因此又被稱為「腦黃金」。

EPA（二十碳五烯酸）也是ω-3多元不飽和脂肪酸家族成員之一，同樣具有促進腦部發育，活化腦細胞的功效，此外，EPA又有「血管的清道夫」美譽，對於降低膽固醇及三酸甘油酯的效果顯著。

銀杏向來以預防老人失智症的功效聞名，雖然近來有一些研究報告認為，銀杏預防老人失智的作用不大，不過銀杏含有黃酮體等成分，具有擴張血管、避免血液凝結、促進腦部血液循環等功效，所以能預防腦栓塞及腦中風，也能讓思緒更清晰。

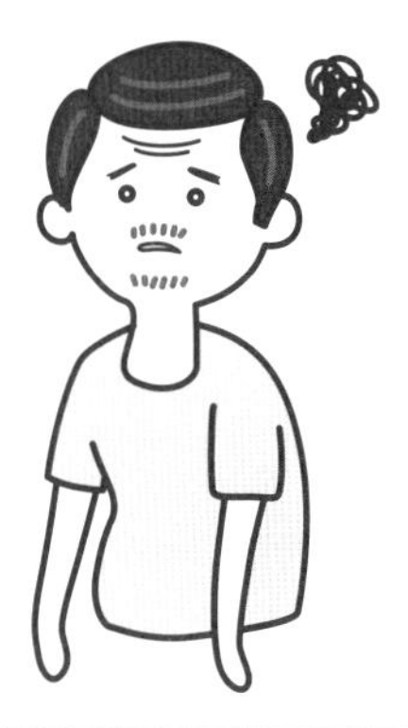

6 孕期補充益生菌對寶寶有幫助嗎？

A 懷孕時母體攝取的營養素，幾乎都會直接影響胎兒的體質與健康，因此媽媽在孕期或哺乳期服用益生菌，可以增強寶寶的免疫力，減少出生後的過敏反應。尤其是有過敏家族病史的媽媽，更應該在懷孕6個月後或哺乳時就開始補充益生菌，才能有效降低寶寶出生後的過敏機率。

7 多吃膠原蛋白對養顏美容有用嗎？

A 坊間販售的膠原蛋白皆強調可以養顏美容，因此深獲女性的青睞，到底膠原蛋白對美化膚質有沒有幫助呢？首先我們必須瞭解膠原蛋白屬於大分子，人體無法直接吸收，還是得先分解成小分子，才能在體內合成膠原蛋白，因此吃膠原蛋白就能直接補充膠原蛋白的觀念並不完全正確。其實只要平時多吃含蛋白質的食物，一樣能提供材料，讓身體自行合成膠原蛋白，達到美膚的功效。

8 吃葡萄糖胺可以預防關節老化，保存骨本？

A 骨骼跟骨骼之間的關節軟骨，主要的功能是緩衝骨骼活動時所造成的衝擊與摩擦，不過關節軟骨會因年紀增長及使用不當而磨損，緩衝作用也會跟著減弱，當骨骼彼此撞擊、摩擦的情況多了，就會引發疼痛、不適，造成所謂的「退化性關節炎」。

葡萄糖胺主要的功能是作為合成黏多醣等成分，潤滑關節軟骨，緩解骨骼活動時所造成的摩擦及疼痛，減少發炎的機會，不過並不能讓軟骨再生，只能視為保養關節的營養劑。要保存骨本還是要多補鈣，同時搭配適度的運動來訓練肌力，才能行走得更輕鬆、自在。

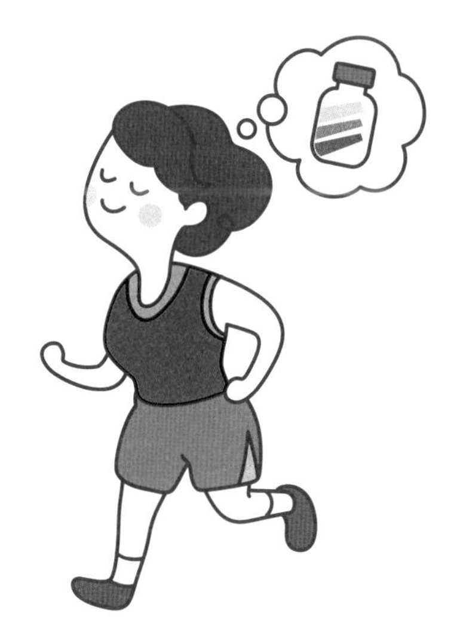

5 營養素篇

9 萃取物的保健食品像葡萄籽萃取物、綠茶萃取物等，與花青素、兒茶素又有什麼不同？

A 這是保留植物或動物營養成分活性的一種方法，所以萃取物又稱為抽出成分或抽提物。

由於萃取技術的不同，保留的活性成分也不盡相同，通常萃取物的成分會將該物質的主要成分或多種成分保留下來，例如葡萄籽萃取物，通常原花青素（OPC）的比例高達95%以上，其餘的有可能是維生素C、生類黃酮等活性成分，視萃取技術而定。

10 體內缺少鋅，頭髮就會長不出來？

A 鋅是體內抗氧化酵素的重要成分，具有維持人體機能正常運作、調節新陳代謝等功效。雖然人體對鋅的需求量很少，但少了它不但會使免疫力下降、影響男性精蟲的數量跟品質，同時也會讓皮膚與頭髮失去健康。

平時如果能補充含鋅的保健食品，對頭髮的生長應該有所幫助。

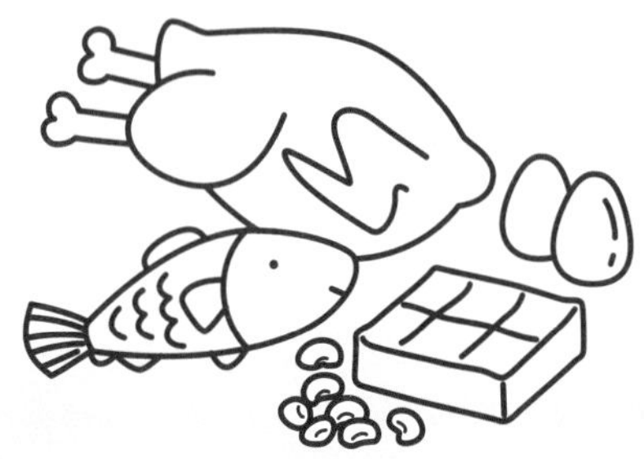

11 蛋白質跟胺基酸是相同的東西嗎？該怎麼吃？

A 胺基酸是構成蛋白質的最小單位，大約有22種，有些胺基酸人體可自行合成，有些則必須從食物來補足，稱為「必需胺基酸」。

對身體而言，不同的胺基酸有不同的功能，例如精胺酸、絲胺酸可強化腦細胞，而麩醯胺具有修復腸道絨毛破損的功能。現在有很多廠商會把某些特定的胺基酸製成保健食品，因此消費者可針對自己的需求，選擇補充的類型。

而根據結合型式的不同，22種胺基酸可以製造出許多不同性質、功用的蛋白質，像是乳鐵蛋白、膠原蛋白、乳清蛋白等，坊間也有許多保健食品可供選擇。

12 膠原蛋白對小寶寶也有效？

A 只要攝取足夠的蛋白質作為材料，人體自然會合成膠原蛋白，並不需要額外補充。況且小寶寶對食物的吸收能力相當好，只要飲食中的營養充足，沒有必要這麼早服用保健食品，以免造成身體的負擔。

13 有「好的膽固醇」、「壞的膽固醇」，對身體有什麼影響？如何增加好的膽固醇？

A 膽固醇並沒有好壞之分。一般將低密度脂蛋白（LDL）所運送的膽固醇比喻為壞的膽固醇，因為該類脂蛋白會在血液中被活性氧氧化，其所運送的膽固醇最後亦沉積在動脈血管壁中，加速造成動脈粥狀硬化。而將高密度脂蛋白（HDL）所運送的膽固醇比喻為好的膽固醇，會運送到肝臟組織直接被身體代謝利用。

醫學已經證實，ω-3多元不飽和脂肪酸能提升高密度脂蛋白運送膽固醇直接抵達肝臟的數量，因此平時多補充魚油，對心血管的健康相當有利。

14 果膠、水溶性纖維、木質素都是同樣的營養素嗎？

A 果膠、木質素都是膳食纖維，不同的是果膠屬於「水溶性膳食纖維」，而木質素則是「非水溶性膳食纖維」。顧名思義，水溶性膳食纖維可以溶解於水中，包括果膠、植物膠，以及海藻的黏多醣體等膠狀、黏質狀物質，都屬於水溶性膳食纖維，而蔬菜、穀類、豆類的纖維質或木質素，都是屬於非水溶性膳食纖維。

水溶性膳食纖維能包覆脂質、與膽酸結合，減少脂質消化吸收量，並且達到軟化糞便、易於排出體外的效果，而非水溶性膳食纖維則能刺激腸胃蠕動，增加糞便體積。所以不管是哪一種膳食纖維都能促進排便順暢，幫助預防便祕。

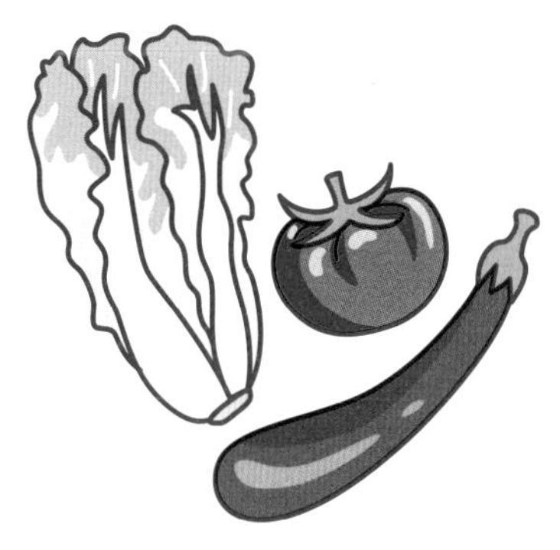

維生素篇

相信您也曾有過，身體沒有什麼病痛，但光是口乾舌燥、指甲旁皮膚裂開、身體疲累時就會感受到不舒服，而維生素的補充確實可減緩這些狀況的發生。但仍要避免服用過多，造成反效果，失去功效。

1 維生素對身體的功用是什麼？需要天天補充嗎？

A 很多人都知道補充維生素對身體有益，卻不曉得作用為何，其實透過簡單的比喻就能明瞭。我們把身體運作機制想像成蓋房子，本來就存在於體內的酵素是工人，維生素則是蓋房子的工具。如果工人沒有扳手、鋸子、鋤頭等各種工具，就無法發揮作用；而蓋房子的工程是天天進行，所以時時都要仰賴各種維生素來幫助代謝，因此天天補充很必要。

2 一般人是不是一天補充一顆綜合維生素就夠了？

A 身體所需要的營養素不只是維生素而已，還需要許多礦物質及其他養分，例如魚油所含的ω-3多元不飽和脂肪酸，可以活化腦細胞、保護心血管健康，這就是維生素比較欠缺的功效。因此，只補充綜合維生素是以偏概全的說法，並無法完全滿足身體所需，還是需要針對身體欠缺的營養素進行補充。

3 天然維生素很貴，合成的相對便宜，但長期食用會傷害內臟？

A 不管天然或合成的維生素，對健康都有一定的功效，不過維生素A、D屬於脂溶性，服用過量會沉澱在肝臟、腎臟等器官，引發皮膚炎、頭痛或高血鈣症等問題，也可能因此讓人產生食用合成維生素會傷害內臟的誤解。其實只要按照標示適量服用，對身體並不會有不良的影響。

4 維生素A一次吃太多會中毒？

A 維生素A被稱為「眼睛的維生素」，可見它能保護雙眼的健康，預防視力退化，另外也能維護上皮組織的完整、健康，同時還具有抗氧化、防止衰老等功能，是人體不可或缺的重要營養素。

但維生素A屬於脂溶性維生素，不會隨尿液排出體外，攝取過量的話會囤積在體內，除了造成肝臟的負擔，也可能產生頭暈、噁吐或頭髮脫落等情形，因此建議每天勿服用超過50,000單位（50,000IU）。

5 維生素B群、維生素C的安全性比其他維生素高？不會有服用過量問題？

A 水溶性維生素B、C會隨著尿液排出體外，因此不會有服用過量、累積在體內的問題；相反的，脂溶性維生素A、D較可能發生攝取過量，造成身體負擔的情況。其實只要按照成分標示的劑量補充，大部分保健食品都可以安心服用。

6 吃了維生素B群之後，為什麼尿液會變黃？

A 含有維生素B_2的保健食品，經由人體代謝之後，會讓尿液顏色變黃，是正常現象。不過這也表示攝取的維生素B_2沒有完全利用，或身體已有足夠的量，多餘的才會經由尿液排出來，造成尿液變黃。

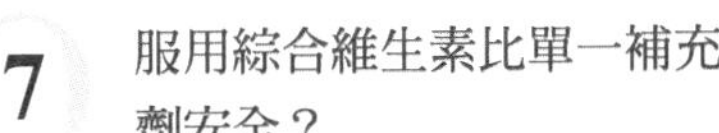

7 服用綜合維生素比單一補充劑安全？

A 單一劑量的維生素濃度較高，若是脂溶性維生素A、D、E，可能因為不清楚劑量，造成服用過量累積在體內。而綜合維生素是把每日建議的攝取量都濃縮在一顆錠劑裡，較不會有服用過量的疑慮。

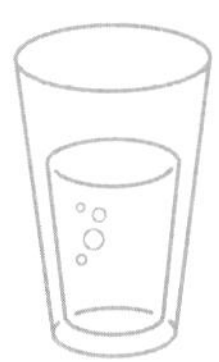

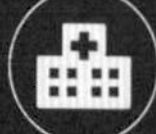

副作用篇

保健食品的成分不是藥物，而是營養藥劑，對人體是有益無害。會有過敏現象、不適感、消化不良、病情加重等現象，都與目前健康狀況有關，若有以上等狀況時，主動向醫師詢問，才能對症下藥，放心服用。

1 聽說吃了保健食品反而導致病情加重？

A 保健食品是針對身體所缺乏的營養素，做特定性、持續性的補充，一般來說不會產生副作用或反作用。吃了保健食品後身體反而變差的原因，有可能是病情本來就已經開始惡化，可能剛好又在這個時間點開始服用保健食品，因為時間上的巧合造成誤解。

另一可能原因是身體的調適作用所導致的短時間現象。

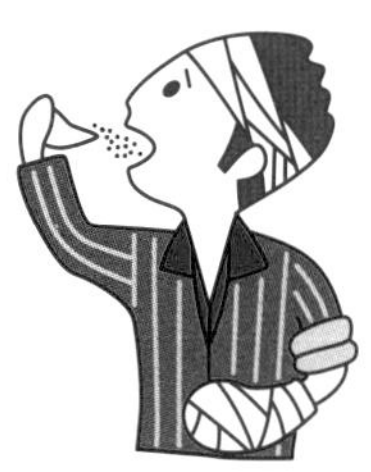

2 服用保健食品發生過敏反應，是否表示服用的劑量太多？

A 過敏通常與服用的劑量無關，而是因為體質對某種成分產生不良反應，因此吃多吃少都可能引起過敏。當出現紅疹、發癢等過敏反應，應立即停止服用。

3 吃太多保健食品會中毒嗎？

A 保健食品的劑量不像藥物那麼高，功效也沒那麼強，若不小心吃過量一般並不會發生中毒的現象，頂多就是吃錯了，沒有看到效果而已，並不需要太過擔心。

4 保健食品有沒有吃了過敏的問題？

A 發生過敏的情形通常不是因為保健產品品質有問題，而是本身體質對某種成分產生不良反應。如果保健食品裡含有令你過敏的營養素，當然就不適合服用，例如對鯖魚過敏的人，可能就不適合服用魚油。每一個人會引起過敏的物質不同，因此購買保健食品時同樣要仔細閱讀成分，才能避免。

5 糖尿病或腎臟病患者，吃保健食品狀況愈糟？

A 這應該是以訛傳訛的說法。事實上，糖尿病或腎臟病患者不但不用對保健食品敬而遠之，反而應該補充保健食品來幫助控制病情，例如釩、鉻、錳、輔酶Q_{10}等營養素，都能幫助維持血糖穩定，而精胺酸、鋅等皆有助於腎臟病的保養。建議病友們可以利用保健食品來補充較欠缺的營養素，改善健康的狀態。

6 老人家消化功能不好，若攝取太多保健食品，是否會消化不良？

A 保健食品不會產生消化不良的問題，只可能因為吸收不佳，而沒有達到預期的效果，所以不用擔心因為攝取太多而造成消化不良。

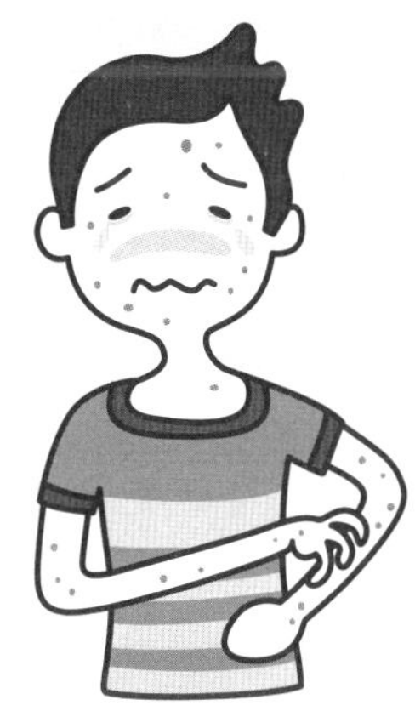

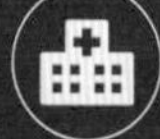

功效篇

保健食品真的有這麼大的功效嗎？若沒有服用的人，是不是就容易生病？既然可以補足身體所欠缺的營養素，那麼多久可以達到效果？在這裡都可為您解答。

Q1 放在冰箱的保健食品若忘了再冷藏，營養成分會降低嗎？

A 溫度及濕度的變化，是讓保健食品因降低保健成分的活性或含量，而降低其功效的主因，而冰箱內外環境差異太大，如果拿出來後忘了冰回去，可能就會因為變質而失去原有的效果。其實一般的保健食品只要放在室內陰涼處保存即可，並不需要特別冷藏。穩定的環境才有利於保存。另外也要注意其保存期限。

Q2 為什麼別人吃了有效的保健食品，對我卻沒有用？

A 同樣的保健食品，對不同體質或不同健康狀況的人，效果不盡相同，而且因個人消化、吸收能力的差異，發揮功效的時間也不一樣。例如有些人吃了紅麴，血壓很快就降下來，有些人則需要長一點的時間才見效，所以食用保健食品要有耐心，等身體對保健食品的調適期過了，就能看見效果。

Q3 吃保健食品感覺不舒服，有人說是好轉反應，所以要繼續吃？

A 好轉反應是一般人慣用的說詞，我認為應該稱為「調適反應期」。就像我們剛到陌生的環境會水土不服的道理一樣，一開始服用保健食品時，身體也可能因為適應不良而產生排斥的現象，這是適應保健食品之前的過渡期，有些人適應需要的時間較短，有些人比較長，但只要耐心等候，總有適應良好的一天。

4 怎麼知道保健食品吃了有沒有效？

A 保健食品是以循序漸進的方式改善體質，它不是藥，沒有所謂藥效問題，作用也不像藥物那麼迅速，經常需要1、2個月才能看出明顯效果，所以不能操之過急或吃吃停停。

保健食品是否有效，有些可以透過醫院的檢測數據來判斷，例如改善高血壓、高血脂的保健食品；但有些靠自我感受即能知道，例如幫助腸胃消化、消除疲勞的保健食品，通常一個星期就會有感覺。

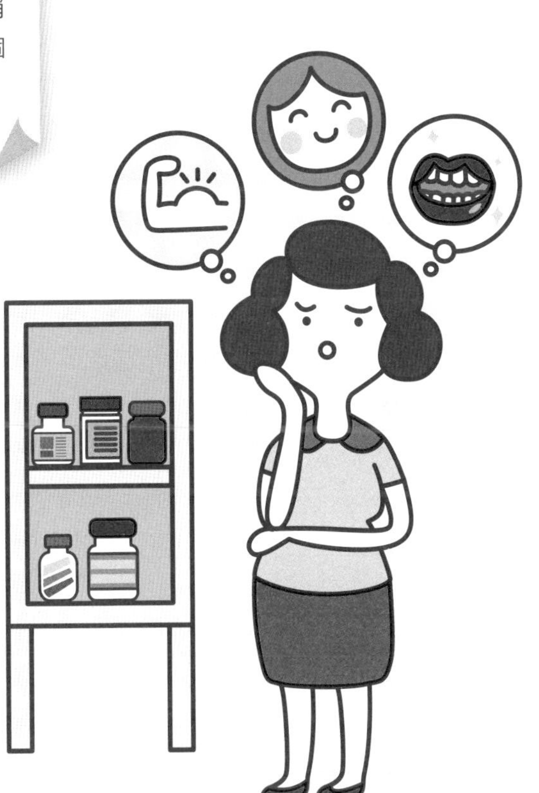

附錄一

保健食品及成分中英對照索引

字母	英文名	中文名	保健食品成分	保健食品	頁數
P	Peroxisome Proliferator Activated Receptor	脂小體增生活化受體	✓		154
	Pheophorbide	脫鎂葉綠素鹽	✓		219
	Phosphatidylserine, PS	絲胺酸磷脂	✓		217
	Phosphorus	磷	✓		137
	Phycocyanin	藍藻素	✓		145
	Phytoestrogen	植物性雌激素	✓		172
	Polymer Polyphenol	聚合體多酚	✓		205
	Polyphenol	多酚	✓		205
	Polysaccharides	多醣體，多醣類	✓		163
	Potassium	鉀	✓		119
	Prebiotic	益生素或益菌生	✓		121
	Primrose	櫻草花	✓		180
	Probiotics	益生菌		✓	147
	Propolis	蜂膠		✓	244
	Prostaglandin E1, PGE1	前列腺素	✓		29
	Protein	蛋白質	✓		109
	Provitamin A	維生素A先質	✓		122
	Prune	蜜棗（棗精）		✓	196
	Psyllium Husk	洋車前子		✓	186
	Pyridoxine	維生素B_6	✓		126
R	Restylane	瑞絲朗	✓		210
	Restylane Touch	薇絲朗	✓		210
	Resveratrol	白藜蘆醇	✓		161
	Retinol	視網醇	✓		122
	Rhodiola	紅景天		✓	239
	Riboflavin	維生素B_2	✓		125
	Ribonucleic Acid	核糖核酸（RNA）	✓		106
	Rose Hip	玫瑰果		✓	185
	Royal Jelly	蜂王漿		✓	192
	Red Yeast	紅麴	✓		211

附錄二　國人膳食營養素參考攝取量修訂第八版

（中華民國109年4月）

營養素	身高		體重		熱量②③		蛋白質④		碳水化合物⑩		
									EAR	RDA	AMDR
單位	公分（cm）		公斤（kg）		大卡（kcal）		公克（g）		公克（g）	公克（g）	總熱量（%）
年齡①	男	女	男	女	男	女	男	女			
0～6月	61	60	6	6	100／公斤		2.3／公斤		AI＝60		
7～12月	72	70	9	8	90／公斤		2.1／公斤		AI＝95		
1～3歲	92	91	13	13			20		100	130	50~65%
（稍低）					1150	1150					
（適度）					1350	1350					
4～6歲	113	112	20	19			30		100	130	50~65%
（稍低）					1550	1400					
（適度）					1800	1650					
7～9歲	130	130	28	27			40		100	130	50~65%
（稍低）					1800	1650					
（適度）					2100	1900					
10～12歲	147	148	38	39			55	50	100	130	50~65%
（稍低）					2050	1950					
（適度）					2350	2250					
13～15歲	168	158	55	49			70	60	100	130	50~65%
（稍低）					2400	2050					
（適度）					2800	2350					
16～18歲	172	160	62	51			75	55	100	130	50~65%
（低）					2150	1650					
（稍低）					2500	1900					
（適度）					2900	2250					
（高）					3350	2550					
19～30歲	171	159	64	52			60	50	100	130	50~65%
（低）					1850	1450					
（稍低）					2150	1650					
（適度）					2400	1900					
（高）					2700	2100					
31～50歲	170	157	64	54			60	50	100	130	50~65%
（低）					1800	1450					
（稍低）					2100	1650					
（適度）					2400	1900					
（高）					2650	2100					
51～70歲	165	153	60	52			55	50	100	130	50~65%
（低）					1700	1400					
（稍低）					1950	1600					
（適度）					2250	1800					
（高）					2500	2000					
71歲～	163	150	58	50			60	50	100	130	50~65%
（低）					1650	1300					
（稍低）					1900	1500					
（適度）					2150	1700					
懷孕 第一期					+0		+10		0	0	50~65%
懷孕 第二期					+300		+10		35	45	50~65%
懷孕 第三期					+300		+10		35	45	50~65%
哺乳期					+500		+15		60	80	50~65%

營養素	膳食纖維 (AI)		維生素A⑥		維生素D⑦ (AI)		維生素E⑧ (AI)		維生素K (AI)		維生素C	
單位	公克（g）		微克（μg RE）		微克（μg）		mg（mg α-TE）		微克（μg）		mg（mg）	
年齡①	男	女	男	女	男	女	男	女	男	女	男	女
0～6月			AI＝400		10		3		2.0		AI＝40	
7～12月			AI＝400		10		4		2.5		AI＝50	
1～3歲			400		10		5		30		40	
（稍低）	16	16									1150	1150
（適度）	19	19									1350	1350
4～6歲			400		10		6		55		50	
（稍低）	22	20									1550	1400
（適度）	25	23									1800	1650
7～9歲			400		10		8		55		60	
（稍低）	25	23									1800	1650
（適度）	29	27									2100	1900
10～12歲			500	500	10		10		60		80	
（稍低）	29	27									2050	1950
（適度）	33	32									2350	2250
13～15歲			600	500	10		12		75		100	
（稍低）	34	29									2400	2050
（適度）	39	33									2800	2350
16～18歲			700	500	10		13		75		100	
（低）	30	23									2150	1650
（稍低）	35	27									2500	1900
（適度）	41	32									2900	2250
（高）	47	36									3350	2550
19～30歲			600	500	10		12		120	90	100	
（低）	26	20									1850	1450
（稍低）	30	23									2150	1650
（適度）	34	27									2400	1900
（高）	38	29									2700	2100
31～50歲			600	500	10		12		120	90	100	
（低）	25	20									1800	1450
（稍低）	29	23									2100	1650
（適度）	34	27									2400	1900
（高）	37	29									2650	2100
51～70歲			600	500	15		12		120	90	100	
（低）	24	20									1700	1400
（稍低）	27	22									1950	1600
（適度）	32	25									2250	1800
（高）	35	28									2500	2000
71歲～			600	500	15		12		120	90	100	
（低）	23	18									1650	1300
（稍低）	27	21									1900	1500
（適度）	30	24									2150	1700
懷孕 第一期	0		＋0		0		＋2		＋0		＋10	
懷孕 第二期	5		＋0		0		＋2		＋0		＋10	
懷孕 第三期	5		＋100		0		＋2		＋0		＋10	
哺乳期	7		＋400		0		＋3		＋0		＋40	

營養素	維生素B_1		維生素B_2		菸鹼素⑨		維生素B_6		維生素B_{12}		葉酸	
單位	mg（mg）		mg（mg）		mg（mg NE）		mg（mg）		微克（μg）		微克（μg）	
年齡	男	女	男	女	男	女	男	女	男	女	男	女
0～6月	AI＝0.3		AI＝0.3		AI＝2		AI＝0.1		AI＝0.4		AI＝70	
7～12月	AI＝0.3		AI＝0.4		AI＝4		AI＝0.3		AI＝0.6		AI＝85	
1～3歲	0.6		0.7		9		0.5		0.9		170	
（稍低）												
（適度）												
4～6歲	0.9	0.8	1	0.9	12	11	0.6		1.2		200	
（稍低）												
（適度）												
7～9歲	1.0	0.9	1.2	1.0	14	12	0.8		1.5		250	
（稍低）												
（適度）												
10～12歲	1.1	1.1	1.3	1.2	15	15	1.3		2.0	2.2	300	
（稍低）												
（適度）												
13～15歲	1.3	1.1	1.5	1.3	18	15	1.4	1.3	2.4		400	
（稍低）												
（適度）												
16～18歲	1.4	1.1	1.6	1.2	18	15	1.5	1.3	2.4		400	
（低）												
（稍低）												
（適度）												
（高）												
19～30歲	1.2	0.9	1.3	1.0	16	14	1.5	1.5	2.4		400	
（低）												
（稍低）												
（適度）												
（高）												
31～50歲	1.2	0.9	1.3	1.0	16	14	1.5	1.5	2.4		400	
（低）												
（稍低）												
（適度）												
（高）												
51～70歲	1.2	0.9	1.3	1.0	16	14	1.6	1.6	2.4		400	
（低）												
（稍低）												
（適度）												
（高）												
71歲～	1.2	0.9	1.3	1.0	16	14	1.6	1.6	2.4		400	
（低）												
（稍低）												
（適度）												
懷孕 第一期	＋0		＋0		＋0		＋0.4		＋0.2		＋200	
懷孕 第二期	＋0.2		＋0.2		＋2		＋0.4		＋0.2		＋200	
懷孕 第三期	＋0.2		＋0.2		＋2		＋0.4		＋0.2		＋200	
哺乳期	＋0.3		＋4		＋4		＋0.4		＋0.4		＋100	

			AI		AI		AI		AI			
營養素	膽素		生物素		泛酸		鈣		磷		鎂	
單位	mg（mg）		微克（μg）		mg（mg）		mg（mg）		mg（mg）		mg（mg）	
年齡	男	女	男	女	男	女	男	女	男	女	男	女
0～6月	140		5.0		1.7		300		200		AI＝25	
7～12月	160		6.5		1.8		400		300		AI＝70	
1～3歲	180		9.0		2.0		500		400		80	
（稍低）												
（適度）												
4～6歲	220		12.0		2.5		600		500		120	
（稍低）												
（適度）												
7～9歲	280		16.0		3.0		800		600		170	
（稍低）												
（適度）												
10～12歲	350	350	20.0		4.0		1000		800		230	230
（稍低）												
（適度）												
13～15歲	460	380	25.0		4.5		1200		1000		350	320
（稍低）												
（適度）												
16～18歲	500	370	27.0		5.0		1200		1000		390	330
（低）												
（稍低）												
（適度）												
（高）												
19～30歲	450	390	30.0		5.0		1000		800		380	320
（低）												
（稍低）												
（適度）												
（高）												
31～50歲	450	390	30.0		5.0		1000		800		380	320
（低）												
（稍低）												
（適度）												
（高）												
51～70歲	450	390	30.0		5.0		1000		800		360	310
（低）												
（稍低）												
（適度）												
（高）												
71歲～	450	390	30.0		5.0		1000		800		350	300
（低）												
（稍低）												
（適度）												
懷孕 第一期	＋20		＋0		＋1.0		＋0		＋0		＋35	
懷孕 第二期	＋20		＋0		＋1.0		＋0		＋0		＋35	
懷孕 第三期	＋20		＋0		＋1.0		＋0		＋0		＋35	
哺乳期	＋140		＋5.0		＋2.0		＋0		＋0		＋0	

	AI		AI		RDA				AI	
營養素	鐵		鋅		碘		硒		氟	
單位	mg（mg）		mg（mg）		微克（μg）		微克（μg）		mg（mg）	
年齡	男	女	男	女	男	女	男	女	男	女
0～6月	7		5		AI＝110		AI＝15		0.1	
7～12月	10		5		AI＝130		AI＝20		0.4	
1～3歲 （稍低） （適度）	10		5		65		20		0.7	
4～6歲 （稍低） （適度）	10		5		90		25		1.0	
7～9歲 （稍低） （適度）	10		8		100		30		1.5	
10～12歲 （稍低） （適度）	15		10		120		40		2.0	
13～15歲 （稍低） （適度）	15		15	12	150		50		3.0	
16～18歲 （低） （稍低） （適度） （高）	15		15	12	150		55		3.0	
19～30歲 （低） （稍低） （適度） （高）	10	15	15	12	150		55		3.0	
31～50歲 （低） （稍低） （適度） （高）	10	15	15	12	150		55		3.0	
51～70歲 （低） （稍低） （適度） （高）	10		15	12	150		55		3.0	
71歲～ （低） （稍低） （適度）	10		15	12	150		55		3.0	
懷孕 第一期	＋0		＋3		＋75		＋5		＋0	
懷孕 第二期	＋0		＋3		＋75		＋5		＋0	
懷孕 第三期	＋30		＋3		＋75		＋5		＋0	
哺乳期	＋30		＋3		＋100		＋15		＋0	

◎ 表中未標明AI（足夠攝取量Adequate Intakes）值者，即為RDA（建議量Recommended Dietary allowance）值。

◎ 註：

① 年齡係以足歲計算。

② 1大卡（Cal；kcal）＝4.184仟焦耳（kj）。

③ 「低、稍低、適度、高」表示生活活動強度之程度。

④ 動物性蛋白在總蛋白質中的比例，1歲以下的嬰兒以占2/3以上為宜。

⑤ 日常國人膳食中之鐵質攝取量，不足以彌補婦女懷孕、分娩失血及泌乳時之損失，建議自懷孕第三期至分娩後兩個月內每日另以鐵鹽供給30毫克之鐵質。

⑥ R.E.（Retinol Equivalent）即視網醇當量。1μg R.E.＝1μg視網醇（Retinol）＝6μg β-胡蘿蔔素（β-Carotene）。

⑦ 維生素D 1μg= 40 I.U. 維生素D

⑧ α-T.E.（α-Tocopherol Equivalent）即α-生育醇當量。
1mg α-T.E.＝1mg α-Tocopherol

⑨ N.E.（Niacin Equivalent）即菸鹼素當量。菸鹼素包括菸鹼酸及菸鹼醯胺，以菸鹼素當量表示之。

⑩ 根據大腦葡萄糖需要量設定碳水化合物之EAR或RDA（詳請參見文本說明）。

◎ 107年新增碳水化合物、膳食纖維，以及檢討修訂鈣、碘及維生素D。

附錄三

第八版國人膳食營養素參考攝取量Q&A

資料來源：衛生福利部國民健康署

Q1. 為何需修訂？

A 本國第七版「國人膳食營養素參考攝取量」自民國101年公布以來，已歷經九年，期間國人飲食、營養、健康狀況與疾病風險均有相當之變遷，營養科學相關研究亦有新實證。為因應此變遷及更新實證科學之證據，以符合國人當代或未來數年之營養保健需求而增修訂

Q2. 何謂營養素建議攝取量（Dietary Reference Intakes, DRIs）？

A 國人膳食營養素參考攝取量（DRIs）乃以健康人為對象，為維持和增進國人健康以及預防營養素缺乏而訂定。其中包括平均需要量（Estimated Average Requirement, EAR）、建議攝取量 （Recommended Dietary Allowance, RDA）、足夠攝取量（Adequate Intake, AI ）、上限攝取量（Tolerable Upper Intake Level, UL）、巨量營養素可接受範圍（Acceptable Macronutrient Distribution Ranges, AMDR）等。

Q3. 何謂估計平均需要量（EAR）？

A 以預防營養素缺乏症之觀點，評估特定年齡層或性別的健康人群的需要量，而滿足健康人群中50%的人的一日攝取量推算值稱之為平均需要量。

Q4. 何謂建議攝取量（RDA）？

A 滿足特定年齡層及性別的健康人群中97%～98%的人一日所需要的攝取量稱之為建議攝取量。

Q5. 何謂足夠攝取量（AI）？

A 當研究數據不足，無法訂出EAR，因而無法求出建議攝取量時，則以能滿足健康人群中每一個人為原則，以實驗或觀察（流行病學）之數據估算出的攝取量稱之為足夠攝取量。

Q6. 何謂上限攝取量（UL）？

A 指營養素或食物成分的每日最大攝取量，此量即使長期攝取，對健康族群中絕大多數人都不致引發危害風險，對最敏感者的危害風險也極低；逾越此上限則不良效應的機率增大。

Q7. 何謂巨量營養素可接受範圍（AMDR）？

A 食物中的碳水化合物（醣類）、脂質、蛋白質，除了提供熱量，也伴隨食物提供必需脂肪酸、必需胺基酸、膳食纖維、微量營養素。隨著社會變遷與營養研究進展，各國飲食營養素參考攝取量之訂定逐漸從缺乏症的預防及避免過量攝取等考量調整方向，再納入慢性病預防。巨量營養素可接受範圍（AMDR）係指三大熱量營養素碳水化合物、脂質及蛋白質等適宜的熱量攝取分配範圍，除可符合熱量營養素需求外，亦能確保微量營養素需求的滿足，更有助於慢性疾病的預防與發生率的降低。

Q8. 此次更新有何特別之處？

A 碳水化合物有其在飲食中的必需性與重要性，其在飲食中應與蛋白質、脂質有適宜的熱量提供比例分配。本版修訂新增碳水化合物之EAR與RDA，並納入巨量營養素可接受範圍（AMDR），制定碳水化合物適宜攝取之範圍。同時一併新增各年齡膳食纖維的足夠攝取量。在微量營養素部分，碘建議量係依據國人攝取與綜合最新國內調查結果進行調整。在鈣的建議攝取量部分，新增一歲以下嬰兒之上限攝取量建議，以達保護之目的。

Q9. 此次修訂哪些營養素建議量有改變？為什麼？

A 碘及維生素D

○碘：隨著近年國人碘營養狀況之資料逐漸充實，將實證應用於碘參考攝取量之訂定。根據「102～105年國民營養健康狀況變遷調查」顯示國人有輕微缺碘的問題。青少年時期的體重增加快速，用代謝體重比率評估EAR，其中13～15歲年齡層之男性EAR與成年人相當。因此青少年10～12歲由110μg/d提高至120μg/d。13歲以上由120μg/d 提高至150μg/d，與成人RDA相同。19歲及以上成人自140μg/d提高至150μg/d。孕期碘不足會使孕婦甲狀腺體積增大之外，也會影響到胎兒的神經發展。孕期之攝取量為母親攝取量與胎兒需要量之總和，經校正計算後，從第七版（101 年版）的200μg/d 提高至225μg/d。

○維生素D：根據2011年美國國家醫學院（IOM）論邏輯，在最低日照及鈣充足的條件下，以骨骼健康為修訂原則，血清25OHD目標濃度為50nmol/L。在沒有日照及飲食鈣充足的情況下，0～50歲國人每日攝取10μg維生素D（AI），可以維持充足的血清維生素D濃度，懷孕與哺乳期不另外增加。因老化過程，血清維生素D濃度會減低，因此50歲以上建議攝取量提高為15μg/d（AI）。

Q10. 此次新增的建議攝取量為何者營養素？

A 碳水化合物（含膳食纖維）

○碳水化合物：研究發現大腦細胞只能藉由碳水化合物獲得能量，成人大腦每日平均需要110～140公克的葡萄糖，以此訂定EAR與RDA。目前仍缺乏足夠的證據可證實健康人需要攝取多少量的碳水化合物以防止非傳染性疾病（non-communicable diseases，NCDs）的發生，因此各國皆未訂定碳水化合物的每日建議攝取量，而是以巨量營養素可接受範圍（AMDR）建議碳水化合物適合的攝取量範圍，以提供符合人體需要的下限量及降低NCDs發生風險的上限量，並以總熱量攝取百分比表示。本次對國人總碳水化合物攝取量的建議，除一歲以下嬰幼兒為AI，其餘各年齡層皆以AMDR來建議碳水化合物實際之攝取量。

○膳食纖維：膳食纖維的AI建議量乃依照每日熱量建議攝取量訂定，每一千大卡熱量攝取14公克膳食纖維；而總膳食纖維的UL，則因為資訊不足並未訂定。

Q11. 哪些營養素上限攝取量有修訂？修訂的理由為何？

A 鈣：維持鈣營養的首要目標是維護成長和成年的骨骼健康，以及滿足所有鈣調節的生理機能之需。由於健康者的血鈣濃度不容易受到飲食攝取量影響，目前並沒有靈敏可用的鈣營養生化指標，而國人在鈣增積與鈣補充的效益方面均沒有本土資料，因此鈣的建議仍採用AI。原1歲以下之年齡層並無訂定UL，而無訂定UL不表示沒有風險。為避免誤解不訂為無過量風險，基於保護嬰兒的目的，新增1歲以下嬰兒的UL：0～6個月嬰兒UL為1000mg/d，7～12個月嬰兒為1500 mg/d。

線上快速查詢

附錄四

衛福部審核通過之健康食品一覽表

衛署（部）健食字

項次	許可證字號	中文品名	保健功效	申請商
1	衛署健食字第A00001號	威望身寶寧	調節血脂功能	維達有限公司
2	衛署健食字第A00002號（本證失效）	賜多利奶粉	調節血脂功能	連法國際實業股份有限公司
3	衛署健食字第A00003號	雙鶴極品靈芝	免疫調節功能，護肝功能	勇健工業股份有限公司
4	衛署健食字第A00004號	如新華茂紅麴清醇膠囊	調節血脂功能	美商如新華茂股份有限公司台灣分公司
5	衛署健食字第A00005號（本證失效）	歐妙精製魚油膠囊	調節血脂功能	台灣阿斯特捷利康股份有限公司
6	衛署健食字第A00006號	統一AB原味優酪乳	胃腸功能改善	統一企業股份有限公司
7	衛署健食字第A00007號	賜多利奶粉	調節血脂功能，免疫調節功能，胃腸功能改善	連法國際實業股份有限公司
8	衛署健食字第A00008號	高境界®免疫乳漿蛋白濃縮物	免疫調節功能	笠達企業有限公司
9	衛署健食字第A00009號（本證失效）	羅根雙歧桿菌	胃腸功能改善	味全食品工業股份有限公司
10	衛署健食字第A00010號	桂格原片原味大燕麥片	調節血脂功能	佳格食品股份有限公司
11	衛署健食字第A00011號	桂格即沖即食大燕麥片	調節血脂功能，不易形成體脂肪功能	佳格食品股份有限公司
12	衛署健食字第A00012號	奧利多碳酸飲料	胃腸功能改善	金車股份有限公司
13	衛署健食字第A00013號（本證失效）	味全優酪乳	胃腸功能改善	味全食品工業股份有限公司
14	衛署健食字第A00014號（本證失效）	豐力富高鈣低脂奶粉	胃腸功能改善	香港商安佳（遠東）有限公司台灣分公司
15	衛署健食字第A00015號（本證失效）	雙鶴極品靈芝（膠囊及粉劑）	免疫調節功能，護肝功能	勇健工業股份有限公司
16	衛署健食字第A00016號（本證失效）	複合益生菌	胃腸功能改善	味全食品工業股份有限公司
17	衛署健食字第A00017號	威望佳美鈣	骨質保健功能	維達有限公司
18	衛署健食字第A00018號	人參精萃膠囊	免疫調節功能，抗疲勞功能	悅寶生物科技股份有限公司

資料來源：衛生福利部食品藥物管理署FDA食品藥物消費者專區

項次	許可證字號	中文品名	保健功效	申請商
19	衛署健食字第A00019號（本證失效）	福樂一番鮮鮮奶優酪乳	胃腸功能改善	佳乳食品股份有限公司
20	衛署健食字第A00020號（本證失效）	優沛蕾活菌球低脂原味活性醱酵乳	胃腸功能改善	佳乳食品股份有限公司
21	衛署健食字第A00021號（本證失效）	福樂一番鮮草莓鮮奶優酪乳	胃腸功能改善	佳乳食品股份有限公司
22	衛署健食字第A00022號	波爾Green Time益牙口香糖（薄荷風味）	牙齒保健功能	金車股份有限公司
23	衛署健食字第A00023號	如新華茂超級靈芝	免疫調節功能，護肝功能	美商如新華茂股份有限公司台灣分公司
24	衛署健食字第A00024號	光泉晶球優酪乳-原味低脂	胃腸功能改善	光泉牧場股份有限公司
25	衛署健食字第A00025號（本證失效）	桂格成長奶粉健康三益菌配方	胃腸功能改善	佳格食品股份有限公司
26	衛署健食字第A00026號	桂格三寶燕麥	調節血脂功能	佳格食品股份有限公司
27	衛署健食字第A00027號	金車補給園乳酸活菌複方膠囊	胃腸功能改善	金車股份有限公司
28	衛署健食字第A00028號	葡萄王LGG特益菌	胃腸功能改善	葡萄王生技股份有限公司
29	衛署健食字第A00029號	金車補給園幾丁聚醣複方膠囊	調節血脂功能	金車股份有限公司
30	衛署健食字第A00030號	高鈣脫脂奶粉	調節血脂功能，胃腸功能改善	佳格食品股份有限公司
31	衛署健食字第A00031號（本證失效）	益百康	調節血脂功能	多得麗富股份有限公司
32	衛署健食字第A00032號	養樂多活菌發酵乳	胃腸功能改善	養樂多股份有限公司
33	衛署健食字第A00033號	健康調和油（暫停生產）	調節血脂功能	台灣第一生化科技股份有限公司
34	衛署健食字第A00034號	洛神花保健膠囊	調節血脂功能，護肝功能	愛健生命科學股份有限公司（95/8/11核准將許可證由寰生公司轉移給愛健）
35	衛署健食字第A00035號（本證失效）	如新華茂超級靈芝	免疫調節功能，護肝功能	美商如新華茂股份有限公司台灣分公司
36	衛署健食字第A00036號	維力康膠囊	護肝功能	震達科技股份有限公司
37	衛署健食字第A00037號（本證失效）	林鳳營健康點優酪乳（原味）	胃腸功能改善	味全食品工業股份有限公司
38	衛署健食字第A00038號（本證失效）	可果美100%蕃茄汁（無添加食鹽）	調節血脂功能	臺灣可果美股份有限公司

項次	許可證字號	中文品名	保健功效	申請商
39	衛署健食字第A00039號	品名：高鈣低脂三益菌全家奶粉	胃腸功能改善	佳格食品股份有限公司
40	衛署健食字第A00040號	微庫醇紅麴膠囊	調節血脂功能	生達化學製藥股份有限公司
41	衛署健食字第A00041號	奧利多纖維飲料	胃腸功能改善	金車股份有限公司
42	衛署健食字第A00042號	TCELL-1乳酸菌粉	胃腸功能改善	鼎健生物科技食品股份有限公司
43	衛署健食字第A00043號	葡萄王靈芝王	免疫調節功能	葡萄王生技股份有限公司
44	衛署健食字第A00044號	甘蔗原素錠POLICOSANOL	調節血脂功能	悅寶生物科技股份有限公司
45	衛署健食字第A00045號	順康500香菇菌絲體萃取物	護肝功能	宗信燦股份有限公司
46	衛署健食字第A00046號（本證失效）	洛神花保健膠囊	調節血脂功能	愛健生命科學股份有限公司（95/8/11核准將許可證由寰生公司轉移給愛健）
47	衛署健食字第A00047號（本證失效）	益品年食用油	調節血脂功能，不易形成體脂肪功能	花王（台灣）股份有限公司
48	衛署健食字第A00048號	立康生醫益菌多顆粒	胃腸功能改善	生展生物科技股份有限公司
49	衛署健食字第A00049號	好顧醇錠10mg	調節血脂功能	悅寶生物科技股份有限公司
50	衛署健食字第A00050號（本證失效）	得意的一天健康三益葵花油	調節血脂功能	佳格食品股份有限公司
51	衛署健食字第A00051號（本證失效）	加特福GT&F奶粉	調節血糖功能	加特福生物科技股份有限公司
52	衛署健食字第A00052號	統一陽光低糖高纖豆漿	調節血脂功能	統一企業股份有限公司
53	衛署健食字第A00053號	威望常寶寧（飲品）	胃腸功能改善	維達有限公司
54	衛署健食字第A00054號（本證失效）	黑松LGG優酪乳（原味）	胃腸功能改善	黑松股份有限公司
55	衛署健食字第A00055號（本證失效）	健康新胺-水溶性殼醣胺	調節血脂功能	三益事業有限公司
56	衛署健食字第A00056號	統一活力寶典極品靈芝	護肝功能	統一企業股份有限公司
57	衛署健食字第A00057號（本證失效）	益品年食用油	調節血脂功能，不易形成體脂肪功能	花王（台灣）股份有限公司
58	衛署健食字第A00058號	益齒達®無糖口香糖-薄荷	牙齒保健功能	台灣瑪氏股份有限公司

項次	許可證字號	中文品名	保健功效	申請商
59	衛署健食字第A00059號	養氣人蔘	護肝功能	佳格食品股份有限公司
60	衛署健食字第A00060號	茶裏王日式無糖綠茶	調節血脂功能	統一企業股份有限公司
61	衛署健食字第A00061號	每朝健康綠茶	調節血脂功能，不易形成體脂肪功能，胃腸功能改善	維他露食品股份有限公司
62	衛署健食字第A00062號	養生液	調節血脂功能，免疫調節功能，胃腸功能改善	中天生物科技股份有限公司
63	衛署健食字第A00063號	白蘭氏雞精	免疫調節功能，抗疲勞功能	馬來西亞商白蘭氏三得利股份有限公司台灣分公司
64	衛署健食字第A00064號（本證失效）	田中寶養生液	調節血脂功能，免疫調節功能，胃腸功能改善	中天生物科技股份有限公司
65	衛署健食字第A00065號	統一活力寶典特級蜂膠	免疫調節功能	統一企業股份有限公司
66	衛署健食字第A00066號	引藻™片（小球藻W-87）	調節血脂功能，調節血糖功能，免疫調節功能	國際引藻生物科技股份有限公司
67	衛署健食字第A00067號	統一綺麗健康油	不易形成體脂肪功能	統一企業股份有限公司
68	衛署健食字第A00068號	如新華茂冬蟲夏草菌絲體精沛膠囊	抗疲勞功能	美商如新華茂股份有限公司台灣分公司
69	衛署健食字第A00069號	雙鶴御品靈芝	輔助調整過敏體質功能，延緩衰老功能	勇健工業股份有限公司
70	衛署健食字第A00070號	如新華茂益生菌配方（膠囊食品）	胃腸功能改善	美商如新華茂股份有限公司台灣分公司
71	衛署健食字第A00071號	紅麴養生穀粉	調節血脂功能	佳格食品股份有限公司
72	衛署健食字第A00072號（本證失效）	賜多利奶粉	調節血脂功能	連法國際實業股份有限公司
73	衛署健食字第A00073號	統一四物雞精	抗疲勞功能	統一企業股份有限公司
74	衛署健食字第A00074號（本證失效）	御茶園每朝健康綠茶	胃腸功能改善	維他露食品股份有限公司
75	衛署健食字第A00075號（本證失效）	賜多利奶粉	免疫調節功能	連法國際實業股份有限公司
76	衛署健食字第A00076號	炳翰人參粉	調節血糖功能	炳翰製藥廠股份有限公司
77	衛署健食字第A00077號	可立清機能性粉末	調節血脂功能	友華生技醫藥股份有限公司
78	衛署健食字第A00078號（本證失效）	天然紅麴	調節血脂功能	味全食品工業股份有限公司

項次	許可證字號	中文品名	保健功效	申請商
79	衛署健食字第A00079號（本證失效）	凝態活性發酵乳（大粒果實）	胃腸功能改善	台灣比菲多食品股份有限公司
80	衛署健食字第A00080號（本證失效）	桂格高鈣脫脂奶粉	調節血脂功能	佳格食品股份有限公司
81	衛署健食字第A00081號	桂格黃金麩片燕麥片	調節血脂功能	佳格食品股份有限公司
82	衛署健食字第A00082號（本證失效）	田中寶養生液	調節血脂功能，免疫調節功能，胃腸功能改善	中天生物科技股份有限公司
83	衛署健食字第A00083號	白蘭氏五味子芝麻錠	護肝功能	馬來西亞商白蘭氏三得利股份有限公司台灣分公司
84	衛署健食字第A00084號（本證失效）	養生茶	調節血脂功能	台灣可爾必思股份有限公司
85	衛署健食字第A00085號（本證失效）	統一植醇牛奶	調節血脂功能	統一企業股份有限公司
86	衛署健食字第A00086號	愛之味蕃茄汁（強化膳食纖維）	調節血脂功能	愛之味股份有限公司
87	衛署健食字第A00087號（本證失效）	震達北蟲草（蛹蟲草）膠囊	護肝功能	優生製藥廠股份有限公司
88	衛署健食字第A00088號（本證失效）	葡萄王益菌王	胃腸功能改善	葡萄王生技股份有限公司
89	衛署健食字第A00089號	愛之味春心茶	調節血脂功能	愛之味股份有限公司
90	衛署健食字第A00090號	統一陽光山藥薏仁高纖豆奶	調節血脂功能	統一企業股份有限公司
91	衛署健食字第A00091號	活靈芝菌絲體滋補液	免疫調節功能	佳格食品股份有限公司
92	衛署健食字第A00092號	元氣豆®納豆萃取膠囊	調節血脂功能	懷特生技新藥股份有限公司
93	衛署健食字第A00093號	健康好理由植醇葵花油	調節血脂功能	泰山企業股份有限公司
94	衛署健食字第A00094號（本證失效）	木糖醇+2無糖口香糖-蘋果薄荷	牙齒保健功能	台灣樂天製菓股份有限公司
95	衛署健食字第A00095號（本證失效）	木糖醇+2無糖口香糖-清涼薄荷	牙齒保健功能	台灣樂天製菓股份有限公司
96	衛署健食字第A00096號（本證失效）	可爾必思發酵乳（安益乳）	輔助調節血壓功能	台灣可爾必思股份有限公司
97	衛署健食字第A00097號（本證失效）	舒甘調達食品膠囊	護肝功能	宇力鑫生技股份有限公司
98	衛署健食字第A00098號	台糖果寡醣	胃腸功能改善	台灣糖業股份有限公司

項次	許可證字號	中文品名	保健功效	申請商
99	衛署健食字第A00099號	成長奶粉健康三益菌配方	胃腸功能改善	佳格食品股份有限公司
100	衛署健食字第A00100號	益力蔘膠囊	抗疲勞功能	信東生技股份有限公司園區分公司
101	衛署健食字第A00101號	綠寶綠藻片	調節血糖功能，免疫調節功能	台灣綠藻工業股份有限公司
102	衛署健食字第A00102號	娘家好茯敏膠囊	輔助調整過敏體質功能，免疫調節功能	杏輝藥品工業股份有限公司
103	衛署健食字第A00103號（本證失效）	大地素材金穗豆漿低糖高纖	調節血脂功能	味全食品工業股份有限公司
104	衛署健食字第A00104號（本證失效）	味全健康食用油	調節血脂功能	味全食品工業股份有限公司
105	衛署健食字第A00105號	統一TGL機能優酪乳	護肝功能	統一企業股份有限公司
106	衛署健食字第A00106號	乳香世家優酪乳	胃腸功能改善	光泉牧場股份有限公司
107	衛署健食字第A00107號	白蘭氏旭沛蜆精	護肝功能	馬來西亞商白蘭氏三得利股份有限公司台灣分公司
108	衛署健食字第A00108號（本證失效）	益齒達®無糖口香糖（沁甜草莓）	牙齒保健功能	台灣留蘭香股份有限公司
109	衛署健食字第A00109號	綺麗健康玄米植醇機能調合油	調節血脂功能	統一企業股份有限公司
110	衛署健食字第A00110號	金宏裕人蔘膠囊	免疫調節功能	金宏裕生物科技有限公司
111	衛署健食字第A00111號	果醋覺醒蘋果醋飲料	胃腸功能改善	統一企業股份有限公司
112	衛署健食字第A00112號	植物固醇牛乳	調節血脂功能	光泉牧場股份有限公司
113	衛署健食字第A00113號	愛之味鮮採番茄汁（OLIGO保健）	胃腸功能改善	愛之味股份有限公司
114	衛署健食字第A00114號	養氣人蔘雞精	抗疲勞功能，護肝功能	佳格食品股份有限公司
115	衛署健食字第A00115號（本證失效）	福樂健康雙效優酪乳	免疫調節功能，胃腸功能改善	佳乳食品股份有限公司
116	衛署健食字第A00116號	賜多利菁華（粉末食品）	輔助調整過敏體質功能，免疫調節功能	連法國際實業股份有限公司
117	衛署健食字第A00117號	蜜香烏龍	調節血糖功能，不易形成體脂肪功能	愛之味股份有限公司
118	衛署健食字第A00118號	統一陽光高纖燕麥穀奶	調節血脂功能	統一企業股份有限公司
119	衛署健食字第A00119號（本證失效）	田邊甲殼質健康膠囊	調節血脂功能	台灣田邊製藥股份有限公司

項次	許可證字號	中文品名	保健功效	申請商
120	衛署健食字第A00120號（本證失效）	統一健康3D錠狀食品	調節血脂功能，調節血糖功能	統一企業股份有限公司
121	衛署健食字第A00121號	養樂多藍莓高鈣優酪乳	胃腸功能改善	養樂多股份有限公司
122	衛署健食字第A00122號	養樂多草莓高鈣優酪乳	胃腸功能改善	養樂多股份有限公司
123	衛署健食字第A00123號	養樂多原味高鈣優酪乳	胃腸功能改善	養樂多股份有限公司
124	衛署健食字第A00124號	國鼎牛樟芝菌絲體	護肝功能	國鼎生物科技股份有限公司
125	衛署健食字第A00125號	康敏膠囊	輔助調整過敏體質功能	東宇生物科技股份有限公司
126	衛署健食字第A00126號	“科達”股立補膠囊	骨質保健功能	科達製藥股份有限公司
127	衛署健食字第A00127號	甘喜康膠囊	護肝功能	泰宗生物科技股份有限公司
128	衛署健食字第A00128號	養樂多300LIGHT活菌發酵乳	輔助調整過敏體質功能，免疫調節功能，胃腸功能改善	養樂多股份有限公司
129	衛署健食字第A00129號	LP33機能優酪乳	輔助調整過敏體質功能	統一企業股份有限公司
130	衛署健食字第A00130號	APF益生菌膠囊	輔助調整過敏體質功能，免疫調節功能	景岳生物科技股份有限公司
131	衛署健食字第A00131號（本證失效）	宏醫活能素膠囊	護肝功能	三晃生物科技股份有限公司
132	衛署健食字第A00132號	威望高濃度魚油	調節血脂功能	維達有限公司
133	衛署健食字第A00133號	膳纖熟飯健康多穀飯	調節血糖功能	華強實業股份有限公司
134	衛署健食字第A00134號	活綠美杜莎藻膠囊	護肝功能	光璧企業股份有限公司
135	衛署健食字第A00135號	GMADP乳酸菌口含錠	牙齒保健功能	景岳生物科技股份有限公司
136	衛署健食字第A00136號（本證失效）	統一木瓜牛乳	胃腸功能改善	統一企業股份有限公司
137	衛署健食字第A00137號	台糖活力養生飲	免疫調節功能	台灣糖業股份有限公司
138	衛署健食字第A00138號	光泉活菌鮮乳	胃腸功能改善	光泉牧場股份有限公司
139	衛署健食字第A00139號	保健牛蒡精華素	胃腸功能改善	保健科技股份有限公司
140	衛署健食字第A00140號	光泉鈣質強化牛乳	骨質保健功能	光泉牧場股份有限公司
141	衛署健食字第A00141號	敏自寧膠囊	輔助調整過敏體質功能	創益生技股份有限公司

項次	許可證字號	中文品名	保健功效	申請商
142	衛署健食字第A00142號	頂級四物鐵飲料	促進鐵吸收功能	中天生物科技股份有限公司
143	衛署健食字第A00143號	雞精王	抗疲勞功能	佳格食品股份有限公司
144	衛署健食字第A00144號	紐崔萊薄荷大蒜片	調節血脂功能	安麗日用品股份有限公司
145	衛署健食字第A00145號	御茶園每朝健康金纖烏龍	調節血脂功能	維他露食品股份有限公司
146	衛署健食字第A00146號	遠東極品 CV-66 茯加力藻錠（小球藻）	調節血脂功能	遠東生物科技股份有限公司
147	衛署健食字第A00147號	桂格機能燕麥片	調節血糖功能	佳格食品股份有限公司
148	衛署健食字第A00148號（本證失效）	挪威深海魚油薑黃＋E膠囊	調節血脂功能	阿一國際股份有限公司
149	衛署健食字第A00149號（本證失效）	白蘭氏木寡醣＋乳酸菌粉狀	胃腸功能改善	馬來西亞商食益補國際股份有限公司台灣分公司
150	衛署健食字第A00150號	台糖釋蟲草菌絲體	免疫調節功能	台灣糖業股份有限公司
151	衛署健食字第A00151號	威望麥苗精	調節血脂功能	維達有限公司
152	衛署健食字第A00152號（本證失效）	黑烏龍茶	不易形成體脂肪功能	台灣三得利股份有限公司
153	衛署健食字第A00153號	LS99機能優酪乳	輔助調整過敏體質功能	光泉牧場股份有限公司
154	衛署健食字第A00154號	桐核麥藍莓微泡飲料	免疫調節功能	桐核麥生物科技股份有限公司
155	衛署健食字第A00155號	得意的一天五珍寶健康調合油	調節血脂功能	佳格食品股份有限公司
156	衛署健食字第A00156號	千沛純清可得膠囊	調節血脂功能	新萬仁化學製藥股份有限公司
157	衛署健食字第A00157號	正宗蜆精	護肝功能	佳格食品股份有限公司
158	衛署健食字第A00158號	心之友達Q10紅麴膠囊	調節血脂功能	逢興生物科技股份有限公司
159	衛署健食字第A00159號	濃韻烏龍茶	調節血脂功能，不易形成體脂肪功能	統一企業股份有限公司
160	衛署健食字第A00160號	濃韻日式綠茶	調節血脂功能	統一企業股份有限公司
161	衛署健食字第A00161號	桂格喝的燕麥（原味）	調節血脂功能，不易形成體脂肪功能	佳格食品股份有限公司
162	衛署健食字第A00162號	雙效活靈芝滋補液	免疫調節功能，延緩衰老功能	佳格食品股份有限公司
163	衛署健食字第A00163號	暢酵順保健酸酵粉	胃腸功能改善	美樂佛國際行銷有限公司
164	衛署健食字第A00164號	衛傑膠囊	胃腸功能改善	葡萄王生技股份有限公司

項次	許可證字號	中文品名	保健功效	申請商
165	衛署健食字第A00165號	台糖蜆精	抗疲勞功能，護肝功能	台灣糖業股份有限公司
166	衛署健食字第A00166號	沛優素膠囊	護肝功能	有容生技有限公司
167	衛署健食字第A00167號	綠藻＋乳酸菌錠	胃腸功能改善	味丹生物科技股份有限公司
168	衛署健食字第A00168號（本證失效）	藍波健康錠（暫停生產）	免疫調節功能	大家優藻生物科技股份有限公司
169	衛署健食字第A00169號	優護奶粉	胃腸功能改善	佳格食品股份有限公司
170	衛署健食字第A00170號	清唐速膠囊	調節血糖功能	美樂佛國際行銷有限公司
171	衛署健食字第A00171號	愛之味純濃燕麥（天然原味）	調節血脂功能，免疫調節功能	愛之味股份有限公司
172	衛署健食字第A00172號	台糖寡醣乳酸菌	胃腸功能改善	台灣糖業股份有限公司
173	衛署健食字第A00173號	納麴Q10膠囊	調節血脂功能	永信藥品工業股份有限公司
174	衛署健食字第A00174號	優護成長配方（液態）	免疫調節功能	佳格食品股份有限公司
175	衛署健食字第A00175號（本證失效）	國安-賜你康（粉末食品）	免疫調節功能	三洋藥品工業股份有限公司
176	衛署健食字第A00176號	AB Oligo優酪乳	胃腸功能改善	統一企業股份有限公司
177	衛署健食字第A00177號	御茶園每朝健康烏龍綠	調節血脂功能	維他露食品股份有限公司
178	衛署健食字第A00178號	養樂多300活菌發酵乳	胃腸功能改善	養樂多股份有限公司
179	衛署健食字第A00179號	綠恩綠茶萃取錠	免疫調節功能	綠恩生化科技股份有限公司
180	衛署健食字第A00180號	e脂100膠囊	調節血脂功能	彥臣生技藥品股份有限公司
181	衛署健食字第A00181號	統一陽光無加糖高纖豆漿	調節血脂功能	統一企業股份有限公司
182	衛署健食字第A00182號	葡萄王樟芝王菌絲體膠囊	護肝功能，輔助調節血壓功能	葡萄王生技股份有限公司
183	衛署健食字第A00183號	活綠美綠藻片	調節血脂功能	光璧企業股份有限公司
184	衛署健食字第A00184號	桂格高鈣脫脂益菌奶粉	調節血脂功能，胃腸功能改善	佳格食品股份有限公司
185	衛署健食字第A00185號	桂格養生燕麥麵	調節血脂功能	佳格食品股份有限公司
186	衛署健食字第A00186號	台糖蠔蜆錠	護肝功能	台灣糖業股份有限公司
187	衛署健食字第A00187號	全家營養奶粉	免疫調節功能	佳格食品股份有限公司
188	衛署健食字第A00188號（本證失效）	紐崔萊深海鮭魚油膠囊	調節血脂功能	安麗日用品股份有限公司

項次	許可證字號	中文品名	保健功效	申請商
189	衛署健食字第A00189號	世華台灣金線連膠囊	護肝功能	世華生物科技股份有限公司
190	衛署健食字第A00190號	利得牛樟芝固態培養菌絲體膠囊	免疫調節功能	台灣利得生物科技股份有限公司
191	衛署健食字第A00191號	桂格美味大燕麥片（楓糖口味）	調節血脂功能，免疫調節功能	佳格食品股份有限公司
192	衛署健食字第A00192號（本證失效）	福樂鈣多多健康牛乳-低脂配方	骨質保健功能	佳格食品股份有限公司
193	衛署健食字第A00193號（本證失效）	福樂鈣多多低脂優酪乳	骨質保健功能	佳乳食品股份有限公司
194	衛署健食字第A00194號	精淬玫瑰四物飲（多酚配方）	延緩衰老功能	佳格食品股份有限公司
195	衛署健食字第A00195號	三多健康®膳食纖維粉末食品	胃腸功能改善	三多士股份有限公司
196	衛署健食字第A00196號	天然綠藻錠	免疫調節功能	味丹生物科技股份有限公司
197	衛署健食字第A00197號	含鐵四物飲	促進鐵吸收功能	佳格食品股份有限公司
198	衛署健食字第A00198號（本證失效）	珍藍藻錠（暫停生產）	免疫調節功能	大永生醫有限公司
199	衛署健食字第A00199號	機能燕麥麵	調節血脂功能，不易形成體脂肪功能	佳格食品股份有限公司
200	衛署健食字第A00200號（本證失效）	傑昇壓路基草本複方膠囊	輔助調節血壓功能	傑昇國際科技股份有限公司
201	衛署健食字第A00201號	Dr. Hsu益生菌	輔助調整過敏體質功能，胃腸功能改善	德和生物科技股份有限公司
202	衛署健食字第A00202號	白蘭氏美妍纖棗飲	胃腸功能改善	馬來西亞商食益補國際股份有限公司台灣分公司
203	衛署健食字第A00203號（本證失效）	康貝兒PLUS乳酸菌	輔助調整過敏體質功能，胃腸功能改善	葡眾企業股份有限公司
204	衛署健食字第A00204號	黑松茶花綠茶	調節血脂功能，不易形成體脂肪功能	黑松股份有限公司
205	衛署健食字第A00205號（本證失效）	健常活益菌膠囊	胃腸功能改善	葡萄王生技股份有限公司
206	衛署健食字第A00206號	天然螺旋藻錠	調節血脂功能	味丹生物科技股份有限公司
207	衛署健食字第A00207號	綠川®黃金蜆精錠	護肝功能	立川蜆精生技股份有限公司
208	衛署健食字第A00208號（本證失效）	統一®黃金蜆錠	護肝功能	統一夢公園生活事業股份有限公司

項次	許可證字號	中文品名	保健功效	申請商
209	衛署健食字第A00209號	好豆挺錠	骨質保健功能	台灣中油股份有限公司煉製研究所
210	衛署健食字第A00210號	野人參精華膠囊	免疫調節功能	信吉媒體科技股份有限公司
211	衛署健食字第A00212號	三多好纖®健康飲含鉻配方	調節血糖功能	三多士股份有限公司
212	衛署健食字第A00213號	味丹心茶道健康青草茶	護肝功能	味丹企業股份有限公司
213	衛署健食字第A00214號（本證失效）	氣津堂乳酸菌菊苣飲（奶茶口味）	胃腸功能改善	傑登生研有限公司
214	衛署健食字第A00215號	龍泉金鑽健康麥汁（黑麥風味）	胃腸功能改善	龍泉鑽興業股份有限公司
215	衛署健食字第A00217號	樂亦暢®益生菌膠囊	胃腸功能改善	景岳生物科技股份有限公司
216	衛署健食字第A00218號	佰益敏益生菌膠囊	輔助調整過敏體質功能	生展生物科技股份有限公司
217	衛署健食字第A00219號	金克寧銀養高鈣雙效牛奶	調節血脂功能，胃腸功能改善	愛之味股份有限公司
218	衛署健食字第A00220號	台酒異麥芽寡醣	胃腸功能改善	臺灣菸酒股份有限公司臺中酒廠
219	衛署健食字第A00221號	高野家燕麥片	調節血脂功能	愛之味股份有限公司
220	衛署健食字第A00222號	田原香原味滴雞精	抗疲勞功能	香港商田原香有限公司台灣分公司
221	衛署健食字第A00223號	活力五味子錠	護肝功能	永信藥品工業股份有限公司
222	衛署健食字第A00224號	台糖糖適康（粉末食品）	調節血糖功能，不易形成體脂肪功能	台灣糖業股份有限公司
223	衛署健食字第A00225號	愛之味健康の油切分解茶	調節血脂功能，不易形成體脂肪功能	愛之味股份有限公司
224	衛署健食字第A00226號	高積能牛蒡精華素膠	胃腸功能改善，護肝功能	三益事業有限公司
225	衛署健食字第A00227號	御茶園特撰双茶花綠茶	調節血脂功能，不易形成體脂肪功能	維他露食品股份有限公司
226	衛署健食字第A00228號	桂格青春養身素	不易形成體脂肪功能，延緩衰老功能	佳格食品股份有限公司
227	衛署健食字第A00229號	黃金蜆蛋白膠囊	護肝功能	兆鴻生技股份有限公司
228	衛署健食字第A00230號	蔓越莓醋（減糖配方）	調節血脂功能	百家珍釀造食品股份有限公司
229	衛署健食字第A00231號（本證失效）	益淨麴紅麴膠囊	調節血脂功能	晨暉生物科技股份有限公司

項次	許可證字號	中文品名	保健功效	申請商
230	衛署健食字第A00232號	PROTE 200益生菌	輔助調整過敏體質功能，免疫調節功能	創益生技股份有限公司
231	衛署健食字第A00233號	紐崔萊複合乳酸菌	胃腸功能改善	安麗日用品股份有限公司
232	衛署健食字第A00234號	醣の安欣膠囊	調節血糖功能	葡萄王生技股份有限公司
233	衛部健食字第A00235號	桂格100%喝的燕麥（顆粒微甜口味）	調節血脂功能	佳格食品股份有限公司
234	衛署健食字第A00236號	加氏立舒敏膠囊	輔助調整過敏體質功能	源穎生技股份有限公司
235	衛部健食字第A00237號	桂格美味大燕麥片（莓果優格風味）	調節血脂功能，免疫調節功能	佳格食品股份有限公司
236	衛部健食字第A00238號	極品綠寶藻精王®滋補飲	延緩衰老功能	台灣綠藻工業股份有限公司
237	衛部健食字第A00239號	KG美窈飲（高纖無糖玄米綠茶口味）	調節血脂功能	聯華食品工業股份有限公司
238	衛署健食字第A00240號	統欣生技御品®納豆紅麴膠囊	調節血脂功能	統欣生物科技股份有限公司
239	衛部健食字第A00241號	LS-66®孢子乳酸菌粉末（自衛授食字第1071302587號公告實施日〔108年7月1日〕起不得製造）	胃腸功能改善	遠東生物科技股份有限公司
240	衛部健食字第A00242號	百內爾BN999膠囊食品	免疫調節功能	崇賢國際興業股份有限公司
241	衛部健食字第A00243號	愛之味麥仔茶	胃腸功能改善	愛之味股份有限公司
242	衛部健食字第A00244號（本證失效）	極品牛樟芝菌絲體膠囊	護肝功能	合一生技股份有限公司
243	衛部健食字第A00245號	悠康-納麴Q10膠囊	調節血脂功能	永甲興業股份有限公司
244	衛部健食字第A00246號（本證失效）	康伯®食前健唐®錠	調節血糖功能	漢和健康素材有限公司
245	衛部健食字第A00247號	高纖馬鈴薯濃湯	胃腸功能改善	馬玉山食品工業股份有限公司
246	衛部健食字第A00248號	膳纖熟飯-健康雙麥飯	調節血脂功能	華強實業股份有限公司
247	衛部健食字第A00249號	保衛參	胃腸功能改善	信東生技股份有限公司園區分公司
248	衛部健食字第A00250號	健康3D錠狀食品	調節血脂功能，調節血糖功能	統一企業股份有限公司

項次	許可證字號	中文品名	保健功效	申請商
249	衛部健食字第A00251號	麗豐益生暢粉末	胃腸功能改善	麗豐實業股份有限公司
250	衛部健食字第A00252號	TS6®健康有益菌	胃腸功能改善	天賜爾生物科技股份有限公司
251	衛部健食字第A00253號	優生北蟲草（蛹蟲草）子實體膠囊	護肝功能	優生生物科技股份有限公司
252	衛部健食字第A00254號	賜百齡®藍藻錠	免疫調節功能	南寶國際生物科技股份有限公司
253	衛部健食字第A00255號（本證失效）	綠膳纖膠囊	不易形成體脂肪功能	健康美麗股份有限公司
254	衛部健食字第A00256號	御茶園特撰日式綠茶	調節血脂功能	維他露食品股份有限公司
255	衛部健食字第A00257號	福樂鈣多多健康機能牛乳（全脂配方）	骨質保健功能	佳格食品股份有限公司
256	衛部健食字第A00258號（本證失效）	貝能菇蕈多醣體粉末	免疫調節功能	上宏茂生物科技股份有限公司
257	衛部健食字第A00259號	台糖鈣股力（粉末食品）	骨質保健功能	台灣糖業股份有限公司
258	衛部健食字第A00260號	大發里亞濃縮細粒	骨質保健功能	臻里生物科技股份有限公司
259	衛部健食字第A00261號	洛神花健康膠囊	不易形成體脂肪功能，護肝功能	愛之味股份有限公司
260	衛部健食字第A00262號	健康蕎麥茶	不易形成體脂肪功能	光泉牧場股份有限公司
261	衛部健食字第A00263號	櫻桃姬補鐵精華液	促進鐵吸收功能	黑松股份有限公司
262	衛部健食字第A00264號	每朝健康氣泡茶風味飲料	不易形成體脂肪功能	維他露食品股份有限公司
263	衛部健食字第A00265號	ADR-1益生菌膠囊	調節血糖功能	景岳生物科技股份有限公司
264	衛部健食字第A00266號	李時珍四物大補帖（飲品）	促進鐵吸收功能	中天生物科技股份有限公司
265	衛部健食字第A00267號	歐典生機養生黑木耳	胃腸功能改善	歐典生物科技股份有限公司
266	衛部健食字第A00268號	深海魚油薑黃＋E膠囊	調節血脂功能	國家級生醫科技股份有限公司
267	衛部健食字第A00269號	草本複方膠囊	護肝功能	中天生物科技股份有限公司
268	衛部健食字第A00270號	活源蔘膠囊	抗疲勞功能	創益生技股份有限公司
269	衛部健食字第A00271號	舒敏佳膠囊	輔助調整過敏體質功能	創益生技股份有限公司
270	衛部健食字第A00272號	長庚冬蟲夏草菌絲體膠囊	抗疲勞功能	長庚生物科技股份有限公司

項次	許可證字號	中文品名	保健功效	申請商
271	衛部健食字第A00273號	克寧純淨牛奶守護配方	免疫調節功能	愛之味股份有限公司
272	衛部健食字第A00274號	優青素膠原藤黃果膠囊	不易形成體脂肪功能	臺鹽實業股份有限公司
273	衛部健食字第A00275號	優生牛樟芝固態培養菌絲體膠囊	護肝功能	優生生物科技股份有限公司
274	衛部健食字第A00276號	海礦1400	調節血脂功能	台灣海洋深層水股份有限公司
275	衛部健食字第A00277號	葡萄王舒敏優靈芝菌絲體膠囊	輔助調整過敏體質功能	葡萄王生技股份有限公司
276	衛部健食字第A00278號	天恩牛樟芝固態培養菌絲體膠囊	護肝功能	天恩生物科技有限公司
277	衛部健食字第A00279號（本證失效）	雙暢優高品質機能優酪乳 低脂原味	調節血脂功能	味全食品工業股份有限公司
278	衛部健食字第A00280號	萃益敏益生菌	輔助調整過敏體質功能，胃腸功能改善	長行生物科技股份有限公司
279	衛部健食字第A00281號	益菌健康膠囊	輔助調整過敏體質功能，免疫調節功能	聯華食品工業股份有限公司
280	衛部健食字第A00282號	多能暢敏益菌	輔助調整過敏體質功能，胃腸功能改善	多利生醫股份有限公司
281	衛部健食字第A00283號	統一多多順暢活菌發酵乳	胃腸功能改善	統一企業股份有限公司
282	衛部健食字第A00284號	加特福GT&F奶粉	調節血糖功能	加特福生物科技股份有限公司
283	衛部健食字第A00285號	欣樂飲	胃腸功能改善	無限極國際有限公司
284	衛部健食字第A00286號	芝麻素37EX	護肝功能	富味鄉食品股份有限公司
285	衛部健食字第A00287號	立康生醫鈣優立	骨質保健功能	生展生物科技股份有限公司
286	衛部健食字第A00288號（本證失效）	東阪生技益護康錠	免疫調節功能	東阪國際股份有限公司
287	衛部健食字第A00289號	娘家大紅麴膠囊	調節血脂功能，調節血糖功能	晨暉生物科技股份有限公司
288	衛部健食字第A00290號	燕麥高纖無糖鮮豆漿	調節血脂功能	光泉牧場股份有限公司
289	衛部健食字第A00291號	安怡TM長青高鈣奶粉	骨質保健功能	香港商遠東恆天然乳品有限公司台灣分公司
290	衛部健食字第A00292號	麗豐牛樟芝菌絲體膠囊	護肝功能	麗豐實業股份有限公司
291	衛部健食字第A00293號	263乳酸菌膠囊	調節血脂功能，不易形成體脂肪功能	景岳生物科技股份有限公司

項次	許可證字號	中文品名	保健功效	申請商
292	衛部健食字第A00294號	你滋美得新淨寶粉末食品	胃腸功能改善	景華生技股份有限公司
293	衛部健食字第A00295號	船井牛奶鈣魚膠原粉	骨質保健功能	船井生醫股份有限公司
294	衛部健食字第A00296號	純喫茶無糖綠茶	調節血脂功能	統一企業股份有限公司
295	衛部健食字第A00297號（本證失效）	纖姿亮妍飲	不易形成體脂肪功能	大江生醫股份有限公司
296	衛部健食字第A00298號	老協珍刺參精	抗疲勞功能	老協珍股份有限公司
297	衛部健食字第A00299號（本證失效）	KGCHECK纖醣健康錠	調節血糖功能	聯華食品工業股份有限公司
298	衛部健食字第A00300號	新安琪兒愛關寶奶粉	骨質保健功能	端強實業股份有限公司
299	衛部健食字第A00301號	LP33®益生菌膠囊	輔助調整過敏體質功能，免疫調節功能	統一企業股份有限公司
300	衛部健食字第A00302號	葡耐因膠囊	調節血糖功能	得生製藥股份有限公司
301	衛部健食字第A00303號	固立穩定-錠狀食品	骨質保健功能	中化健康生技股份有限公司
302	衛部健食字第A00304號	可果美O tomate 100%蕃茄檸檬汁	調節血脂功能	臺灣可果美股份有限公司
303	衛部健食字第A00305號	蔘元素膠囊	護肝功能	金宏裕生物科技有限公司
304	衛部健食字第A00306號（本證失效）	御品人蔘飲	免疫調節功能	中天生物科技股份有限公司
305	衛部健食字第A00307號	活潒素膠囊	促進鐵吸收功能	美樂佛國際行銷有限公司
306	衛部健食字第A00308號	檸檬茶	胃腸功能改善	台灣第一生化科技股份有限公司
307	衛部健食字第A00309號	葡萄王黃金康貝特能量飲料	抗疲勞功能	葡萄王生技股份有限公司
308	衛部健食字第A00310號	御沛方雄蜂精	護肝功能	源穎生技股份有限公司
309	衛部健食字第A00311號	安怡TM關鍵高鈣奶粉	骨質保健功能	香港商遠東恒天然乳品有限公司台灣分公司
310	衛部健食字第A00312號	安怡TM高鈣奶粉	骨質保健功能	香港商遠東恒天然乳品有限公司台灣分公司
311	衛部健食字第A00313號	烏骨雞滴雞精	抗疲勞功能	高野健康生技股份有限公司
312	衛部健食字第A00314號	珍寶干錠	護肝功能	美樂佛國際行銷有限公司
313	衛部健食字第A00315號	好味粥	胃腸功能改善	香港商田原香有限公司台灣分公司
314	衛部健食字第A00316號	佳固力錠	骨質保健功能	榮澤生技股份有限公司
315	衛部健食字第A00317號	金動力膠囊	調節血脂功能	亞洲生化科技股份有限公司

項次	許可證字號	中文品名	保健功效	申請商
316	衛部健食字第A00318號	喜萊膠原糖胺粉Plus	骨質保健功能	普新生技股份有限公司
317	衛部健食字第A00319號	懷特益能強®膠囊	抗疲勞功能	懷特生技新藥股份有限公司
318	衛部健食字第A00320號	樟芝人參滋補液	抗疲勞功能，護肝功能	台塑生醫科技股份有限公司
319	衛部健食字第A00321號	NK有益甘膠囊	護肝功能	莊松榮製藥廠有限公司
320	衛部健食字第A00322號	L-137®植物乳酸菌膠囊	輔助調整過敏體質功能，免疫調節功能	創百股份有限公司
321	衛部健食字第A00323號	威瑪舒培®大豆萃取物膠囊	骨質保健功能	易陞植物生技有限公司
322	衛部健食字第A00324號	FIP100纖維粉	調節血脂功能，胃腸功能改善	船井生醫股份有限公司
323	衛部健食字第A00325號	植物活素燕麥飲品	胃腸功能改善	豐新鮮實業股份有限公司
324	衛部健食字第A00326號	健祐全PPLs®精華液	免疫調節功能	美仕德股份有限公司
325	衛部健食字第A00327號	杏克醣顆粒	調節血糖功能	杏輝藥品工業股份有限公司
326	衛部健食字第A00328號	LACTIS樂蒂斯（乳酸菌大豆發酵萃取液）	免疫調節功能	洛特企業有限公司
327	衛部健食字第A00329號	羅伊敏膠囊	輔助調整過敏體質功能	生達化學製藥股份有限公司
328	衛部健食字第A00330號	每朝健康双纖綠茶	不易形成體脂肪功能，胃腸功能改善	維他露食品股份有限公司
329	衛部健食字第A00331號	你滋美得 沛霸軟膠囊	調節血脂功能	景華生技股份有限公司
330	衛部健食字第A00332號	倍熱®極纖錠	不易形成體脂肪功能	船井生醫股份有限公司
331	衛部健食字第A00333號	“鐵牛”養生滋補龜鹿飲	骨質保健功能	旺霖製藥工業有限公司
332	衛部健食字第A00334號	暢快人生CX粉末食品	調節血脂功能，不易形成體脂肪功能	東阪國際股份有限公司
333	衛部健食字第A00335號	善又美草本複方膠囊	不易形成體脂肪功能	科達製藥股份有限公司
334	衛部健食字第A00336號	速靈美身膠囊	不易形成體脂肪功能	康霈生技股份有限公司
335	衛部健食字第A00337號	益酸寧濃縮細粒	胃腸功能改善	科達製藥股份有限公司
336	衛部健食字第A00338號	果寡糖順暢粉	胃腸功能改善	振翔生物科技有限公司
337	衛部健食字第A00339號	雙樂纖膠囊	調節血脂功能，不易形成體脂肪功能	麗彤生醫科技股份有限公司
338	衛部健食字第A00340號	納補瑞多植優蛋白粉	調節血脂功能	杏輝藥品工業股份有限公司

項次	許可證字號	中文品名	保健功效	申請商
339	衛部健食字第A00341號	愛之味莎莎亞椰奶	胃腸功能改善	愛之味股份有限公司
340	衛部健食字第A00342號	人可和靈芝子實體膠囊	免疫調節功能，延緩衰老功能	美得康健股份有限公司
341	衛部健食字第A00343號	健康纖麗-速美錠	不易形成體脂肪功能	台灣愛買有限公司
342	衛部健食字第A00344號	桂格雙補養氣人蔘	護肝功能	佳格食品股份有限公司
343	衛部健食字第A00345號	蓉憶記膠囊	延緩衰老功能	杏輝藥品工業股份有限公司
344	衛部健食字第A00346號	原萃纖®日式綠茶	調節血脂功能	英屬維京群島商太古可口可樂股份有限公司台灣分公司
345	衛部健食字第A00347號	青元寶膠囊	調節血脂功能	吉如有限公司
346	衛部健食字第A00348號	美海雲®褐藻醣膠膠囊	免疫調節功能	漢和健康事業有限公司
347	衛部健食字第A00349號	氣津堂乳酸菌菊苣飲（奶茶口味）	胃腸功能改善	傑登生研有限公司
348	衛部健食字第A00350號	炳翰人參花茶包	調節血脂功能	炳翰製藥廠股份有限公司
349	衛部健食字第A00351號	金盛旺極品椴木牛樟芝膠囊	護肝功能	金盛旺生物科技股份有限公司
350	衛部健食字第A00352號	青春蜂王漿飲	延緩衰老功能	源穎生技股份有限公司
351	衛部健食字第A00353號	桐核麥養生液	調節血脂功能	桐核麥生物科技股份有限公司
352	衛部健食字第A00354號	小姿茶	調節血脂功能	三皇生物科技股份有限公司
353	衛部健食字第A00355號	GM-BMD益生菌膠囊	骨質保健功能	景岳生物科技股份有限公司
354	衛部健食字第A00356號	享甘欣食品膠囊	護肝功能	宇力鑫生技股份有限公司
355	衛部健食字第A00357號	百傲固力錠	骨質保健功能	瑞輝健康科技股份有限公司
356	衛部健食字第A00358號	紅麴磷蝦油軟膠囊	調節血脂功能	美無痕生物科技股份有限公司
357	衛部健食字第A00359號	綠淨肽®膠囊	調節血脂功能	兆鴻生技股份有限公司
358	衛部健食字第A00360號	萬歲牌機能杏仁什穀堅果飲	調節血脂功能	聯華食品工業股份有限公司
359	衛部健食字第A00361號	Simple Power能量補給飲料	抗疲勞功能	名牌食品股份有限公司
360	衛部健食字第A00362號	桂格葡萄糖胺高鈣奶粉	骨質保健功能	佳格食品股份有限公司
361	衛部健食字第A00363號	山竹養生液	調節血糖功能	基業生物科技股份有限公司

項次	許可證字號	中文品名	保健功效	申請商
362	衛部健食字第A00364號	高鈣鮮豆漿	調節血脂功能，骨質保健功能	光泉牧場股份有限公司
363	衛部健食字第A00365號	洛神花養生沖泡粉末食品	調節血脂功能，護肝功能	愛之味股份有限公司
364	衛部健食字第A00366號	生展超免菌®益生菌粉末	免疫調節功能	生展生物科技股份有限公司
365	衛部健食字第A00367號	活芯®升級版軟膠囊	抗疲勞功能	杏輝藥品工業股份有限公司
366	衛部健食字第A00368號	GSH 顧甘肽膠囊	護肝功能	創百股份有限公司
367	衛部健食字第A00369號	舞纖婷®複方膠囊	不易形成體脂肪功能	創益生技股份有限公司
368	衛部健食字第 A00370 號	維奇鉻活力粉狀營養飲品	調節血糖功能	宜果國際股份有限公司
369	衛部健食字第A00371號	葡眾樟芝菌絲體生技營養飲品	護肝功能	葡萄王生技股份有限公司
370	衛部健食字第A00372號	愛之味鮮採蕃茄綜合蔬菜汁	胃腸功能改善	愛之味股份有限公司
371	衛部健食字第A00373號	典藏牛樟芝膠囊	免疫調節功能，護肝功能	台灣利得生物科技股份有限公司
372	衛部健食字第A00374號	Antromax®牛樟芝菌絲體膠囊	護肝功能	鋒揚生醫股份有限公司
373	衛部健食字第A00375號	田原香靈芝滴雞精	免疫調節功能，抗疲勞功能	香港商田原香有限公司台灣分公司
374	衛部健食字第A00376號	康貝特能量飲料	護肝功能	葡萄王生技股份有限公司
375	衛部健食字第A00377號	鎂娜®紅景天膠囊	抗疲勞功能	豐山生技醫藥品股份有限公司
376	衛部健食字第A00378號	御沛方九將軍膠囊	護肝功能	源穎生技股份有限公司
377	衛部健食字第A00379號	正甘能膠囊	護肝功能	泰宗生物科技股份有限公司
378	衛部健食字第A00380號	台酒生技β-聚葡萄糖膠囊	免疫調節功能	臺灣菸酒股份有限公司
379	衛部健食字第A00381號	極品牛樟芝菌絲體膠囊	護肝功能	合一生技股份有限公司
380	衛部健食字第A00382號	威瑪舒培活力錠	抗疲勞功能	易陞植物生技有限公司
381	衛部健食字第A00383號	農純鄉滴雞精	抗疲勞功能	吉康食品股份有限公司
382	衛部健食字第A00384號	品純萃鱸魚精	抗疲勞功能	食安生技股份有限公司
383	衛部健食字第A00385號	金肽康五味子錠	護肝功能	德康生物科技股份有限公司
384	衛部健食字第A00386號	黃金組合甘甘好膠囊	護肝功能	康霈生技股份有限公司

項次	許可證字號	中文品名	保健功效	申請商
385	衛部健食字第A00387號	健康3D 2.0錠狀食品	調節血脂功能，調節血糖功能	統一企業股份有限公司
386	衛部健食字第A00388號	桂格萃雞精	抗疲勞功能	佳格食品股份有限公司
387	衛部健食字第A00389號	維士比倍勁X水補給飲	抗疲勞功能	三洋藥品工業股份有限公司
388	衛部健食字第A00390號	關鍵錠	骨質保健功能	臺鹽實業股份有限公司
389	衛部健食字第A00391號	賢者之食桌 纖維粉末包	調節血脂功能，調節血糖功能	金車大塚股份有限公司
390	衛部健食字第A00392號	愛健萬丹紅紅豆水	不易形成體脂肪功能	愛之味股份有限公司
391	衛部健食字第A00393號	金車補給園薑黃萃取物＋GSH複方膠囊	護肝功能	金車股份有限公司
392	衛部健食字第A00394號	婕樂纖 纖飄錠	不易形成體脂肪功能	維科生技有限公司
393	衛部健食字第A00395號	正官庄高麗蔘粉EVERYTIME	免疫調節功能	正官庄股份有限公司
394	衛部健食字第A00396號	人可和樟芝菌絲體膠囊	免疫調節功能，護肝功能	美得康健股份有限公司
395	衛部健食字第A00397號	勝立王朝滴雞精(原味)	抗疲勞功能	慶豐冷凍實業有限公司
396	衛部健食字第A00398號	桂格高鈣奶粉	骨質保健功能	佳格食品股份有限公司
397	衛部健食字第A00399號	葡眾猴頭菇菌絲體膠囊	延緩衰老功能	葡萄王生技股份有限公司
398	衛部健食字第A00400號	優纖 New Plus錠	不易形成體脂肪功能	大豊開發股份有限公司
399	衛部健食字第A00401號	苷寶良®uSOLA紅麴植萃膠囊	護肝功能	王子製藥股份有限公司
400	衛部健食字第A00402號	水溶性殼醣胺	調節血脂功能	三益事業有限公司
401	衛部健食字第A00403號	元進莊滴雞精	抗疲勞功能	元進莊企業股份有限公司
402	衛部健食字第A00404號	每朝健康無糖紅茶	不易形成體脂肪功能	維他露食品股份有限公司
403	衛部健食字第A00405號	YOGA高纖路易博士茶	延緩衰老功能	統一企業股份有限公司
404	衛部健食字第A00406號	三得利 芝麻明EX膠囊	護肝功能	台灣三得利健益股份有限公司
405	衛部健食字第A00407號	靚齡風華錠	骨質保健功能	生達化學製藥股份有限公司
406	衛部健食字第A00408號	杜仲葉人参風味飲	調節血糖功能	炳翰製藥廠股份有限公司
407	衛部健食字第A00409號	保衛佳®膠囊	胃腸功能改善	扶陞貿易有限公司
408	衛部健食字第A00410號	原萃®日式綠茶	調節血脂功能	英屬維京群島商太古可口可樂股份有限公司台灣分公司

衛署（部）健食規字

項次	許可證字號	中文品名	保健功效	申請商
1	衛署健食規字第000001號	濟生活力深海魚油膠囊	調節血脂功能，魚油（規格標準）-調節血脂功能	濟生醫藥生技股份有限公司
2	衛署健食規字第000002號	如新華茂精選魚油	調節血脂功能，魚油（規格標準）-調節血脂功能	美商如新華茂股份有限公司台灣分公司
3	衛署健食規字第000003號	台糖精選魚油膠囊	調節血脂功能，魚油（規格標準）-調節血脂功能	台灣糖業股份有限公司
4	衛署健食規字第000004號	增養紅麴膠囊	調節血脂功能，紅麴（規格標準）-調節血脂功能	普新生技股份有限公司
5	衛署健食規字第000005號	台糖紅麴膠囊	調節血脂功能，紅麴（規格標準）-調節血脂功能	台灣糖業股份有限公司
6	衛署健食規字第000006號	懷特麴寶®天然紅麴膠囊	調節血脂功能，紅麴（規格標準）-調節血脂功能	懷特生技新藥股份有限公司
7	衛署健食規字第000007號（本證失效）	特級紅麴膠囊	調節血脂功能，紅麴（規格標準）-調節血脂功能	中天生物科技股份有限公司
8	衛署健食規字第000008號	三多健康魚油軟膠囊	調節血脂功能，魚油（規格標準）-調節血脂功能	三多士股份有限公司
9	衛署健食規字第000009號（本證失效）	伊仕媚健康黃金魚油	調節血脂功能，魚油（規格標準）-調節血脂功能	伊仕媚股份有限公司
10	衛署健食規字第000010號	雅芳康采紅麴膠囊	調節血脂功能，紅麴（規格標準）-調節血脂功能	台灣雅芳股份有限公司
11	衛署健食規字第000011號	濟生紅麴王	調節血脂功能，紅麴（規格標準）-調節血脂功能	濟生醫藥生技股份有限公司
12	衛署健食規字第000012號	新微庫醇紅麴膠囊	調節血脂功能，紅麴（規格標準）-調節血脂功能	生達化學製藥股份有限公司
13	衛署健食規字第000013號	倍熱TM液態精粹魚油膠囊	調節血脂功能，魚油（規格標準）-調節血脂功能	船井生醫股份有限公司

資料來源：衛生福利部食品藥物管理署FDA食品藥物消費者專區

項次	許可證字號	中文品名	保健功效	申請商
14	衛署健食規字第000014號（本證失效）	三多健康紅麴膠囊	調節血脂功能，紅麴（規格標準）-調節血脂功能	三多士股份有限公司
15	衛署健食規字第000015號（本證失效）	上善天然紅麴膠囊	調節血脂功能，紅麴（規格標準）-調節血脂功能	三合興藥業有限公司
16	衛署健食規字第000016號	生活挪威深海魚油膠囊	調節血脂功能，魚油（規格標準）-調節血脂功能	三皇生物科技股份有限公司
17	衛署健食規字第000017號	麴樂健紅麴素食膠囊	調節血脂功能，紅麴（規格標準）-調節血脂功能	台鹽實業股份有限公司
18	衛署健食規字第000018號	可利醇紅麴膠囊	調節血脂功能，紅麴（規格標準）-調節血脂功能	漢聖製藥科技股份有限公司
19	衛署健食規字第000019號	港香蘭深海魚油軟膠囊	調節血脂功能，魚油（規格標準）-調節血脂功能	港香蘭應用生技股份有限公司
20	衛署健食規字第000020號（本證失效）	克之寶紅麴膠囊	調節血脂功能，紅麴（規格標準）-調節血脂功能	宇力鑫生技股份有限公司
21	衛署健食規字第000021號	安可健紅麴膠囊	調節血脂功能，紅麴（規格標準）-調節血脂功能	臺灣菸酒股份有限公司
22	衛署健食規字第000022號（本證失效）	益通麴紅麴膠囊	調節血脂功能，紅麴（規格標準）-調節血脂功能	偉翔生技開發股份有限公司
23	衛署健食規字第000023號（本證失效）	Weider 清醇紅麴膠囊	調節血脂功能，紅麴（規格標準）-調節血脂功能	福又達生物科技股份有限公司
24	衛署健食規字第000024號	紅麴養生膠囊	調節血脂功能，紅麴（規格標準）-調節血脂功能	大江生醫股份有限公司
25	衛署健食規字第000025號	黃金魚油膠囊	調節血脂功能，魚油（規格標準）-調節血脂功能	天良生物科技企業股份有限公司
26	衛署健食規字第000026號	信東紅麴膠囊	調節血脂功能，紅麴（規格標準）-調節血脂功能	信東生技股份有限公司園區分公司
27	衛署健食規字第000027號	頂級紅麴膠囊	調節血脂功能，紅麴（規格標準）-調節血脂功能	天良生物科技企業股份有限公司

項次	許可證字號	中文品名	保健功效	申請商
28	衛署健食規字第000028號	TS6®純淨紅麴膠囊	調節血脂功能，紅麴（規格標準）-調節血脂功能	天賜爾生物科技股份有限公司
29	衛署健食規字第000029號	悠活紅麴植物膠囊	調節血脂功能，紅麴（規格標準）-調節血脂功能	王子製藥股份有限公司
30	衛署健食規字第000030號	皇牌紅麴膠囊	調節血脂功能，紅麴（規格標準）-調節血脂功能	京都念慈菴藥廠股份有限公司
31	衛署健食規字第000031號	特級紅麴皇膠囊	調節血脂功能，紅麴（規格標準）-調節血脂功能	科達製藥股份有限公司
32	衛部健食規字第000032號(本證失效)	采揚善清膠囊	調節血脂功能，紅麴（規格標準）-調節血脂功能	采揚實業有限公司
33	衛署健食規字第000033號(本證失效)	活力紅麴膠囊	調節血脂功能，紅麴（規格標準）-調節血脂功能	康盛藥品股份有限公司
34	衛署健食規字第000034號	邁爾斯活力普紅麴膠囊	調節血脂功能，紅麴（規格標準）-調節血脂功能	台灣邁爾斯生物科技股份有限公司
35	衛署健食規字第000035號	甜河谷紅麴健康膠囊	調節血脂功能，紅麴（規格標準）-調節血脂功能	甜河谷醫藥生技股份有限公司
36	衛部健食規字第000036號	台灣紅麴王膠囊	調節血脂功能，紅麴（規格標準）-調節血脂功能	大江基因醫學股份有限公司
37	衛署健食規字第000037號	新優植紅麴素食膠囊	調節血脂功能，紅麴（規格標準）-調節血脂功能	順寶生醫股份有限公司
38	衛部健食規字第000038號	好脂速膠囊	調節血脂功能，魚油（規格標準）-調節血脂功能	悅寶生物科技股份有限公司
39	衛部健食規字第000039號	芷婧錠	調節血脂功能，紅麴（規格標準）-調節血脂功能	柏諦生物科技股份有限公司
40	衛部健食規字第000040號(本證失效)	薇達純淨魚油軟膠囊	調節血脂功能，魚油（規格標準）-調節血脂功能	威達國際股份有限公司
41	衛部健食規字第000041號	好清醇紅麴素食膠囊	調節血脂功能，紅麴（規格標準）-調節血脂功能	蒙帝那生物科技有限公司

項次	許可證字號	中文品名	保健功效	申請商
42	衛部健食規字第000042號	愛之味紅麴保健膠囊	調節血脂功能，紅麴（規格標準）-調節血脂功能	愛之味股份有限公司
43	衛部健食規字第000043號	首席麴萃紅麴膠囊	調節血脂功能，紅麴（規格標準）-調節血脂功能	世博生技有限公司
44	衛部健食規字第000044號	歐米茄3深海魚油軟膠囊	調節血脂功能，魚油（規格標準）-調節血脂功能	大江基因醫學股份有限公司
45	衛部健食規字第000045號	養生淨魚油軟膠囊	調節血脂功能，魚油（規格標準）-調節血脂功能	大江生醫股份有限公司
46	衛部健食規字第000046號	清輕青魚油軟膠囊	調節血脂功能，魚油（規格標準）-調節血脂功能	台灣第一新藥股份有限公司
47	衛部健食規字第000047號	雙魚海中寶魚油軟膠囊	調節血脂功能，魚油（規格標準）-調節血脂功能	德山製藥股份有限公司
48	衛部健食規字第000048號	漁人健康魚油軟膠囊	調節血脂功能，魚油（規格標準）-調節血脂功能	漁人製藥股份有限公司
49	衛部健食規字第000049號	麴康膠囊	調節血脂功能，紅麴（規格標準）-調節血脂功能	禾懋生物醫學股份有限公司
50	衛部健食規字第000050號	愛之味深海魚油膠囊	調節血脂功能，魚油（規格標準）-調節血脂功能	愛之味股份有限公司
51	衛部健食規字第000051號	養生紅麴隨手包	調節血脂功能，紅麴（規格標準）-調節血脂功能	振翔生物科技有限公司
52	衛部健食規字第000052號	諾寶紅麴膠囊	調節血脂功能，紅麴（規格標準）-調節血脂功能	諾貝兒寶貝股份有限公司
53	衛部健食規字第000053號	你滋美得 健康精粹魚油膠囊	調節血脂功能，魚油（規格標準）-調節血脂功能	景華生技股份有限公司
54	衛部健食規字第000054號	悠萃美佳魚油軟膠囊	調節血脂功能，魚油（規格標準）-調節血脂功能	中南生物科技股份有限公司
55	衛部健食規字第000055號	如順健康魚油膠囊	調節血脂功能，魚油（規格標準）-調節血脂功能	普新生技股份有限公司

項次	許可證字號	中文品名	保健功效	申請商
56	衛部健食規字第000056號	漁人健康紅麴素食膠囊（暫停生產）	調節血脂功能，紅麴（規格標準）-調節血脂功能	漁人製藥股份有限公司
57	衛部健食規字第000057號	紅麴優清膠囊	調節血脂功能，紅麴（規格標準）-調節血脂功能	順天本草股份有限公司
58	衛部健食規字第000058號	高優質Plus魚油軟膠囊	調節血脂功能，魚油（規格標準）-調節血脂功能	杏輝藥品工業股份有限公司
59	衛部健食規字第000059號	安益身清紅麴膠囊	調節血脂功能，紅麴（規格標準）-調節血脂功能	漢生堂生物科技有限公司
60	衛部健食規字第000060號	天明康健紅麴膠囊	調節血脂功能，紅麴（規格標準）-調節血脂功能	天明製藥股份有限公司農科分公司
61	衛部健食規字第000061號（本證失效）	天河賞®健康魚油膠囊	調節血脂功能，魚油（規格標準）-調節血脂功能	聖安投資股份有限公司
62	衛部健食規字第000062號	井田優麴膠囊	調節血脂功能，紅麴（規格標準）-調節血脂功能	井田生化科技股份有限公司
63	衛部健食規字第000063號（本證失效）	萊萃美超級魚油1000mg軟膠囊	調節血脂功能，魚油（規格標準）-調節血脂功能	統一藥品股份有限公司
64	衛部健食規字第000064號	天明活力順魚油膠囊	調節血脂功能，魚油（規格標準）-調節血脂功能	天明製藥股份有限公司
65	衛部健食規字第000065號	樂活魚油軟膠囊	調節血脂功能，魚油（規格標準）-調節血脂功能	臺鹽實業股份有限公司
66	衛部健食規字第000066號	伊美維達健康紅麴膠囊	調節血脂功能，紅麴（規格標準）-調節血脂功能	茂超醫材生技有限公司
67	衛部健食規字第000067號	優旨樂紅麴膠囊	調節血脂功能，紅麴（規格標準）-調節血脂功能	德康生物科技股份有限公司
68	衛部健食規字第000068號	BHK’s深海魚油軟膠囊	調節血脂功能，魚油（規格標準）-調節血脂功能	帝力股份有限公司
69	衛部健食規字第000069號	浤景魚油軟膠囊	調節血脂功能，魚油（規格標準）-調節血脂功能	和司特股份有限公司

項次	許可證字號	中文品名	保健功效	申請商
70	衛部健食規字第000070號	速速清魚油軟膠囊	調節血脂功能，魚油（規格標準）-調節血脂功能	久保雅司國際股份有限公司
71	衛部健食規字第000071號	創普997淨魚油軟膠囊	調節血脂功能，魚油（規格標準）-調節血脂功能	創普生技股份有限公司
72	衛部健食規字第000072號	大醫生技紅麴膠囊	調節血脂功能，紅麴（規格標準）-調節血脂功能	大醫生技有限公司
73	衛部健食規字第000073號	益健紅麴膠囊	調節血脂功能，紅麴（規格標準）-調節血脂功能	益力康生物科技有限公司
74	衛部健食規字第000074號	優旨樂®深海魚油軟膠囊	調節血脂功能，魚油（規格標準）-調節血脂功能	德康生物科技股份有限公司
75	衛部健食規字第000075號	常春樂活御紅麴膠囊	調節血脂功能，紅麴（規格標準）-調節血脂功能	台視文化事業股份有限公司
76	衛部健食規字第000076號	三多健康®紅麴膠囊	調節血脂功能，紅麴（規格標準）-調節血脂功能	三多士股份有限公司
77	衛部健食規字第000077號	優生大紅麴膠囊	調節血脂功能，紅麴（規格標準）-調節血脂功能	優生生物科技股份有限公司

國家圖書館出版品預行編目資料

【暢銷 10 年增訂版】謝明哲博士的保健食品全事典 / 謝明哲作 . -- 增訂一版 . -- 臺北市 : 三采文化股份有限公司 , 2022.1

面；　公分 . --（三采健康館；155）
ISBN 978-957-658-685-9（平裝）

1. 健康食品 2. 營養

411.373　　110017330

個人健康情形因年齡、性別、病史和特殊情況而異，本書提供科學、保健或健康資訊與新知，非治療方法，建議您若有任何不適，仍應諮詢專業醫師之診斷與治療。

◎封面圖片提供：
RobsPhoto / Shutterstock.com

suncolor 三采文化集團

三采健康館 155

【暢銷10年增訂版】謝明哲博士的保健食品全事典

作者｜謝明哲
副總編輯｜王曉雯　主編｜黃迺淳　執行編輯｜張毓玲
文字編輯｜梁雲芳、周綺凡、吳珮琪
美術主編｜藍秀婷　封面設計｜李蕙雲　攝影｜林子茗
內頁排版｜陳育彤　插畫｜曾雅綾　校對｜周貝桂

發行人｜ 張輝明　總編輯｜ 曾雅青　發行所｜ 三采文化股份有限公司
地址｜ 台北市內湖區瑞光路 513 巷 33 號 8 樓
傳訊｜ TEL:8797-1234　FAX:8797-1688　網址｜ www.suncolor.com.tw
郵政劃撥｜ 帳號：14319060　戶名：三采文化股份有限公司
初版發行｜ 2022 年 1 月 7 日　定價｜ NT$420
4 刷｜ 2024 年 1 月 30 日